安徽省高等学校"十二五"规划教材
安徽省高职高专护理专业规划教材

病原生物学与免疫学基础

（第3版）

（供高职高专护理、助产、康复治疗技术等医学相关专业使用）

主　编　夏和先　齐永长

副主编　彭　成　蒋　斌　张文霞

编　者　（按姓氏笔画为序）

齐永长（宣城职业技术学院）

张文霞（滁州城市职业学院）

严家来（安徽医学高等专科学校）

尚　智（阜阳职业技术学院）

杨红梅（皖北卫生职业学院）

夏和先（皖西卫生职业学院）

盛亚琳（黄山职业技术学院）

彭　成（皖西卫生职业学院）

蒋　斌（合肥职业技术学院）

雷　红（皖西卫生职业学院）

东南大学出版社
SOUTHEAST UNIVERSITY PRESS
·南京·

内 容 提 要

本书是安徽省"十二五"规划教材。本书分三篇:第一篇主要介绍细菌的形态与结构、细菌生长繁殖与代谢、细菌与外环境、细菌的致病性与感染、病原性球菌、肠道感染细菌、厌氧性细菌、分枝杆菌、其他病原性细菌、其他原核细胞型微生物、真菌、呼吸道病毒、肠道病毒、肝炎病毒、虫媒病毒、其他病毒;第二篇:介绍医学蠕虫、医学原虫、医学节肢动物;第三篇介绍免疫学概述与免疫系统、抗原、免疫球蛋白、补体系统、免疫应答、抗感染免疫、超敏反应等。本书已是第三版,内容丰富、叙述简洁、形式活泼、实用性强。

本书可供高职高专护理、助产、康复等医学相关专业使用。

图书在版编目(CIP)数据

病原生物学与免疫学基础 / 夏和先,齐永长主编. —3 版.
—南京 : 东南大学出版社,2015.4(2024.1重印)
ISBN 978-7-5641-5497-4

Ⅰ. ①病… Ⅱ. ①夏…②齐… Ⅲ. ①病原微生物-高等职业教育-教材②医药学-免疫学-高等职业教育-教材 Ⅳ. ①R37②R392

中国版本图书馆 CIP 数据核字(2015)第 029800 号

病原生物学与免疫学基础

出版发行	东南大学出版社
出 版 人	江建中
社　　址	南京市四牌楼 2 号
邮　　编	210096
经　　销	江苏省新华书店
印　　刷	广东虎彩云印刷有限公司
开　　本	787 mm×1 092 mm　1/16
印　　张	21.25　0.25彩页
字　　数	537 千字
版　　次	2015 年 4 月第 3 版　2024 年 1 月第 7 次印刷
书　　号	ISBN 978-7-5641-5497-4
定　　价	62.00 元

* 本社图书若有印装质量问题,请直接与营销部联系,电话:025—83791830。

序

　　随着社会经济的发展和医疗卫生服务改革的不断深入,对护理人才的数量、质量和结构提出新的更高的要求。为加强五年制高职护理教学改革,提高护理教育的质量,培养具有扎实基础知识和较强实践能力的高素质、技能型护理人才,建设一套适用于五年制高职护理专业教学实际的教材,是承担高职五年制护理专业教学任务的各个院校所关心和亟待解决的问题。

　　在安徽省教育厅和卫生厅的大力支持下,经过该省有关医学院校的共同努力,由安徽省医学会医学教育学分会组织的安徽省五年制高职护理专业规划教材编写工作,于 2005 年正式启动。全省共有 10 余所高校、医专、高职和中等卫生学校的多名骨干教师参加了教材的编写工作。本套教材着力反映当前护理专业最新进展的教育教学内容,优化护理专业教育的知识结构和体系,注重护理专业基础知识的学习和技能的训练,以保证为各级医疗卫生机构大量输送适应现代社会发展和健康需求的实用性护理专业人才。在编写过程中,每门课程均着力体现思想性、科学性、先进性、启发性、针对性、实用性。力求做到如下几点:一是以综合素质教育为基础,以能力培养为本位,培养学生对护理专业的爱岗敬业精神;二是适应护理专业的现状和发展趋势,在教学内容上体现先进性和前瞻性,充分反映护理领域的新知识、新技术、新方法;三是理论知识要求以"必需、够用"为原则,因而将更多的篇幅用于强化学生的护理专业技能上,围绕如何提高其实践操作能力来编写。

本套教材包括以下 30 门课程:《卫生法学》、《护理礼仪与形体训练》、《医用物理》、《医用化学》、《医用生物学》、《人体解剖学》、《组织胚胎学》、《生理学》、《病理学》、《生物化学》、《病原生物与免疫》、《药物学》、《护理心理学》、《护理学基础》、《营养与膳食》、《卫生保健》、《健康评估》、《内科护理技术》、《外科护理技术》、《妇产科护理技术》、《儿科护理技术》、《老年护理技术》、《精神科护理技术》、《急救护理技术》、《社区护理》、《康复护理技术》、《传染病护理技术》、《五官科护理技术》、《护理管理学》和《护理科研与医学文献检索》。本套教材主要供五年制高职护理专业使用,其中的部分职业基础课教材也可供其他相关医学专业选择使用。

成功地组织出版这套教材,是安徽省医学教育的一项重要成果,也是对安徽省长期从事护理专业教学的广大优秀教师的一次能力的展示。作为安徽省高职高专类医学教育规划教材编写的首次尝试,不足之处难免,希望使用这套教材的广大师生和读者能给予批评指正,也希望这套教材的编委会和编者们根据大家提出的宝贵意见,结合护理学科发展和教学的实际需要,及时组织修订,不断提高教材的质量。

卫生部科技教育司副司长 王群

2006 年 2 月 6 日

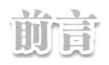

前言

　　为适应我省五年制护理专业高职教育改革和发展的需要,培养高素质的实用型护理专业人才,在安徽省卫生厅、安徽省教育厅的关心和支持下,由安徽省省医学会教育学分会组织,我们编写了"安徽省五年制护理专业高职规划教材"——《病原微生物与免疫学基础》。在教材编写中紧紧围绕"培养与我国社会主义现代化建设要求相适应,德、智、体全面发展,具有综合职业能力,在第一线工作的高素质的高级护理技能型人才"这一目标,注重教材的思想性、科学性,突出启发性和实用性,体现先进性。

　　在教材内容编写上,结合初中毕业入学对象的素质特点,以基本理论、基本知识"必需、够用"为度,适当反映本学科的新理论和新技术。力求突出护理专业特色,把相关内容与护理专业工作特点有机融合,引导学生正确认识本课程对临床护理实践的指导作用。在教材的结构顺序上也作了调整和改进,坚持由浅入深、循序渐进的原则,把全书分为医学微生物学、人体寄生虫学、免疫学基础三大篇,共31章,并把实验内容以"实验指导"的形式单列篇幅。把病原性球菌、肠道感染细菌、医学蠕虫、医学原虫等章相关的诊断与防治原则内容,分别作为各章一节单列,旨在培养学生综合应用知识的能力,同时减少雷同知识点的重复。

本教材在编写过程中,参考了不同版本的本科及高职高专相关教材,在此向各位教材编写专家表示感谢。同时,在编写过程中得到了六安卫校、安徽省计划生育学校及各位编委所在学校的大力支持;六安卫校荣峰、程少贵、王玉宝老师在本书的文字打印、插图制作上做了大量的工作,在此一并表示诚挚的谢意。

　　本教材是各位编委共同努力的结晶。我们希望能提供一本教师易教、学生易学的教材,但由于学术水平和编写能力有限,教材中存在缺点和不足在所难免,恳请各校师生批评指正。

夏和先

2005 年 10 月

第3版前言

《病原生物学与免疫学基础》（第2版）教材自2011年出版以来，已使用三年，反映良好。根据安徽省教育厅、财政厅《关于实施高等学校教学质量和教学能力改革工程的意见》等文件精神，由主编所在学校申请，经安徽省教育厅组织专家审核并批准《病原生物学与免疫学基础》（第2版）为安徽省省级规划教材建设项目（《安徽省教育厅关于公布2013年高等学校省级质量工程项目名单的通知》皖教高〔2013〕11号）。根据项目建设要求启动本次修订工作。

本次修订工作紧紧围绕高等卫生职业教育培养目标，体现现代职业教育理念。在延续第2版教材主体框架基础上，对上版教材存在的不足之处进行了修订。内容上坚持"必需、够用"原则，适当体现本学科新知识、新技术。根据第2版教材使用后的反馈意见，适当增加了课后复习思考题的题型，以便学生对知识的理解和巩固，同时增加了部分常见病原生物感染的案例，以期推动本课程的教学改革，提高学生分析问题、判断问题的能力，真正实现课程内容与职业标准的对接。

《病原生物学与免疫学基础》（第3版）教材的出版，凝聚着全体编委的智慧和心血，在此向各位编委表示衷心的感谢。由于我们的学术水平和编写能力有限，教材中肯定存在错误、遗漏和不妥之处，敬祈广大师生批评指正。

夏和先　齐永长
2014年11月

目　录

目　录

目　录

目　录

第二篇　人体寄生虫学

概　述

第二十章　医学蠕虫

第二十一章　医学原虫

第二十二章　医学节肢动物

第三篇　免疫学基础

第二十三章　免疫学概述及免疫系统

第二十四章　抗　原

目　录

目 录

实验指导

第一篇　医学微生物学

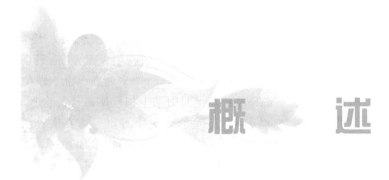

　　医学微生物学是病原生物学的重要构成部分,主要研究与医学有关的病原微生物的生物学性状、致病性与免疫性、微生物学检查和防治原则等,是一门重要的医学基础课程。掌握医学微生物学知识,将为学习其他医学基础课程、护理学基础及临床护理学等课程奠定良好的基础。作为医学微生物学开篇内容,概述部分主要介绍微生物概念及种类、微生物与人类的关系、医学微生物学及其发展简史。学习该部分内容,要重点掌握微生物的概念和种类。

一、微生物概念及种类

　　微生物(microorganism)是存在于自然界的一群体积微小、结构简单、肉眼看不见,必须借助光学显微镜或电子显微镜放大数百倍、数千倍,甚至数万倍才能观察到的微小生物。

　　微生物种类繁多,至少有 10 万种以上。按其结构、组成可分为三大类。

　　1. 非细胞型微生物　是最小的一类微生物,能通过滤菌器;无典型的细胞结构,仅由核心和衣壳组成;无产生能量的酶系统,只能在活细胞内生长繁殖。如病毒。

　　2. 原核细胞型微生物　由单细胞组成,细胞核分化程度较低,仅有原始核质,呈裸露的环状 DNA 团块结构,无核膜和核仁;细胞器不完善,只有核糖体。此类微生物较多,包括细菌、支原体、衣原体、立克次体、螺旋体和放线菌。

　　3. 真核细胞型微生物　细胞核分化程度高,有核膜和核仁;细胞器完整。如真菌。

二、微生物与人类的关系

　　微生物分布极为广泛。在自然界,水、土壤、空气中等都有微生物的存在,以土壤中微生物最多;在人类、动物和植物体表以及人和动物与外界相通的腔道中,亦有大量的微生物存在。绝大多数微生物对人类、动物和植物是有益的,有些还是必不可少的。

　　各种不同的微生物种群与周围环境和人体共同形成生态系统。自然界中物质循环要靠微生物的代谢活动来进行。例如土壤中的微生物能将死亡后的动植物蛋白质转化为无机含氮化合物,以供植物生长需要;空气中的游离氮,只有依靠固氮菌作用后才能被植物吸收,而植物又为人类和动物提供营养来源。如此循环,构成了自然环境生态平衡和稳定。因此,如果没有微生物,植物就不能生长,人和动物也难以生存。

在工农业生产、医药卫生等工作中,随着微生物的研究和开发,许多微生物成为人类生产活动的重要工具。在农业方面,应用微生物生产饲料、肥料、农药、植物生长激素等,开辟了以菌造肥、以菌催长、以菌防病治病等农业增产新途径;在工业方面,微生物在食品、皮革、纺织、石油、化工、冶金等行业的运用日趋广泛。如在冶金工业上用微生物浸矿来提炼金属,据统计,国际上每年用细菌溶浸获得的铜产量达 32 万吨,占整个采铜量的 20%。在医药工业方面,利用微生物生产抗生素、维生素、疫苗、微生态制剂等,用于疾病的治疗和预防。在环保工程方面,利用微生物来降解塑料、甲苯等有机物,处理污水废气。如微生物在污水中生活时,其氧化还原和分解作用能使水中的有机磷、氰化物、汞等有害物质降解转化为无害物质。在生命科学中,微生物被作为研究对象和模式,有关遗传密码、基因的转录和翻译以及基因调控等均在微生物中发现并得到证实。近年来,随着分子生物学技术的发展,微生物在基因工程技术中的作用日益受到重视,如利用微生物作为基因载体生产胰岛素、干扰素等生物制品。

正常情况下,人类体表以及与外界相通腔道中寄生的微生物,不仅无害而且有益。如能分泌杀菌物质,拮抗病原微生物的致病作用;合成分泌维生素 B 族、维生素 K 等营养物质供宿主利用等。

但也有少数微生物能引起人类、动物和植物的病害,这些具有致病作用的微生物称为病原微生物(pathogenic microbe)。

三、医学微生物学

1. 医学微生物学及其发展简史　医学微生物学(medical microbiology)是一门研究与医学有关的病原微生物的生物学性状、致病性与免疫性、微生物学检查和防治原则等的科学。

医学微生物学的发展过程大致可分三个时期。

(1) 微生物学经验时期:古代人类虽未观察到具体的微生物,但早已将微生物知识用于工农业生产和疾病防治中。早在公元前 3 世纪,民间就通过酿制的方法制备酒、醋、酱等食品。北宋末年,刘真人提出肺痨由虫引起。在明代隆庆年间(1567—1572)我国已广泛使用接种人痘预防天花,并先后传至俄国、朝鲜、日本、土耳其、英国等国家。人痘接种预防天花开创了人工免疫的先河,是我国对世界医学的一大贡献。

(2) 实验微生物时期:世界上第一个观察到微生物的是荷兰人列文虎克(Leeuwenhoek)。1676 年他用自磨镜片制造了第一架能放大 266 倍的显微镜,并用其观察雨水、井水、齿垢和植物浸液等,发现其中有许多不同形态的"微小动物",并绘制成图,为证明微生物的存在奠定了基础。法国化学家巴斯德(Pasteur)在解决葡萄酒变质原因的研究中,证实了有机物的发酵与腐败是由微生物引起的,并创用了加温处理法防止酒类发酵成醋,即巴氏消毒法,至今仍然用于酒类和牛奶的消毒。在巴斯德的影响下,英国外科医生李斯特(Lister)创用苯酚喷洒手术室和煮沸手术用具,减少了病人术后因微生物感染而造成的死亡,为消毒、无菌技术奠定了基础。德国学者郭霍(Kock)创用固体培养基和细菌染色技术,使细菌的分离培养和鉴定成为可能。他先后发现了炭疽芽胞杆菌(1876 年)、结核分枝杆菌(1882 年)和霍乱弧菌(1883 年)。在郭霍研究方法和理论的指导下,19 世纪最后的 20 年中,大多数传染病的病原体被发现并分离培养成功,成为细菌学发展的"黄金时代"。1892 年俄罗斯学者伊凡诺夫斯基(Ivanowski)首先发现了烟草花叶病毒。人类第一个病毒——黄热病病毒于1901年被发现。随后相继分离出许多人类和动、植物致病性病毒。目前病毒学已发展成为一门独立学科。

随着医学微生物的发展,微生物感染的预防和治疗也很快得到发展。1798年英国医生琴纳(Jenner)运用牛痘苗预防天花,巴斯德研制成功鸡霍乱、炭疽和狂犬病疫苗,推动了人工主动免疫的深入发展。德国学者贝林格(Behring)研制的白喉抗毒素成功治愈了一名白喉女孩,第一个将人工被动免疫运用于防治传染病中。1929年英国细菌学家弗来明(Fleming)发现青霉菌产生的青霉素能抑制金黄色葡萄球菌的生长。随后链霉素、氯霉素等相继问世,使许多细菌性感染和传染病得到了控制和治愈。

(3) 现代微生物学时期:近40年以来,随着分子生物学等学科的发展以及新技术的建立和应用,新的病原微生物不断被发现。自1973年以来,新发现的病原微生物已有30多种,如嗜肺军团菌、幽门螺杆菌、人类免疫缺陷病毒、埃博拉病毒、朊粒、SARS冠状病毒、高致病性禽流感病毒等。此外,在对微生物全基因组的研究、新型疫苗的研究、微生物诊断技术以及新的抗细菌、抗病毒药物等方面的研究均取得了很大进展。

医学微生物的发展,为人类健康作出了巨大贡献,很多传染病的成功控制都是在对病原微生物深刻认识的基础上取得的。虽然人类在医学微生物学领域及控制传染病方面取得了巨大成就,但距离控制和消灭传染病的目标还有很大差距。由病原微生物引起的多种传染病仍是目前对人类健康威胁最大的一类疾病。新现和再现的微生物感染不断发生,其引起的传染病常会形成突发公共卫生事件,引发严重的公共卫生问题甚至社会问题;迄今仍有一些感染性疾病的病原体还未发现;病毒性疾病尚缺乏有效的药物治疗等。为尽早达到控制和消灭传染病的目标,保障人民健康,需进一步加强新现和再现病原微生物的研究;开展病原微生物的致病机制研究;建立新的、规范化的微生物诊断方法和检测技术;开展抗感染药物的研究和开发;加强抗感染免疫的研究,研制开发更多、更有效的疫苗等。

2. 医学微生物学与护理　医学微生物学是一门重要的基础医学课程。护理专业学生通过学习微生物的基本理论和基本技能,了解病原微生物与人体和环境的相互关系,建立无菌观念;掌握消毒、灭菌、隔离以及预防医院感染的方法;学会微生物标本的正确采集及送检;会应用微生物学基本知识开展传染病防治知识的卫生宣传教育等,为学习其他医学基础课程、护理学基础及临床护理学等课程打下良好基础。

知 识 链 接

2014索命病毒——"埃博拉"疯狂肆虐着西非大地

"埃博拉"是刚果(金)(旧称扎伊尔)北部的一条河流的名字。1976年,一种不知名的病毒光顾这里,疯狂地虐杀"埃博拉"河沿岸55个村庄的百姓,致使数百生灵涂炭,有的家庭甚至无一幸免,"埃博拉病毒"也因此而得名。埃博拉病毒是一种能引起人类和灵长类动物产生埃博拉出血热的烈性传染病病毒,引起的出血热是当今世界上最致命的病毒性出血热。自1976年以来,已造成10次具有规模的暴发流行,首次暴发就夺走了刚果近300人的生命。2014年2月份,埃博拉病毒又光顾西非大地,从几内亚到利比里亚、塞拉利昂,其蔓延速度惊人,马里、西班牙、美国也有确诊病例,疫情面临着"失控"的境地。据WHO 2014年10月29日报告,全世界感染埃博拉病毒的人数已经达到13 703人,死亡人数已超过5 000人。近40年中,此次疫情是最严重和最复杂的。

由于埃博拉病毒致死率极高,因此被美国疾病控制与预防中心归类为最高等级的生物恐怖袭击的武器,被认为是最可怕的威胁公共安全、健康的潜在生物武器。

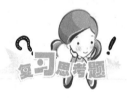

一、名词解释

1. 微生物   2. 病原微生物

二、选择题(A型题)

1. 下列哪一项属于非细胞型微生物   (   )

A. 病毒   B. 立克次体   C. 螺旋体   D. 真菌   E. 支原体

2. 下列哪一项不属于原核细胞型微生物   (   )

A. 螺旋体   B. 立克次体   C. 衣原体   D. 真菌   E. 细菌

3. 下列哪一项属于真核细胞型微生物   (   )

A. 梅毒螺旋体   B. 肺炎支原体

C. 肺炎衣原体   D. 白假丝酵母菌

E. 肺炎链球菌

三、问答题

1. 微生物主要包括哪些类型?

2. 简述微生物与人类的关系。

(夏和先)

第一章 细菌形态与结构

导 学

细菌(bacterium)是一类具有细胞壁的单细胞原核细胞型微生物,在一定的环境条件下,其形态和结构相对稳定。本章主要介绍细菌的大小与形态、基本结构与特殊结构、细菌的形态检查法。在学习本章内容时,要重点掌握细菌的基本结构、特殊结构及其意义,熟悉细菌大小的测量单位、基本形态、细菌染色标本检查方法,为以后学习消毒灭菌、细菌致病性及感染等内容奠定基础。

第一节 细菌的大小和形态

一、细菌的大小

细菌的个体微小,通常以微米(μm,$1\ \mu m = 1/1\ 000\ mm$)作为测量单位。不同种类的细菌大小不一,多数球菌的直径约为 $1\ \mu m$,中等大小的杆菌长 $2\sim3\ \mu m$,宽 $0.3\sim0.5\ \mu m$。同种细菌的大小随菌龄和环境的变化也有所差异,一般幼龄菌比成熟的细菌或老龄的细菌大得多。

二、细菌的形态

细菌的基本形态有球形、杆形和螺形三种。根据基本形态可将细菌分为球菌、杆菌和螺形菌三大类(图 1-1)。

1. **球菌** 球菌(coccus)呈球形或近似球形。按分裂后的排列方式不同可分为:

(1)双球菌:细菌在一个平面上分裂,分裂后两个菌体成双排列,如脑膜炎奈瑟菌、肺炎链球菌。

(2)链球菌:细菌在一个平面上分裂,分裂后多个菌体相连排列成链状,如溶血性链球菌。

(3)葡萄球菌:细菌在多个不规则的平面上分裂,分裂后菌体无规则地堆积呈葡萄状,如金黄色葡萄球菌。

此外,还有在两个相互垂直的平面上分裂,分裂后四个菌体排列在一起呈正方形,称为四联球菌。在三个相互垂直的平面上分裂,分裂后八个菌体重叠在一起呈立方体,称为八叠球菌。无论何种球菌,除上述典型的排列方式外,有时还可看到分散的单个菌体存在。

2. 杆菌 杆菌(bacillus)种类很多,其长短粗细随菌种而异。大杆菌如炭疽芽胞杆菌长3～10 μm,小杆菌如流感嗜血杆菌长仅有0.3～1.4 μm。杆菌形态多数呈直杆状,也有的菌体微弯。菌体两端大多呈钝圆形,少数两端平齐,如炭疽芽胞杆菌;有的末端膨大呈棒状,称为棒状杆菌;有的菌体短小,近似椭圆形,称为球杆菌;有的呈分枝状,称为分枝杆菌;有的末端分叉状,称为双歧杆菌。杆菌多数呈分散存在,少数呈链状排列,称为链杆菌。

3. 螺形菌 螺形菌(spiral bacterium)菌体弯曲,可分为两类:

(1)弧菌:菌体只有一个弯曲,呈弧形或逗点状,如霍乱弧菌。

(2)螺菌:菌体有数个弯曲,如鼠咬热螺菌。有的菌体细长弯曲呈弧形或螺旋形,称为螺杆菌,如幽门螺杆菌。

细菌的形态受温度、pH、培养基成分和培养时间等因素的影响,通常细菌在适宜条件下培养8～18小时,形态较为典型,不利条件下,菌体则可能出现不典型形态。故在细菌的研究、鉴别及实验室诊断时应引起注意。

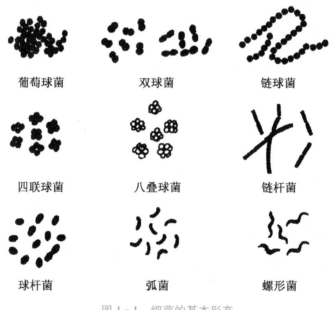

<table>
<tr><td>葡萄球菌</td><td>双球菌</td><td>链球菌</td></tr>
<tr><td>四联球菌</td><td>八叠球菌</td><td>链杆菌</td></tr>
<tr><td>球杆菌</td><td>弧菌</td><td>螺形菌</td></tr>
</table>

图 1-1 细菌的基本形态

第二节 细菌的结构

细菌的结构分为基本结构和特殊结构。基本结构是所有细菌都具有的,包括细胞壁、细胞膜、细胞质和核质等;特殊结构是某些细菌在一定条件下所特有的结构,包括荚膜、鞭毛、菌毛和芽胞等。

一、细菌的基本结构

1. 细胞壁 细胞壁(cell wall)位于细菌细胞的最外层,是包绕在细胞膜周围的坚韧而富有弹性的膜状结构。

（1）功能：①维持细菌的固有外形，保护细菌抵抗低渗的外环境。细菌菌体内有高浓度的无机盐离子和大分子营养物质，造成菌体内渗透压高达 5～25 个大气压，细胞壁的存在避免了细菌在此环境中的破裂和变形。②与细胞膜共同完成细胞内外的物质交换。③与细菌免疫原性有关。④与细菌致病性有关。如革兰阴性菌细胞壁上的脂多糖具有内毒素作用。

（2）化学组成：细胞壁的化学组成比较复杂，并随不同细菌而异。用革兰染色法可将细菌分为两大类，即革兰阳性菌（G^+）和革兰阴性菌（G^-）。两类细菌细胞壁的结构和化学组成有明显的差异（表 1-1）。肽聚糖（peptidoglycan）是两类细菌的共有组分，但各自还具有特殊组分。

表 1-1 G^+ 菌和 G^- 菌的细胞壁比较

细胞壁		G^+ 菌	G^- 菌
强度		较坚韧	较疏松
厚度		厚，20～80 nm	薄，10～15 nm
肽聚糖层数		多，可达 50 层	少，1～3 层
肽聚糖含量		多，占细胞壁干重 50%～80%	少，占细胞壁干重 5%～20%
磷壁酸		＋	－
外膜	脂蛋白	－	＋
	脂质层	－	＋
	脂多糖	－	＋

1）肽聚糖：又称黏肽，为革兰阳性菌和革兰阴性菌细胞壁所共有。其组成成分有：①聚糖骨架：由 N-乙酰葡萄糖胺和 N-乙酰胞壁酸交替排列，经 β-1,4 糖苷键连接而成；②四肽侧链：是由四种氨基酸组成的短肽，连接在聚糖骨架的 N-乙酰胞壁酸分子上，其组成的氨基酸及连接方式随不同的细菌而异；③五肽交联桥：是由五个甘氨酸组成的短肽，将位于相邻聚糖骨架上的四肽侧链连接起来，组成肽聚糖的三维立体网状结构。但革兰阴性菌的肽聚糖缺乏五肽交联桥，相邻聚糖骨架上的四肽侧链直接连接，形成较为疏松的单层平面网状结构（图 1-2）。

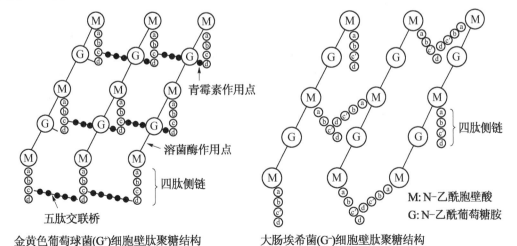

金黄色葡萄球菌（G^+）细胞壁肽聚糖结构　　大肠埃希菌（G^-）细胞壁肽聚糖结构

图 1-2 细菌细胞壁肽聚糖结构模式图

革兰阳性菌细胞壁中肽聚糖层数多,为15~50层,含量高,占细胞壁干重的50%~80%。凡能破坏肽聚糖结构或抑制其合成的物质,均能损伤革兰阳性菌细胞壁而使细菌变形或裂解。青霉素能干扰五肽交联桥与四肽侧链末端氨基酸之间的连接,使细菌不能合成完整的细胞壁。溶菌酶能破坏肽聚糖中N-乙酰胞壁酸和N-乙酰葡萄胺之间的β-1,4糖苷键,破坏聚糖骨架,引起细菌裂解。故青霉素和溶菌酶对革兰阳性菌有杀菌作用。

2)磷壁酸:是革兰阳性菌细胞壁的特殊组分。革兰阳性细菌的细胞壁较厚,除含有15~50层肽聚糖结构外,还含有大量磷壁酸。按其结合部位分为壁磷壁酸和膜磷壁酸。磷壁酸是革兰阳性菌的重要表面抗原,某些细菌表面的磷壁酸与细胞壁的其他成分协同,能黏附在人体细胞表面,与细菌的致病性有关。

3)外膜:是革兰阴性菌细胞壁的特殊组分。革兰阴性菌细胞壁较薄,但结构复杂。细胞壁肽聚糖结构只有1~2层,含量少,占细胞壁干重的5%~20%。在肽聚糖层外还有较厚的外膜结构,外膜是革兰阴性菌细胞壁的主要结构,占细胞壁干重的80%。由内向外依次为脂蛋白、脂质双层和脂多糖三层组成(图1-3)。脂多糖(lipopolysaccharide,LPS)为革兰阴性菌的内毒素,与细菌的致病性有关。

(3)医学意义:革兰阳性菌和革兰阴性菌的细胞壁结构不同,导致两类细菌在染色性、免疫原性、致病性以及对药物的敏感性等方面均有很大差异。如革兰阳性菌细胞壁结构致密,脂类含量少,乙醇不易渗入脱色,故保留初染紫色;革兰阴性菌细胞壁结构疏松,脂质含量高,乙醇易渗入菌体内脱色,被复染成红色。革兰阳性菌肽聚糖含量高,对青霉素、溶菌酶敏感;革兰阴性菌肽聚糖含量少,且有外膜保护,对青霉素、溶菌酶不敏感。革兰阴性菌细胞壁中脂多糖为细菌内毒素成分,与革兰阴性菌致病有关。

2. 细胞膜 细胞膜(cell membrane)是位于细胞壁内侧紧包在细胞质外面的一层柔软致密、富有弹性的半透性的生物膜,占细菌干重的10%~30%,主要化学成分为脂类、蛋白质及少量多糖。细菌细胞膜与其他生物细胞膜基本相同,由脂质双层构成,其内镶嵌着具有特殊作用的酶和载体蛋白。

细胞膜的主要功能有:①物质转运:细胞膜与细胞壁共同完成菌体内外物质的交换。②呼吸作用:细胞膜上有多种呼吸酶,如细胞色素酶和脱氢酶,参与细胞呼吸过程与能量代谢。③生物合成作用:细胞膜上有多种合成酶,是细菌细胞生物合成的重要场所。如肽聚糖、磷壁酸、脂多糖等均可由细胞膜合成。④参与细菌分裂:细胞膜内陷、折叠形成囊状结构,称为中介体,电镜下可见,多见于革兰阳性菌,与细胞分裂、呼吸、胞壁合成和芽孢形成等有关。

3. 细胞质 细胞质(cytoplasm)是由细胞膜包裹的透明胶状物。其基本成分是水、无机盐、蛋白质、脂类、核酸及少量的糖。细胞质是细菌新陈代谢的主要场所,其中含有多种重要结构。

(1)核糖体:又称核蛋白体,是游离于细胞质中的微小颗粒,数量可达数万个,由RNA和蛋白质组成。核糖体是细菌合成蛋白质的场所。细菌核糖体的沉降系数为70S,由50S和30S两个亚基组成(人和真核生物细胞的沉降系数为80S,由60S和40S两个亚基组成),有些抗生素如链霉素、红霉素,能分别与细菌核糖体的30S和50S亚基结合,干扰细菌蛋白质合成,导致菌体死亡,而该类抗生素对人体细胞无影响。

(2)质粒:是细菌染色体外的遗传物质,为环状闭合的双股DNA分子。携带遗传信息,控制细菌某些特定的遗传性状;能自我复制,并随细菌的分裂转移到子代细胞中;还可通过接合或转导方式在细菌间传递。医学上重要的质粒(plasmid)有F质粒(致育性质粒)、R质粒(耐药性质粒)、Vi质粒(毒力质粒)等,分别决定细菌性菌毛、耐药性、毒力的产生。

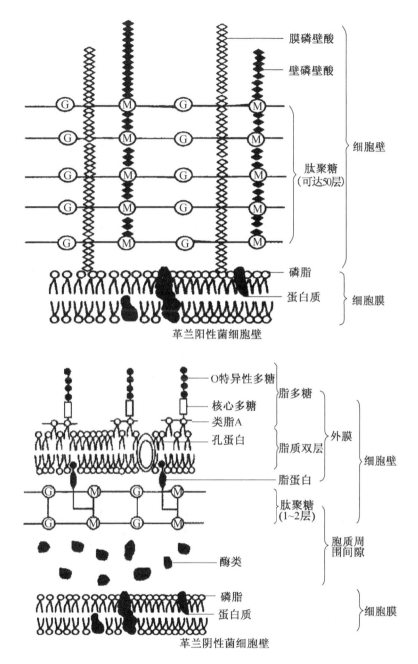

图 1-3　细菌细胞壁结构模式图

（3）胞质颗粒：细胞质中含有多种颗粒,多数为细菌营养贮存物质,包括多糖、脂类、多磷酸盐等。较常见的是异染颗粒,主要成分是 RNA 与多偏磷酸盐,嗜碱性强,经染色后颜色明显不同于菌体的其他部位,故称异染颗粒,如白喉棒状杆菌具有此颗粒,可帮助鉴别细菌。

4. 核质　　细菌细胞是原核细胞,无核膜和核仁,故称核质或拟核。核质(nuclear material)由一条双股环状的 DNA 分子反复盘绕卷曲而成,多位于菌体中央。核质具有细胞核的功能,是细菌遗传变异的物质基础。

二、细菌的特殊结构

细菌的特殊结构是指某些细菌特有的结构,包括荚膜、鞭毛、菌毛和芽胞。

1. 荚膜　荚膜(capsule)是某些细菌细胞壁外包绕的一层较厚的黏液性物质,厚度大于等于0.2 μm。若厚度小于0.2 μm,则称为微荚膜,如A族链球菌的M蛋白、大肠埃希菌的K抗原、伤寒沙门菌的Vi抗原等。用一般染色法荚膜不易着色,在普通显微镜下只能看到菌体周围有一层透明圈(图1-4),用特殊的荚膜染色法可将荚膜染成与菌体不同的颜色。荚膜的化学成分随种而异,多数细菌的荚膜为多糖,如肺炎链球菌;少数细菌的荚膜为多肽,如炭疽芽胞杆菌。荚膜的形成与环境条件有关,一般在人和动物体内及营养丰富的培养基上容易形成,否则容易消失。

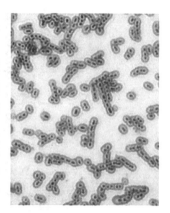

图1-4　细菌的荚膜

荚膜形成的意义:①荚膜成分具有免疫原性,可作为细菌鉴别和分型的依据,如肺炎链球菌可根据荚膜多糖抗原不同分为91个血清型。②荚膜与细菌致病性有关。荚膜具有抗吞噬细胞的吞噬作用,能保护细菌免受或减少溶菌酶、补体、抗体及抗菌药物的损害作用。荚膜多糖具有黏附作用,可黏附于组织细胞或无生命物体表面,是引起感染的重要因素。③荚膜具有抗干燥作用。荚膜中贮留着大量水分,可保护细菌在干燥等不良环境中维持菌体代谢。

2. 鞭毛　鞭毛(flagellum)是某些细菌表面附着的细长呈波状弯曲的丝状物。经特殊的鞭毛染色后普通显微镜下可见。按鞭毛的数目和部位,可将有鞭毛的细菌分四类(图1-5)。

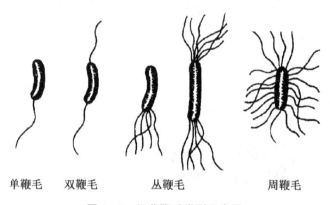

单鞭毛　双鞭毛　　　丛鞭毛　　　　　周鞭毛

图1-5　细菌鞭毛类型示意图

1) 单毛菌:只有一根鞭毛,位于菌体一端,如霍乱弧菌。

2) 双毛菌:菌体两端各有一根鞭毛。如空肠弯曲菌。

3) 丛毛菌:菌体一端或两端有一丛鞭毛,如铜绿假单胞菌。

4) 周毛菌:菌体周身遍布许多鞭毛,如伤寒沙门菌。

鞭毛的意义:①鞭毛是细菌的运动器官,有鞭毛的细菌能位移运动,可作为鉴别细菌的一个指标。如伤寒沙门菌与志贺菌形态相似,但前者有鞭毛能运动,后者无鞭毛不能运动,借此可区别两菌。②鞭毛的化学成分主要是蛋白质,具有免疫原性,通常称为H抗原,对细菌的鉴别、分型具有一定意义。③有些细菌的鞭毛与致病性有关,如霍乱弧菌、空肠弯曲菌等借鞭毛的快速运动穿透小肠黏膜表面的黏液层,使菌体黏附于肠黏膜上皮细胞而导致病变。

3. 菌毛 菌毛(pilus)为存在于许多革兰阴性菌和少数革兰阳性菌菌体表面的、比鞭毛细短而直硬的丝状物,只能在电镜下观察到。菌毛与细菌的运动无关。菌毛按其功能可分为普通菌毛和性菌毛两类。

(1) 普通菌毛:遍布于菌体表面,短而直,每个细菌可有数百根,是细菌的黏附器官。细菌借此可黏附于呼吸道、消化道、泌尿生殖道黏膜上皮细胞表面,进而侵入黏膜。菌毛的黏附是某些细菌入侵机体感染致病的第一步,无菌毛的细菌易随纤毛摆动和肠蠕动或尿液的冲洗而被排出体外,故普通菌毛与细菌的致病性有关。

(2) 性菌毛:数量少,只有 1~4 根,比普通菌毛长而粗,为中空管状,仅见于少数革兰阴性菌。通常把有性菌毛的细菌称为雄性菌(F^+ 菌),无性菌毛的细菌称为雌性菌(F^- 菌)。当 F^+ 菌与 F^- 菌相遇时,通过性菌毛接合,将 F^+ 菌的某些遗传物质转移给 F^- 菌,使 F^- 菌获得 F^+ 菌的某些性状。如控制细菌耐药性、毒力的质粒可通过此方式在细菌之间传递。

4. 芽胞 芽胞(spore)是某些细菌在一定环境条件下,细胞质脱水浓缩,在菌体内形成的一个圆形或椭圆形小体。产生芽胞的细菌都是革兰阳性菌。芽胞的折光性强,壁厚,不易着色,经特殊染色后在光学显微镜下才能观察到。芽胞是细菌抵抗不良环境形成的休眠状态,具有完整的酶系统、核质和合成菌体组分的结构,能保存细菌全部生命活动所需的物质,但代谢相对静止,不能分裂繁殖。芽胞形成后,可从菌体脱落游离出来。当环境条件适宜时,芽胞可发育成新的菌体。一个细菌只能形成一个芽胞,一个芽胞发芽也只能形成一个菌体,所以芽胞不是细菌的繁殖方式。与芽胞相比,菌体能进行分裂繁殖,故无芽胞的菌体称为繁殖体。

芽胞形成的意义:①芽胞的大小、形状和在菌体中的位置随菌种而异,可用以鉴别细菌(图 1-6)。②芽胞对高温、干燥、化学消毒剂和辐射等理化因素具有很强的抵抗力。一般细菌繁殖体在 80 ℃水中迅速死亡,而细菌的芽胞可耐煮沸数小时。芽胞在自然界分布广泛,可存活几年至数十年,一旦进入机体后可发育为繁殖体,迅速大量繁殖引起疾病。故在临床实践中应防止芽胞污染伤口和医疗用品。③由于芽胞抵抗力很强,故对医疗器械、敷料、培养基等进行灭菌时,应以杀灭芽胞为标准。

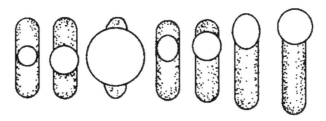

图 1-6 细菌芽胞形态模式图

第三节 细菌的形态检查法

细菌的形态检查法可分为不染色标本检查法和染色标本检查法。

一、不染色标本检查法

不染色标本检查法是细菌标本不经过染色,直接用普通显微镜或暗视野显微镜观察活菌的形态、大小以及运动情况,主要用于观察细菌的动力。常用的方法有压滴法和悬滴法。

二、染色标本检查法

细菌的形态检查通常用染色标本检查法,将细菌标本染色后,可清楚地观察到细菌的外形与某些结构。由于细菌的等电点在 pH2～5 之间,在中性、碱性或弱酸性溶液中多带负电荷,易与带正电荷的碱性染料结合,所以细菌染色多用碱性苯胺染料,如亚甲蓝、碱性复红、结晶紫等。细菌染色方法可分为单染色法和复染色法两大类。

1. 单染色法 仅用一种染料对细菌进行染色,细菌被染成一种颜色,如亚甲蓝染色法。主要用于观察细菌的形态、大小与排列,但不能显示细菌的结构与染色特性。

2. 复染色法 用两种或两种以上染料先后染色,可将不同细菌染成不同颜色,既能观察细菌的大小、形态与排列,又能鉴别细菌的染色性。常用的复染色法有革兰染色法(Gram stain)与抗酸染色法(acid-fast stain)、特殊染色法等。

(1) 革兰染色法:为丹麦细菌学家革兰(Gram)创用,是细菌学上最常用、最经典的染色法。具体方法是:①细菌标本涂片固定后,先用结晶紫(或甲紫)初染;②加碘液媒染;③用95%乙醇脱色;④用稀释复红(或沙黄)复染。经染色后可将细菌分成两大类:不被乙醇脱色而保持紫色者为革兰阳性菌;被乙醇脱色后复染成红色者为革兰阴性菌。

革兰染色原理尚不完全清楚,与细菌细胞壁的结构、等电点及其化学组成上的差异有一定关系。

革兰染色法具有重要的实际意义:①鉴别细菌:革兰染色法将细菌分为革兰阳性与阴性两大类,便于初步识别细菌,缩小鉴定范围;②指导临床用药:革兰阳性与阴性菌对抗生素敏感性不同,如革兰阳性菌对青霉素、红霉素、头孢菌素等敏感,而革兰阴性菌对链霉素、氯霉素、庆大霉素等抗生素敏感。③研究细菌的致病性:大多数革兰阳性菌主要以外毒素致病,而大多数革兰阴性菌主要以内毒素致病,且二者致病机制和临床表现也不同。

(2) 抗酸染色法:用于鉴别抗酸性细菌与非抗酸性细菌。染色方法是将固定的标本经苯酚复红加温染色,再用 3%盐酸乙醇脱色,最后用亚甲蓝复染。抗酸性细菌如结核分枝杆菌、麻风分枝杆菌等含有分枝菌酸,能和苯酚复红牢固结合,不容易被盐酸乙醇脱色而染成红色,非抗酸性细菌易脱色则被染成蓝色。

(3) 特殊染色法:细菌的特殊结构如鞭毛、荚膜、芽胞以及细胞壁、异染颗粒等,用上述染色不易着色,必须用特殊染色法才能着色。特殊染色可使细菌的特殊结构着色并与菌体染成不同颜色,有利于细菌的观察和鉴别。

检查细菌常用的显微镜

　　在细菌的形态学检查中以光学显微镜为常用,借助显微镜放大后可以观察到细菌的一般形态和结构。细菌形态学检查常用的显微镜主要有以下五种:

　　1. 普通光学显微镜　以自然光或灯光为光源,其波长约 $0.5\ \mu m$。在最佳条件下,显微镜的最大分辨率为波长的一半,即 $0.25\ \mu m$,在普通光学显微镜下用油镜放大 1 000 倍,可将 $0.25\ \mu m$ 的微粒放大到 $0.25\ mm$。而肉眼能看到的最小形象为 $0.2\ mm$,一般细菌大于 $0.25\ \mu m$,故用普通生物显微镜均能清楚看到。

　　2. 暗视野显微镜　暗视野显微镜是用特制的暗视野集光器代替普通光学显微镜上的明视野集光器,观察时可在黑暗的背景中看到发亮的菌体,明暗反差提高了观察的效果,多用于观察不染色的活细菌和螺旋体的形态及运动。

　　3. 相差显微镜　相差显微镜利用相差板的光栅作用,能显示出细菌结构不同部位的差异。主要用于观察不染色活细菌的形态及某些内部结构。

　　4. 荧光显微镜　荧光显微镜以紫外光或蓝紫光为光源,能激发荧光物质发光使之成为可见光。细菌经荧光色素染色后,置于荧光显微镜下,可以看到发射荧光的细菌。主要用于观察细菌的不同构成部分。此外,还应用于免疫荧光技术中。

　　5. 电子显微镜　用电子流代替了可见光,可将物体放大几万至数十万倍,不仅能看到细菌的外部形态,而且能观察其内部超微结构。

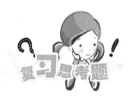

一、名词解释
1. 质粒　2. 荚膜　3. 鞭毛　4. 芽胞
二、选择题(A 型题)
1. 革兰阳性菌与革兰阴性菌共有的细胞壁组分是　　　　　　　　　　　　　　　　(　　)
A. 磷壁酸　　　　B. 外膜组分　　　　C. 肽聚糖　　　　D. A 蛋白　　　　E. M 蛋白
2. 革兰阳性菌与阴性菌最本质的差异在于　　　　　　　　　　　　　　　　　　　(　　)
A. 细胞壁结构不同　　　　　　　　B. 染色性不同
C. 毒性不同　　　　　　　　　　　D. 药物敏感性不同
E. 抗原性不同
3. 用于细菌大小的测量单位是　　　　　　　　　　　　　　　　　　　　　　　　(　　)
A. cm　　　　　B. mm　　　　　C. nm　　　　　D. μm　　　　　E. 以上都不是
4. 关于质粒的叙述,错误的是　　　　　　　　　　　　　　　　　　　　　　　　(　　)
A. 为细菌染色体以外的遗传物质　　B. 是细菌生命活动不可缺少的基因
C. 具有自我复制的特点　　　　　　D. 可通过接合或转导方式在细菌间传递
E. 能控制细菌某些特定的遗传性状
5. 与细菌致病性无关的结构是　　　　　　　　　　　　　　　　　　　　　　　　(　　)

A. 细胞壁　　　　B. 菌毛　　　　C. 荚膜　　　　D. 鞭毛　　　　E. 芽胞

6. 与细菌鉴别无关的结构是 　　　　（　　）

A. 细胞壁　　　　B. 芽胞　　　　C. 荚膜　　　　D. 菌毛　　　　E. 鞭毛

7. 能维持细菌固有外形的结构是 　　　　（　　）

A. 细胞壁　　　　B. 细胞膜　　　　C. 细胞浆　　　　D. 菌毛　　　　E. 鞭毛

8. 关于荚膜的叙述,错误的是 　　　　（　　）

A. 在动物体内及营养丰富的环境中形成

B. 是细菌表面包绕的黏液性物质

C. 化学成分多为多糖

D. 失去荚膜细菌则死亡

E. 具有抗吞噬细胞的吞噬作用

9. 关于芽胞的叙述,错误的是 　　　　（　　）

A. 一个细菌只能形成一个芽胞

B. 是细菌特殊的繁殖方式

C. 是细菌维持生命的特殊形式

D. 是对外环境抵抗力最强的结构

E. 是细菌抵抗不良环境形成的休眠状态

10. 下列哪项不属于细菌的基本结构 　　　　（　　）

A. 细胞壁　　　　B. 细胞膜　　　　C. 荚膜　　　　D. 细胞质　　　　E. 核质

三、简答题

1. 比较革兰阳性菌与革兰阴性菌细胞壁的主要区别点,并说明其医学意义。

2. 细菌的特殊结构各有何医学意义?

3. 简述革兰染色法的实际意义。

（雷　红）

第二章　细菌的生长繁殖与代谢

导　学

细菌的生长繁殖与环境条件密切相关,条件适宜时,细菌的生长繁殖及代谢旺盛,改变条件可使细菌生命活动受到抑制或使其死亡。本章介绍细菌生长繁殖的条件及规律、细菌的人工培养及细菌的新陈代谢。学习时要重点掌握细菌生长繁殖的条件、细菌在培养基中的生长现象和细菌的合成代谢产物及意义。

第一节　细菌的生长繁殖

一、细菌生长繁殖的条件

1. 营养物质　营养物质是构成菌体成分的原料,也是细菌生命活动所需能量的来源。对细菌进行人工培养时,必须供给其生长所必需的各种成分,一般包括水分、含碳化合物、含氮化合物、无机盐类等。某些细菌还需要生长因子,即细菌生长所必需而又不能自身合成的有机化合物,如 B 族维生素、氨基酸、嘌呤、嘧啶等。

2. 酸碱度　细菌生长繁殖需要合适的酸碱度,大多数病原菌最适的酸碱度为 pH7.2～7.6,个别细菌如霍乱弧菌在 pH8.4～9.2 的环境中生长良好。结核分枝杆菌生长的最适宜酸碱度则为 pH6.5～6.8。

3. 温度　各类细菌对温度的要求不同,大多数病原菌生长最适温度为 37℃,与人体正常体温相同。少数如耶尔森菌的最适宜生长温度为 28 ℃,空肠弯曲菌则为 42 ℃。

4. 气体　细菌生长繁殖需要的气体主要是氧和二氧化碳。根据细菌对氧的需要情况,可将细菌分为四类。

(1) 专性需氧菌:具有完善的呼吸酶系统,需要分子氧作为受氢体来完成需氧呼吸,在无氧的环境中不能生长,如结核分枝杆菌、霍乱弧菌。

(2) 专性厌氧菌:该类细菌缺乏完善的呼吸酶系统,利用氧以外的其他物质作为受氢体,只有在无氧状态下才能生长,如破伤风芽胞梭菌。

(3) 兼性厌氧菌:在有氧或无氧环境中均能生长,但在有氧时生长较好,大多数病原菌属

17

此类,如葡萄球菌。

（4）微需氧菌:在低氧压(5%～6%)生长最好,氧压大于10%,对其有抑制作用,如空肠弯曲菌、幽门螺杆菌。

二、细菌生长繁殖的规律

1. 细菌的繁殖方式与速度　细菌以二分裂方式进行无性繁殖。在适宜条件下,细菌繁殖的速度很快。大多数细菌约20～30分钟繁殖一代,少数细菌繁殖速度较慢,如结核分枝杆菌,需18～20小时繁殖一代。

2. 细菌的生长曲线　细菌繁殖速度快,如按每20分钟繁殖一代计算,10小时后,1个细菌可分裂达10亿个以上。但实际上,由于营养物质的逐渐消耗,毒性代谢产物的逐渐积累,以及环境pH的改变,细菌繁殖速度会递减,死亡细菌数量逐渐增加。将一定量的细菌接种于适宜的液体培养基中,在适宜温度条件下培养,细菌的生长过程具有一定规律性。以生长时间为横坐标,以细菌生长数目的对数为纵坐标,可绘出一条细菌繁殖规律曲线,称为生长曲线(growth curve)(图2-1)。

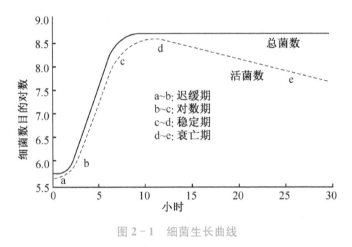

图2-1　细菌生长曲线

生长曲线分为四个时期。

（1）迟缓期:为细菌进入新环境的适应阶段,为1～4小时。此期细菌体积增大,代谢活跃,但不分裂,主要是合成各种酶、辅酶和代谢产物,为以后增殖准备必要的条件。

（2）对数期:细菌培养至8～18小时,菌数以几何级数增长,在曲线图上,活菌数直线上升至顶峰。此期细菌的大小形态、染色性、生理特性等都较典型,对抗生素等外界环境的作用也较为敏感,因此研究细菌的性状时应选用此期为佳。

（3）稳定期:由于培养基中营养物质的消耗,毒性代谢产物积聚,pH下降,使细菌的繁殖速度渐趋减慢,死亡数逐步上升。此时,细菌繁殖数与死亡数趋于平衡,活菌数保持稳定。此期细菌形态和生理特性常发生变异,一些细菌的外毒素、抗生素、芽胞多在此期形成。

（4）衰亡期:细菌繁殖速度减慢或停止,死亡数超过活菌数。此期细菌形态显著改变,出现畸形或衰退型等多种形态,有的菌体自溶,难以辨认,代谢活动停滞。

第二节　细菌的人工培养

用人工的方法为细菌提供生长繁殖所需要的营养物质及适宜的生长环境,使其能在体外生长繁殖,即为人工培养。所用的营养基质称为培养基(culture medium)。

一、培养基的分类

1. **按物理性状不同分类** 可分为三类。

(1)液体培养基:可供细菌增菌及鉴定使用。

(2)半固体培养基:在液体培养基中加入0.2%～0.5%的琼脂即成为半固体培养基,可用于细菌动力的观察及保存菌种。

(3)固体培养基:在液体培养基中加入2%～3%琼脂,即为固体培养基,可供细菌的分离培养、保存菌种等使用。

2. **按营养组成和用途不同分类** 可分为五类。

(1)基础培养基:含有一般细菌生长繁殖所需要的基本营养成分。最常用的是肉汤培养基和普通琼脂培养基。可供大多数细菌培养,也是制备其他培养基的基础。

(2)营养培养基:在基础培养基中加入葡萄糖、血液、血清等营养物质。供营养要求较高的或有特殊营养需求的细菌生长。最常用的营养培养基是血琼脂平板。

(3)选择培养基:在培养基中加入某些化学物质,以抑制某些细菌生长,促进另一类细菌的生长繁殖,从而将目的菌株选择出来。如常用于肠道致病菌的分离与培养的SS琼脂培养基。

(4)鉴别培养基:以培养和鉴别细菌为目的而配制的培养基称鉴别培养基。它是根据细菌分解糖和蛋白质能力的不同,在培养基中加入特定的作用底物和指示剂,接种待检细菌培养后,观察细菌分解底物的情况,从而鉴别细菌。各种糖发酵管、硫化氢管等均属鉴别培养基。

(5)厌氧培养基:专供培养、分离和鉴别厌氧菌的培养基称厌氧培养基。常用的厌氧培养基有庖肉培养基。

二、细菌在培养基中的生长现象

将细菌接种到培养基中,置37℃培养18～24小时后,即可观察生长现象,个别生长缓慢的细菌需数天甚至数周后才能观察。不同细菌在不同培养基中的生长现象不同,观察生长现象可帮助鉴别细菌。

1. **细菌在液体培养基中的生长现象** 细菌在液体培养基中生长可有三种现象:①混浊生长:大多数细菌在液体培养基中生长后呈均匀混浊状态,如葡萄球菌;②沉淀生长:少数呈链状生长的细菌在液体培养基底部形成沉淀,培养液较清,如链球菌;③菌膜生长:专性需氧菌多在液体培养基表面生长形成菌膜,如枯草芽胞杆菌。在临床医疗实践中应注意观察注射用制剂的性状变化,严禁将细菌污染的制剂注入机体。

2. **细菌在半固体培养基中的生长现象** 细菌经穿刺接种后,有鞭毛的细菌可沿穿刺线向四周扩散生长呈羽毛或云雾状,穿刺线模糊不清;无鞭毛的细菌只沿穿刺线生长,周围培养基透明澄清。所以,半固体培养基常用来检查细菌有无鞭毛和动力。

3. **细菌在固体培养基中的生长现象** 细菌在固体培养基上可出现由单个细菌生长繁殖形成的肉眼可见的细菌集团,称为菌落(colony)。一个菌落一般是由一个细菌繁殖形成,故可将混杂在一起的细菌划线接种在固体培养基的表面,以分离纯种。各种细菌在固体培养基上形成的菌落,其大小、形状、颜色、透明度、表面光滑或粗糙、边缘整齐及溶血情况各有差异。因此,菌落的特征是鉴别细菌的重要依据之一。当细菌在固体培养基表面密集生长时,多个菌落融在一起,称为菌苔。

三、人工培养细菌的医学意义

1. 细菌的鉴定和研究　对细菌进行鉴定,研究其形态、生理、抗原结构、致病性、遗传与变异等生物学性状,均需人工培养细菌才能实现。

2. 细菌性疾病的诊断和治疗　细菌感染引起的疾病,常需从患者体内分离出病原菌才能确诊。同时对分离出的病原菌进行药物敏感试验,以指导临床选择有效的药物进行治疗。

3. 生物制品的制备　人工分离培养所得的纯细菌及其代谢产物,可制成疫苗、类毒素、诊断用标准菌液、抗血清等生物制品,用于传染性疾病的诊断、预防与治疗。

4. 细菌学指标的检测　通过定量培养技术等,对饮水、食品等进行微生物学卫生指标检测。

5. 基因工程中的应用　由于细菌繁殖快,容易培养,故常用细菌作为基因受体细胞(载体)。如将人或动物细胞中编码胰岛素的基因重组到质粒上,再导入大肠埃希菌体内,就能从大肠埃希菌的培养液中获得大量基因工程胰岛素。目前应用基因工程已成功制备胰岛素、干扰素、乙型肝炎疫苗等。

第三节　细菌的新陈代谢

细菌的新陈代谢包括分解代谢和合成代谢。通过分解代谢将复杂的营养物质降解为简单的化合物,同时获得能量;通过合成代谢将简单的小分子合成复杂的菌体成分和酶,同时消耗能量。两种代谢过程均可生成多种产物,其中有些在医学上具有重要意义。

一、与致病有关的代谢产物

1. 毒素　毒素是病原菌在代谢过程中合成的对机体有毒害作用的物质,包括外毒素和内毒素。外毒素是大多数革兰阳性菌和少数革兰阴性菌合成并分泌释放到菌体外的蛋白质;内毒素是革兰阴性菌细胞壁中的脂多糖,当细菌死亡或崩解后释出来。

2. 侵袭性酶类　是某些病原菌产生的损伤机体组织、促使细菌侵袭和扩散的致病性物质。如金黄色葡萄球菌产生的血浆凝固酶、化脓性链球菌产生的透明质酸酶等。

3. 热原质　是大多数革兰阴性菌和少数革兰阳性菌在代谢过程中所合成的多糖,注入人或动物体内能引起发热反应,故名热原质(pyrogen)。革兰阴性菌的热原质就是细胞壁中的脂多糖。热原质耐高温,高压蒸汽灭菌(121 ℃,20 分钟)不被破坏,玻璃器皿须在 250 ℃高温干烤才能破坏热原质。液体中的热原质需用离子交换剂和特殊石棉滤板除去,蒸馏法效果更好。因此,在医疗实践中,制备和使用生物制品、注射液、抗生素等过程中应严格无菌操作,防止细菌污染,以保证无热原质存在。

二、与治疗有关的代谢产物

1. 抗生素　抗生素是某些微生物在代谢过程中产生的一类能抑制或杀死其他微生物和肿瘤细胞的物质。抗生素多数由放线菌或真菌产生,少数由细菌产生如多黏菌素、杆菌肽等。目前抗生素已广泛用于临床治疗细菌感染性疾病和肿瘤。

2. 维生素　某些细菌能合成一些维生素,除供自身需要外,还能分泌到菌体外供人体吸收利用。如人体肠道内的大肠埃希菌能合成维生素 B_6、维生素 B_{12} 和维生素 K 等,供人体吸收利用。

三、与鉴别细菌有关的代谢产物

1. 色素　有些细菌代谢过程中能合成色素,不同细菌可产生不同色素,对细菌鉴别有一定意义。色素有脂溶性色素和水溶性色素两类,前者只存在于菌体,不扩散至含水的培养基等中,如金黄色葡萄球菌产生的金黄色素;水溶性色素能扩散至培养基等周围环境中,如铜绿假单胞菌产生的水溶性绿色色素,使培养基、脓汁呈绿色。在临床医疗工作中,若发现手术切口、烧伤组织创面等出现草绿色的渗出物,应考虑有铜绿假单胞菌感染的可能。

2. 细菌素　细菌素是某些细菌产生的仅对近缘菌株有抗菌作用的蛋白质。细菌素的产生受质粒的控制,多由外界因素诱发产生。其种类很多,常以产生的菌种命名,如绿脓菌素、弧菌素、葡萄球菌素等。由于细菌素的抗菌作用范围窄且具有型特异性,目前在治疗上价值不大,多用于细菌的分型鉴定和流行病学调查。

3. 糖的分解产物　细菌分解糖可产生有机酸(甲酸、乙酸、乳酸等)、醇类(乙醇、丁醇、乙酰甲基甲醇等)和气体(CO_2、H_2)等。不同细菌所含酶类不同,分解产物也不同,利用各种糖发酵试验检测细菌对糖的分解产物,可用于鉴别细菌。如大肠埃希菌具有乳糖分解酶,分解乳糖产酸产气,而伤寒沙门菌不分解乳糖,以此可鉴别细菌。

4. 蛋白质的分解产物　细菌通过分泌蛋白水解酶将大分子蛋白质分解为多肽或氨基酸后,才被细菌吸收进入胞内,再进行氨基酸的分解代谢。不同的细菌分解蛋白质和氨基酸的能力不同。如大肠埃希菌含有色氨酸酶,能分解色氨酸产生靛基质(吲哚),当加入对二甲基氨基苯甲醛试剂后可形成玫瑰色靛基质,为靛基质试验阳性;而产气肠杆菌无色氨酸酶,靛基质试验为阴性。肖氏伤寒沙门菌能分解含硫氨基酸产生硫化氢,硫化氢与培养基中的硫酸亚铁或醋酸铅等化合物结合,可形成黑色的硫化亚铁或硫化铅沉淀,为硫化氢试验阳性;痢疾志贺菌不能分解含硫氨基酸,硫化氢试验则为阴性。因此,利用各种生化反应可以鉴别细菌种类。

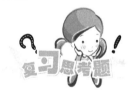

一、名词解释
1. 人工培养　2. 菌落　3. 热原质
二、选择题(A 型题)
1. 下列何种不是大多数病原菌生长的特征　　　　　　　　　　　　　　　　(　)
A. pH 7.2～7.6　　　　　　　　　　　B. 兼性厌氧
C. 20 分钟繁殖一代　　　　　　　　　D. 37 ℃
E. 必须供给血清
2. 吲哚试验是根据细菌分解何种物质形成的　　　　　　　　　　　　　　(　)
A. 色氨酸　　B. 葡萄糖　　C. 乳糖　　　　D. 含硫氨基酸　　E. 脯氨酸
3. 下列何种生长现象可以说明细菌具有动力　　　　　　　　　　　　　　(　)

A. 沿着穿刺线生长　　　　　　　B. 同穿刺线四周扩散生长

C. 形成菌膜　　　　　　　　　　D. 沉淀生长

E. 均匀浑浊生长

4. 研究细菌常使用生长曲线中哪个阶段的细菌　　　　　　　　　　　（　　）

A. 迟缓期　　　B. 对数期　　　C. 稳定期　　　D. 衰亡期　　　E. 以上都不对

5. 与细菌致病有关的代谢产物是　　　　　　　　　　　　　　　　　（　　）

A. 色素　　　　B. 热原质　　　C. 细菌素　　　D. 抗生素　　　E. 维生素

三、简答题

1. 细菌的生长繁殖条件有哪些？

2. 何谓培养基？人工培养细菌有哪些医学意义？

3. 列出细菌主要代谢产物并说明其意义。

（盛亚琳）

第三章　细菌与外环境

导　学

　　细菌广泛分布于自然界、正常人体的体表及其与外界相通的腔道中。正常情况下,细菌与外环境和人体之间构成一个动态平衡的微生态,其中多数细菌对人类是无害的,但也有少数细菌能够引起人类疾病。本章主要介绍细菌的分布、消毒与灭菌及细菌的变异。通过学习细菌与外环境的基本知识,重点掌握人体正常菌群的意义、消毒与灭菌等概念、常用消毒灭菌方法及细菌变异的实际意义。这对建立无菌观念、正确使用消毒灭菌方法及预防医院感染等都具有重要意义。

　　细菌的生命活动极易受外界物理和化学因素的影响。适宜的环境条件下,细菌能进行正常的新陈代谢和生长繁殖;当环境条件稍有改变时,细菌可通过变异来适应新的环境;若环境条件发生剧烈改变时,细菌的生长繁殖就受到抑制,甚至引起死亡。因此,在医学实践中,常采用物理、化学因素抑制或杀灭细菌,以达到消毒灭菌,控制或消灭传染病的目的。

第一节　细菌的分布

一、细菌在自然界的分布

　　1. 土壤中的细菌　土壤具备细菌生长繁殖所需要的各种环境条件,所以土壤中的细菌种类多、数量大。土壤各层都有细菌存在,距地面 10～20 cm 深的土壤中细菌数量最多,每克肥沃的土壤中含有细菌数以亿万计。

　　土壤中细菌大多数为非病原菌,在自然界的物质循环中起着重要的作用。但是,土壤中也有来自人和动物的排泄物以及死于传染病的人畜尸体的病原菌。这些病原菌在土壤中大多数容易死亡,只有能形成芽胞的细菌,如破伤风梭菌、产气荚膜梭菌、炭疽芽胞杆菌等在土壤中形成芽胞后,能长期生存并可通过伤口感染人体。因此在治疗被泥土污染的创伤时,要特别注意预防破伤风和气性坏疽等病的发生。

　　2. 水中的细菌　水是细菌生存的天然环境,细菌的种类和数量很多。水中的致病菌主要来自土壤、人和动物的排泄物。水中常见的病原菌有伤寒沙门菌、痢疾志贺菌、霍乱弧菌等,这些细菌在水中可存活数天、数周甚至数月。如水源被粪便污染,常引起消化道传染病的流行。因此,加强水源和粪便的管理,搞好饮水卫生,是控制和消灭消化道传染病的重要措施。

3. 空气中的细菌 空气因缺乏营养物质,且受阳光照射,细菌不易在其中繁殖。但由于人和动物不断从呼吸道排出细菌,加上随尘土飞扬在空气中的细菌,空气中可存在不同种类的细菌,尤其在人口密集的公共场所或医院,空气中细菌的种类和数量显著增多。空气中常见的病原菌有金黄色葡萄球菌、结核分枝杆菌、乙型溶血性链球菌、肺炎链球菌等,可引起呼吸道传染病或伤口感染。空气中的非病原菌,又常是培养基、生物制品、医药制剂污染的来源。因此,手术室、病房、制剂室、细菌接种室等都应经常进行空气消毒,这对于预防疾病的发生和流行以及保证药物制剂生产质量有着重要意义。

二、细菌在正常人体的分布

1. 正常菌群(normal flora) 在正常人体的体表以及与外界相通的腔道黏膜上存在着不同种类和数量的微生物,这些微生物通常对人体无害,故称为正常菌群。分布于人体各部位的正常菌群见表 3-1。

表 3-1 人体常见的正常菌群

部　位	主要种类
皮　肤	葡萄球菌、链球菌、类白喉棒状杆菌、铜绿假单胞菌、丙酸杆菌、白假丝酵母菌、非致病性分枝杆菌
口　腔	葡萄球菌、甲型和丙型链球菌、肺炎链球菌、奈瑟菌、乳杆菌、类白喉棒状杆菌、梭杆菌、螺旋体、白假丝酵母菌、放线菌、类杆菌
鼻咽腔	葡萄球菌、甲型和丙型链球菌、肺炎链球菌、非致病性奈瑟菌、类杆菌
眼结膜	葡萄球菌、干燥棒状杆菌、非致病性奈瑟菌
外耳道	葡萄球菌、类白喉棒状杆菌、铜绿假单胞菌、非致病性分枝杆菌
胃	一般无菌
肠　道	大肠埃希菌、产气肠杆菌、变形杆菌、铜绿假单胞菌、葡萄球菌、肠球菌、类杆菌、产气荚膜梭菌、破伤风梭菌、双歧杆菌、乳杆菌、白假丝酵母菌
阴　道	乳杆菌、大肠埃希菌、阴道棒状杆菌、白假丝酵母菌
尿　道	葡萄球菌、类白喉棒状杆菌、非致病性分枝杆菌

在正常情况下,人体与正常菌群之间、体内微生物与微生物之间相互依存,相互制约,对构成机体微生态平衡起着重要作用。其生理意义主要表现在:

(1)生物拮抗作用:正常菌群能通过构成生物屏障、产生细菌素及过氧化物或竞争营养等拮抗病原菌入侵和生长。如肠道中的大肠埃希菌产生的大肠菌素,可抑制痢疾志贺菌的生长。

(2)营养作用:正常菌群参与机体的物质代谢、营养物质转化和合成。如大肠埃希菌能合成维生素 B 族、维生素 K,乳杆菌和双歧杆菌等可合成烟酸、叶酸及维生素 B 族供人体利用。

(3)免疫作用:正常菌群具有免疫原性,既可促使机体免疫器官的发育、成熟,又能刺激其免疫系统产生免疫应答。如免疫效应物质 sIgA 能增强机体对病原菌的抵抗力。

（4）抗衰老作用：肠道正常菌群中双歧杆菌、乳杆菌等具有抗衰老作用。其机制主要是这类细菌产生超氧化物歧化酶（SOD），SOD 能催化自由基（O_2^-）歧化，以清除 O_2^- 的毒性，保护组织细胞免受其损伤。

此外，正常菌群还有一定的抗肿瘤作用。

2. 条件致病菌（conditioned pathogen）　在正常情况下，正常菌群相对稳定，不表现致病作用，但在特定条件下，正常菌群与机体之间的微生态平衡被打破而引起疾病，这些能引起疾病的正常菌群称为条件致病菌或机会致病菌。其特定的条件有：

（1）寄居部位的改变：正常菌群在人体内有一定的寄居部位，若寄居部位发生了变化，可成为致病菌。如外伤、手术、留置导尿管等使肠道内的大肠埃希菌进入腹腔、泌尿道或血液，可引起腹膜炎、泌尿道感染或败血症。常见的条件致病菌有葡萄球菌、大肠埃希菌、铜绿假单胞菌、变形杆菌属、克雷伯菌属、肠杆菌属等。

（2）机体免疫功能低下：如大面积烧伤、过度疲劳、慢性消耗性疾病、使用大剂量的皮质激素、抗肿瘤药物或放射治疗等，可导致机体免疫功能降低，从而使一些正常菌群在原寄居部位穿透黏膜等屏障，引起局部或全身性感染。

（3）菌群失调：由于某些因素使正常菌群中各种细菌的种类和数量发生较大幅度的变化，称菌群失调（dysbacteriosis）。严重的菌群失调可产生一系列临床表现，称为菌群失调症。在临床上，导致菌群失调的常见原因是长期或大剂量应用广谱抗生素，造成机体正常菌群如大肠埃希菌、类杆菌等被大量杀灭，而对抗生素耐药菌株如金黄色葡萄球菌、白假丝酵母菌等大量繁殖，引起假膜性肠炎、鹅口疮等。菌群失调症往往是在抗菌药物治疗原有感染性疾病过程中产生的另一种新感染，故临床上又称二重感染。因此，在临床护理工作中，对长期使用抗生素或激素的病人，应注意口腔护理，防止发生真菌感染。

> **案例**　患者，女性，32 岁，因患尿路感染，经口服抗生素治疗 5 天后尿路感染症状缓解。为了预防复发，继续用药一周。近日出现发热、腹泻，每日排黄绿色稀便 10 余次，伴有腹胀，时有腹痛。体温 38.5 ℃，血压 120/75 mmHg。血常规：白细胞$8×10^9$/L，粪便镜检发现大量革兰阳性球菌，革兰阴性杆菌反而较少；粪便培养未分离到痢疾杆菌、致病性大肠杆菌和沙门菌。
>
> 讨论：
>
> 1. 该患者服用抗生素后为什么会出现消化道症状？这是什么性质的感染？感染的病原体可能是什么？
>
> 2. 明确病原学诊断还需要做哪些检查？

第二节　消毒与灭菌

一、基本概念

1. 消毒（disinfection）　是指杀灭物体上或环境中病原微生物的方法。用以消毒的化学药品称为消毒剂（disinfectant）。一般消毒剂在常用的浓度下，只对细菌繁殖体有效，如要杀死芽胞,则需要提高消毒剂浓度及延长作用时间。

2. 灭菌(sterilization)　是指杀灭物体上所有微生物的方法,包括杀灭细菌芽胞在内的病原微生物和非病原微生物。

3. 防腐(antisepsis)　是指防止和抑制微生物生长繁殖的方法。细菌一般不死亡。

4. 无菌及无菌操作　物体中无活的微生物存在,称为无菌(asepsis)。防止微生物进入机体或物体的操作方法,称为无菌操作(aseptic technique)。在外科手术、各种诊疗操作及微生物实验中,均需严格执行无菌操作,避免微生物侵入造成感染和污染。

5. 清洁(cleaning)　将被污染的物体表面的微生物减少至安全水平的处理过程,称清洁。

二、物理消毒灭菌法

1. 热力灭菌法　高温能破坏微生物的蛋白质和核酸,使蛋白质变性凝固,核酸解链崩裂,从而导致其死亡。热力灭菌法分湿热灭菌和干热灭菌两类。在同一温度下,湿热的杀菌效果比干热好。其原因是:湿热的穿透力比干热强;湿热环境中细菌菌体蛋白质较易凝固变性;湿热的蒸汽存在潜热效应,水由气态变为液态时放出潜热,能迅速提高被灭菌物品的温度。

(1) 干热灭菌法:干热灭菌是通过脱水、干燥和大分子变性导致细菌死亡。

1) 焚烧:直接点燃或在焚烧炉内焚烧,适用于被病原微生物污染的废弃物品或动物尸体等。

2) 烧灼:直接用火焰灭菌,适用于微生物实验室的接种环、试管口、瓶口等的灭菌。

3) 干烤:利用干烤箱灭菌,通常加热至 $160\sim170\ ℃$ 维持 2 小时,可达到灭菌的目的。适用于高温下不变质、不损坏、不蒸发的物品,如玻璃器皿、瓷器、金属物品、某些粉剂药物等的灭菌。

(2) 湿热消毒灭菌法:常用方法有以下几种:

1) 高压蒸汽灭菌法:是一种最常用、最有效的灭菌方法。高压蒸汽灭菌器是一种密闭、耐高压的容器,蒸汽压力越大,则内部的温度越高,杀菌力也越强。通常压力在 $103.4\ kPa$($1.05\ kg/cm^2$ 或 15 磅/吋)时,灭菌器内温度可达 $121.3\ ℃$,维持 $15\sim20$ 分钟,即可杀灭所有细菌的繁殖体和芽胞,达到灭菌的目的。此法适用于耐高温、耐潮湿物品,如手术衣、敷料、手术器械、生理盐水及普通培养基等的灭菌。

2) 巴氏消毒法:因法国科学家巴斯德创用得名。用较低温度杀灭液体中的病原菌或特定微生物(如结核分枝菌等),而不影响被消毒物品的营养成分。加热温度为 $62\ ℃$ 30 分钟或 $71.7\ ℃$ $15\sim30$ 秒,常用于牛奶、酒类的消毒。

3) 煮沸法:在 $101.325\ kPa$(1个大气压)下,煮沸至 $100\ ℃$ 5 分钟,可杀死细菌的繁殖体,杀死芽胞则需煮沸 $1\sim2$ 小时。如在水中加入 2% 碳酸氢钠可提高沸点达 $105\ ℃$,既可提高杀菌力,又能防止金属器械生锈。此法主要用于食具、饮水、刀剪、注射器和一般外科器械的消毒。

4) 流通蒸汽消毒法:利用蒸笼或阿诺蒸锅进行消毒。在 1 个大气压下,加温 $100\ ℃$ $15\sim30$ 分钟可杀死细菌繁殖体,但不能杀死细菌的芽胞。此法可用于一般外科器械、注射器、食具等的消毒。

5) 间歇蒸汽灭菌法:把经过流通蒸汽消毒的物品放置 $37℃$ 温箱过夜,使芽胞发育成繁殖体,次日再经流通蒸汽加热杀灭,如此重复三次以上,可达到灭菌的目的。此法适用于不耐高温的含糖、牛奶等培养基的灭菌。

2. 辐射杀菌法

(1)日光与紫外线:波长在200～300 nm的紫外线,具有杀菌作用,其中以265～266 nm杀菌力最强。紫外线杀菌的机制是:细菌吸收紫外线后,DNA复制受到干扰,导致细菌变异或死亡。紫外线穿透力弱,普通玻璃、纸张、尘埃等均能阻挡紫外线,故只适用于手术室、婴儿室、烧伤病房、传染病房、无菌制剂室、微生物接种室等的空气消毒和物品的表面消毒。临床上用人工紫外线灯进行室内空气消毒时,有效距离不超过2 m,照射时间不少于30分钟。杀菌波长的紫外线对眼睛和皮肤有损伤作用,使用时应注意防护。

日光消毒是最简便、最经济的方法,日光主要依靠其中的紫外线起杀菌作用。病人的衣服、被褥、书报等经日光直接曝晒数小时,可杀死大部分微生物。

(2)电离辐射:包括高速电子、X射线、γ射线等,具有较高的能量和穿透力,在足够剂量时,对各种细菌均有致死作用。其杀菌机制是破坏细菌的DNA、酶和蛋白质的结构或活性,使细菌死亡。电离辐射常用于一次性医用塑料制品的消毒,亦可用于食品、药品、生物制品的消毒。

(3)微波:是波长为1 mm至1 m的电磁波,可穿透玻璃、陶瓷和薄塑料等物质,但不能穿透金属表面。微波主要用于食品、检验室用品、非金属器械、病室的食品用具及其他用品的消毒。微波的热效应必须在有一定含水量的条件下才能显示出来,在干燥条件下,即使再延长消毒时间也不能达到有效灭菌。

3. 滤过除菌法　滤过除菌法是用滤菌器阻留过滤液体和气体中的细菌,以达到无菌的目的,但不能除去病毒、支原体。滤菌器含有微细小孔,只允许液体或气体通过,而大于孔径的细菌等颗粒不能通过。常用滤菌器有石棉滤菌器、玻璃滤菌器、薄膜滤菌器、素陶瓷滤菌器等。滤过除菌主要用于不耐热的血清、抗毒素、生物药品等液体的除菌;现代医院的手术室、烧伤病房、制剂室等已逐步采用高效分子空气过滤器除去空气中的细菌。

4. 干燥与低温抑菌法

(1)干燥:有些细菌的繁殖体在空气中干燥时会很快死亡,例如脑膜炎奈瑟菌、淋病奈瑟菌、霍乱弧菌等。但有些细菌的抗干燥力较强,如溶血性链球菌在尘埃中可存活25天,结核分枝杆菌在干痰中数月不死。芽胞的抵抗力更强,如炭疽芽胞杆菌的芽胞耐干燥20余年。干燥法常用于保存食物,盐渍或糖渍食品可使细菌体内水分逸出,造成生理性干燥,使细菌的生命活动停止,从而防止食物变质。

(2)低温:低温可使细菌的新陈代谢减慢,故常用作保存细菌菌种。当温度回升至适宜范围时,又能恢复生长繁殖。为避免解冻时对细菌的损伤,可在低温状态下真空抽去水分,此法称为冷冻真空干燥法。该法是目前保存菌种的最好方法,一般可保存微生物数年至数十年。

三、化学消毒灭菌法

1. 消毒剂　消毒剂对细菌和人体细胞都有毒性作用,所以只能外用不能内服,主要用于体表、医疗器械、排泄物和周围环境的消毒。

(1)消毒剂的作用机制

1)促使菌体蛋白质变性或凝固:大多数重金属盐类、氧化剂、醇类、醛类、酚类、酸、碱、染料头等均有此头作用。

2）干扰或破坏细菌的酶系统和代谢：如某些氧化剂、重金属盐类与细菌酶蛋白中的巯基结合，使酶失去活性。

3）改变细菌细胞壁或细胞膜的通透性：如酚类、表面活性剂、脂溶剂等能损伤细菌的胞膜，增强胞膜的通透性，使胞内物质逸出，导致细菌死亡。

（2）消毒剂的主要种类：化学消毒剂按其杀菌能力可分为三大类。

1）高效消毒剂：能杀灭包括细菌芽胞在内的所有微生物。因杀菌能力强，灭菌谱广，故又称为灭菌剂。常用主要有：含氯消毒剂；过氧化物消毒剂；醛类消毒剂；环氧乙烷。

2）中效消毒剂：不能杀灭细菌芽胞，但能杀灭细菌繁殖体（包括结核分枝杆菌）、真菌和大多数病毒。常用主要有：含碘消毒剂；醇类消毒剂。

3）低效消毒剂：能杀灭多数细菌繁殖体，但不能杀灭芽胞、结核分枝杆菌及某些抵抗能力较强的真菌和病毒。常用主要有：表面活性剂；双胍类消毒剂；氧化剂。

（3）常用消毒剂的用途：见表 3 - 2。

表 3 - 2　常用消毒剂的浓度与用途

类　别	常用消毒剂	用　途
1. 重金属盐类	0.1％硫柳汞	皮肤、手术部位消毒
	1％硝酸银	新生儿滴眼预防淋球菌感染
2. 氧化剂	0.1％高锰酸钾	皮肤黏膜、蔬菜、水果、食具等消毒
	3％过氧化氢	皮肤黏膜、创口消毒
	0.2％～0.5％过氧乙酸	皮肤、物体表面、空气消毒
3. 卤素及其化合物	2.0％～2.5％碘酊	皮肤消毒
	0.5％～1％碘附	术前洗手、皮肤消毒
	0.2％～0.5 ppm 氯	饮水及游泳池消毒
	10％～20％漂白粉	地面厕所与排泄物消毒
	1∶25～1∶1 000 84 消毒液	皮肤、器材、食具、水果消毒
4. 醇类	70％～75％乙醇	皮肤、医疗器械、体温表消毒
5. 醛类	10％甲醛	物品表面、空气消毒
	2％戊二醛	精密仪器、内窥镜等消毒
6. 酚类	3％～5％苯酚	地面、器具表面的消毒
	2％煤酚皂溶液	皮肤消毒
7. 表面活性剂	0.05％～0.1％苯扎溴铵	皮肤黏膜消毒、医疗器械消毒
	0.05％～0.1％杜灭芬	皮肤创伤冲洗、金属器械、塑料、橡皮类消毒
8. 酸碱类	(5～10)ml/m³ 醋酸加等量水蒸发	空气消毒
	生石灰按 1∶4 或 1∶8 比例加水配成糊状	排泄物及地面消毒
9. 己烷	0.1％醋酸氯己定溶液	用于创面消毒和伤口、阴道的冲洗

（4）影响消毒剂作用的因素

1）消毒剂的性质、浓度和作用时间：各种消毒剂的理化性质不同，对微生物作用也不同，如表面活性剂对革兰阳性菌的杀菌效果比对革兰阴性菌好。一般消毒剂浓度越大，作用时间越长，消毒效果也越好。但乙醇例外，75%乙醇的消毒效果最好，因高浓度乙醇使菌体蛋白迅速凝固，影响乙醇继续进入菌体内发挥杀菌作用。

2）微生物的种类与数量：细菌对消毒剂的敏感性有种的差异性。例如结核分枝杆菌对酸碱、染料的抵抗力较其他细菌繁殖体强，但对70%乙醇敏感。同种细菌的芽胞比繁殖体抵抗力强，老龄菌比幼龄菌抵抗力强。消毒剂在一定浓度下，对细菌消毒的时间越长，消毒效果也越好。

3）环境因素：环境中的有机物除对细菌有保护作用外，也与消毒剂发生化学反应，从而减弱消毒剂的杀菌效力。在临床护理工作中，消毒皮肤及器械时，须先清洁干净再消毒。对于痰、粪便等的消毒，应选用受有机物影响小的消毒剂，如漂白粉、生石灰、酚类化合物为宜。

4）温度：温度升高可提高消毒剂的杀菌效果。例如2%戊二醛杀灭每毫升含10^4个炭疽芽胞杆菌的芽胞，20 ℃时需15分钟，40 ℃时需2分钟，56 ℃时仅1分钟即可。

5）酸碱度：消毒剂的杀菌作用受酸碱度的影响。例如苯扎溴铵的杀菌作用是pH越低，杀菌所需消毒剂浓度越高，在pH3时所需的浓度较pH9时要高10倍左右。

2. 防腐剂　用于防腐的化学药物称防腐剂。防腐剂与消毒剂之间并无严格的区别，同一种化学药品在低浓度时是防腐剂，在高浓度时便为消毒剂。如0.5%的苯酚则用于防腐，而3%～5%的苯酚用于消毒。在生物制品中如疫苗、类毒素等常加入防腐剂，以防杂菌生长。常用的防腐剂有0.01%硫柳汞、0.5%苯酚和0.1%～0.2%甲醛等。

3. 化学疗剂　用于治疗由微生物等所引起疾病的化学药物称为化学疗剂。其特点是能选择性地阻碍微生物新陈代谢的某个环节，使微生物的生长繁殖受到抑制或死亡。一般对人体的毒性很小或无毒性，故可内服或注射。常用的化学疗剂有磺胺类药、呋喃类药、异烟肼等。

第三节　细菌的遗传和变异

细菌和其他生物一样，具有遗传和变异的生命特征。细菌子代与亲代之间的性状相似性称为遗传。遗传使细菌的性状代代相传，保持其种属的稳定性。细菌子代与亲代以及子代与子代之间性状的差异性称为变异。变异可使细菌产生变种和新种，有利于细菌的生存和进化。

一、细菌的变异现象

1. 形态与结构的变异

（1）细菌的L型变异：许多细菌在青霉素、溶菌酶等作用下，细胞壁肽聚糖合成受抑制，可形成细胞壁缺陷菌，称为L型细菌。L型细菌革兰染色多为阴性，呈球形、杆形或长丝形等高度多形性，在普通培养基上不易生长，只能在高渗低琼脂培养基（含20%血浆、5%NaCl及0.8%琼脂）上缓慢生长，形成中间厚四周薄的油煎蛋状细小菌落。某些L型细菌具有致病力，通常引起慢性感染，使用抗生素治疗效果不佳，且易反复发作。

（2）荚膜变异：如从病人体内分离的肺炎链球菌有较厚的荚膜，致病性强，在普通培养上多次传代后荚膜逐渐消失,致病性也随之减弱。

（3）鞭毛变异:有鞭毛的普通变形杆菌在含0.1%苯酚培养基上生长会失去鞭毛,通常将细菌的鞭毛从有到无的变异,称为H-O变异。

（4）芽胞变异:有些能形成芽胞的细菌,在体外培养时可失去形成芽胞的能力。如炭疽芽胞杆菌在42℃经10～20天培养后,则失去形成芽胞的能力,毒力也随之减弱。

此外,细菌的基本形态在外界因素影响下也会发生变异,如鼠疫耶尔森菌在含3%～6%的NaCl培养液中,可由卵圆形短杆菌变成哑铃形、球形、球拍形等多种形态。

2. 菌落变异　通常从人体内新分离的细菌菌落多为光滑型（smooth type,S）,菌落表面光滑、湿润、边缘整齐。经多次人工培养后菌落可逐渐变异为粗糙型菌落（rough type,R）,菌落表面粗糙、干皱、边缘不整。这种光滑型与粗糙型之间的变异,称S-R变异。S-R变异时,常伴有生化反应能力、免疫原性、毒力等的改变。通常S型菌的致病性强,但也有少数细菌例外,如结核分枝杆菌、炭疽芽胞杆菌的R型菌致病性强。

3. 毒力变异　细菌的毒力变异可表现为毒力减弱或增强。有毒株经长期人工培养,或在培养基中加入少量对其生长不利的化学药品或免疫血清,细菌的毒力可减弱或消失。例如卡介二氏将有毒力的牛型结核分枝杆菌接种在含胆汁、甘油和马铃薯的培养基上,经13年连续传230代,获得毒力减弱但仍保留其免疫原性的变异株,即卡介苗（Bacille Calmette Guerin,BCG）,用于结核病的预防;无毒力的白喉棒状杆菌,感染了β棒状杆菌噬菌体后,可获得产生白喉毒素的能力,变为有毒株。

4. 耐药性变异　细菌对某种抗菌药物由敏感变为耐药的变异称为耐药性变异。自从抗生素等药物广泛应用以来,耐药菌株逐年增多。如金黄色葡萄球菌耐青霉素的菌株,已从1946年的14%上升至目前的90%以上。有些细菌同时耐受多种抗菌药物,即多重耐药菌株。随着耐药株的出现,给临床感染性疾病的治疗带来很大困难。为减少耐药菌株的出现,用药前应尽量先做药物敏感试验,并根据其结果选择敏感药物,避免盲目用药。

知 识 链 接

无药可治的"超级细菌"

2010年英国医学研究人员发现了一种"超级细菌（superbug）",对当前所有临床应用的抗生素都具有耐药性。它是一种由新德里金属蛋白酶-1（NDM-1）的耐药基因与大肠埃希菌、肺炎克雷伯菌等革兰阴性菌结合后,成为可复制、传播、超强耐药性的细菌。"超级细菌"耐药谱广泛,其危害性体现在:一是感染后病死率高;二是主要在医院内传播,尤其在重症监护室内流行。因此,医院要做好消毒隔离工作;医生护士要特别注意手的卫生;病人家属要自觉配合医院的探访规定以及提高自身的免疫力等,对于阻断"超级细菌"的传播具有重要意义。

二、细菌遗传变异的物质基础

决定细菌遗传变异的物质是DNA,它包括细菌的染色体、质粒、噬菌体和转位因子。

1. **染色体**　染色体是细菌生命活动所必需的遗传物质,为一条环状闭合的双股DNA,不含组蛋白,无核膜包裹。其DNA的复制按碱基配对原则进行,复制过程中子代DNA碱基若发生变化,就会使子代发生变异而出现新的性状。

2. **质粒**　质粒是细菌染色体外的遗传物质,为环状闭合的双股DNA。质粒具有自我复制、传给子代、多种质粒共存、自然丢失、在细菌间转移等特点。

医学上重要的质粒有F质粒、R质粒和Col质粒等,分别决定细菌的性菌毛、耐药性和大肠菌素产生。

3. **噬菌体**　噬菌体是侵袭细菌、真菌、放线菌或螺旋体等微生物的病毒。其体积微小,结构简单,只含有一种核酸,具有严格寄生性,即只能在活的易感菌体内进行增殖。

(1) 形态与结构:在电子显微镜下观察噬菌体的基本形态有三种,即蝌蚪形、微球形和纤线形,大多数呈蝌蚪形。噬菌体由头部和尾部两部分组成,头部为双辐射状的六棱柱体;尾部呈管状由尾髓、尾鞘组成;尾部末端尚有尾板、尾刺和尾丝,其尾丝是噬菌体的吸附器官,能识别宿主细菌表面的特异性受体(图3-1)。

噬菌体主要由核酸和蛋白质组成,核酸存在于头部核心,为DNA或RNA。蛋白质构成其头部的衣壳和尾部。

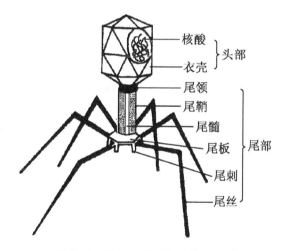

图 3-1　蝌蚪形噬菌体结构模式图

(2) 噬菌体与宿主的相互关系:根据噬菌体与宿主菌的相互关系,将其分为毒性噬菌体和温和噬菌体两类。

1) 毒性噬菌体:是一种能在宿主菌细胞内复制增殖,产生许多子代噬菌体,并最终裂解细菌的噬菌体。这种噬菌体DNA进入菌体细胞后,抑制细菌的DNA复制,而以自身的DNA为模板进行复制,并合成衣壳蛋白质,最后在菌体细胞内装配成完整的子代噬菌体。当子代噬菌体达到一定数目时,细菌即发生裂解释出噬菌体,继而感染其他敏感细菌。

2) 温和噬菌体:噬菌体感染宿主菌后,其基因可与细菌基因整合,不产生子代噬菌体,但随着细菌DNA而进行复制传给子代,这类噬菌体称为温和噬菌体。整合在细菌DNA上的噬菌体基因称为前噬菌体。带有前噬菌体的细菌称为溶原性细菌。溶原性细菌中有个别细菌的前噬菌体可自发地或在某些因素诱导下脱离细菌DNA进入溶菌周期,并在菌体内复制增殖,导致细菌裂解。

4. **转座因子**　转座因子是细菌基因组中能改变自身位置的一段DNA序列。转座因子通过位置移动,或改变基因组的核苷酸序列,或影响插入点附近的基因表达,引起细菌的变异。

三、细菌变异的机制

细菌的变异分为非遗传型变异和遗传型变异。非遗传型变异又称表型变异,是细菌在一定的环境条件影响下引起的变异,没有基因结构的改变。遗传型变异又称基因型变异,是细菌的基因结构发生改变,主要通过基因突变、基因转移与重组来实现。

1. 基因突变 细菌基因结构发生突然而稳定的改变,导致细菌性状的改变。基因突变有两种类型。

(1) 点突变:是由于 DNA 上个别碱基的置换、插入或丢失而引起,出现的突变只影响到一个或几个基因,导致很少的性状改变。

(2) 染色体畸变:是由于大段 DNA 发生易位、丢失、重复或倒位等变化,此种突变常导致细菌死亡。

突变可自然发生,也可人工诱发产生。细菌自发突变率为 $10^{-9} \sim 10^{-6}$,诱变剂可使突变率提高 $10 \sim 1\,000$ 倍。

2. 细菌基因的转移与重组 细菌遗传型变异除基因突变外,还可通过两个不同性状的细菌间遗传物质的转移和重组来实现。基因转移中,提供 DNA 的细菌称供体菌;接受 DNA 的细菌称为受体菌。受体菌获得外源性基因的方式有转化、接合、转导和溶原性转换等。

(1) 转化:受体菌直接摄取供体菌游离的 DNA 片段,并与自身 DNA 进行整合重组,从而获得供体菌部分遗传性状的过程称为转化。例如Ⅱ型无荚膜无毒力的肺炎链球菌摄取Ⅲ型有荚膜有毒力的肺炎链球菌的 DNA 后,即转化成有荚膜、有毒力的Ⅲ型肺炎链球菌。在转化过程中,转移的 DNA 片段称为转化因子,一般含 $10 \sim 20$ 个基因。

(2) 接合:细菌通过性菌毛相互连接沟通,将遗传物质(主要是质粒)从供体菌转移给受体菌,从而使受体菌获得新的性状。能通过接合方式转移的质粒称为接合性质粒,主要包括 F 质粒、R 质粒等。

1) F 质粒的接合:带有 F 质粒的细菌(F⁺)有性菌毛,为雄性菌,能提供质粒,为供体菌。无 F 质粒的细菌(F⁻)无性菌毛,为雌性菌,能接受质粒,为受体菌。两菌之间的接合完成是通过 F⁺菌的性菌毛末端与 F⁻菌表面受体接合,性菌毛逐渐缩短使得两菌靠近并形成通道,F⁺菌的质粒中一条 DNA 链断开通过性菌毛通道进入 F⁻菌,随后两个菌细胞各自以滚环式复制形成完整的质粒,结果使 F⁻菌获得 F 质粒变为 F⁺菌,原有 F⁺菌仍保留有 F 质粒(图 3-2)。

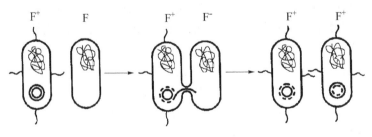

图 3-2 F 质粒接合示意图

2）R质粒的接合：R质粒由耐药传递因子（resistance transfer factor，RTF）和耐药决定因子（resistance deteminant，r-det）两部分组成。RTF的功能与F质粒相似，可编码性菌毛；r-det能编码针对抗菌药物的耐药性；若由几个耐药转座子相邻连接，导致细菌的多重耐药性。R质粒决定耐药的机制是：使细菌产生能灭活抗生素的酶类；使细菌改变药物作用的靶部位；使细菌改变对药物的通透性。

（3）转导：以温和噬菌体为载体，将供体菌的一段DNA转移到受体菌内，使受体菌获得新的性状。细菌转导又分为普遍性转导和局限性转导。

1）普遍性转导：噬菌体在成熟装配中，由于装配错误，误将宿主菌的染色体片段装入噬菌体内，成为一个转导噬菌体。当它再感染其他细菌时，可将宿主菌的DNA注入受体菌内。因宿主菌染色体的任何一个基因（也包括质粒）都有机会被转导，故称为普遍性转导。

2）局限性转导：温和噬菌体的基因整合在细菌染色体DNA的某一特定位置，当终止这种溶原状态时，前噬菌体从细菌染色体上脱落下来，约有 10^{-6} 的几率发生偏差脱离，连同相邻的一段染色体上的基因一起包装到噬菌体衣壳内。当此噬菌体再次侵入受体菌时，把带入原供体菌的特定基因传给受体菌，使受体菌获得供体菌的某些遗传性状。由于这种转导只限于供体菌DNA上个别特定基因的转移，故称为局限性转导。

（4）溶原性转换：当噬菌体感染细菌时，噬菌体DNA整合到宿主菌DNA上，使宿主菌成为溶原状态并获得新的性状称为溶原性转换。例如β棒状杆菌噬菌体感染了白喉棒状杆菌，处于溶原状态，由于噬菌体基因组带有编码毒素的基因，使无毒的白喉棒状杆菌获得产生白喉毒素的能力，成为有毒力的白喉棒状杆菌。

四、细菌变异的实际意义

1. 诊断方面　细菌的变异可发生在形态结构、生化反应、免疫原性和毒力等方面，造成性状不典型，常给细菌鉴定工作带来困难。例如，细菌失去细胞壁形成的L型细菌，用常规方法分离培养呈阴性，必须在含血清的高渗培养基上才能生长。因此，在临床检验中必须掌握细菌变异的规律，对细菌感染作出正确的诊断。

2. 治疗方面　由于抗生素的广泛使用，临床分离的细菌中耐药菌株日益增多，甚至出现了多重耐药性菌株，这给传染病的治疗带来很大的困难。为此，从患者体内分离致病菌应在药物敏感试验指导下正确选择用药，避免滥用抗生素，提高抗菌疗效。对于某些慢性传染病需要长期用药者，应考虑将几种抗菌药物联合应用，以避免耐药性的产生。

3. 预防方面　将毒力减弱而保持免疫原性的细菌制成减毒活疫苗，用于某些传染病的预防。如目前使用的卡介苗，是由毒力强的结核分枝杆菌减毒的变异株制成的。

4. 基因工程方面　基因工程是根据细菌可通过基因转移和重组获得新性状的原理，从供体细菌DNA上切取所需要的目的基因，结合到载体（质粒或噬菌体）上，然后再将目的基因转移到受体细菌内，经此细菌表达与扩增，即能得到大量的目的基因产物。目前通过基因工程已能大量生产的生物制品，如胰岛素、干扰素、生长激素、乙肝疫苗等。随着医学和生命科学的发展，基因工程技术必将得到更广泛的应用。

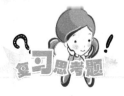

一、名词解释

1. 正常菌群　2. 菌群失调　3. 消毒　4. 灭菌　5. 无菌操作

二、选择题（A 型题）

1. 正常情况下，机体无菌的部位是　　　　　　　　　　　　　　　　　　　　　　　　（　　）

A. 口腔　　　　　B. 肠道　　　　　C. 鼻咽腔　　　　　D. 血液　　　　　E. 泌尿生殖道

2. 关于条件致病菌的叙述下列错误的是　　　　　　　　　　　　　　　　　　　　　　（　　）

A. 细菌在机体的寄居部位改变时致病

B. 长期使用光谱抗生素引起菌群失调时致病

C. 机体免疫力下降时致病

D. 正常情况时致病

E. 长期大剂量使用皮质激素时致病

3. 关于高压蒸汽灭菌法不正确的是　　　　　　　　　　　　　　　　　　　　　　　　（　　）

A. 灭菌效果最有效，应用最广

B. 适用于耐高温和潮湿的物品

C. 通常温度为 121.3 ℃

D. 通常压力为 2.05 kg/cm²

E. 可杀灭包括细菌芽胞在内的所有微生物

4. 乙醇消毒最适宜的浓度是　　　　　　　　　　　　　　　　　　　　　　　　　　　（　　）

A. 100%　　　　　B. 95%　　　　　C. 75%　　　　　D. 50%　　　　　E. 25%

5. 卡介苗的获得属于　　　　　　　　　　　　　　　　　　　　　　　　　　　　　　（　　）

A. 形态变异　　　B. 荚膜变异　　　C. 毒力变异　　　D. 耐药性变异　　　E. 抗原性变异

三、简答题

1. 简述物理消毒灭菌的常用方法。

2. 简述影响消毒剂作用的因素。

3. 简述细菌常见的变异现象及其在医学上的意义。

（张文霞）

第四章 细菌的致病性与感染

导　学

　　细菌侵入宿主体内后,在生长繁殖的过程中不仅释放出毒素,同时还与宿主之间相互作用,引起宿主机体出现病理变化,这一过程称为细菌的感染。能够引起宿主感染的细菌称为病原菌。通过本章学习,掌握细菌的致病因素、感染类型、医院感染,为防治细菌性感染奠定理论基础。

第一节　细菌的致病性

　　细菌的致病性是指细菌能引起宿主感染致病的性能。细菌的致病性是相对于宿主而言,有的细菌仅对人有致病性;有的细菌只对某些动物有致病性;有的则对人和动物均有致病性。不同的病原菌可引起机体不同的病理过程,如伤寒沙门菌引起人类伤寒,结核分枝杆菌则引起结核病,这取决于细菌的种属特性。细菌的致病性与其本身的毒力、侵入数量和侵入途径有着密切的关系。细菌的致病因素见图 4-1。

细菌的致病因素 { 毒力 { 侵袭力 { 菌体表面结构:黏附素、荚膜、微荚膜 / 侵袭性酶类:血浆凝固酶、透明质酸酶、链激酶等 } 毒素 { 内毒素 / 外毒素 } } 侵入数量 / 侵入途径 }

图 4-1　细菌的致病因素

一、细菌的毒力

　　毒力(virulence)是指病原菌致病能力的强弱程度。构成细菌毒力的物质基础包括侵袭力(invasiveness)和毒素(toxin)。

　　1. 侵袭力　病原菌突破机体的防御机能,侵入机体并在体内一定部位定居、繁殖和扩散的能力,称为侵袭力。细菌的侵袭力主要包括菌体表面结构和侵袭性酶类。

35

（1）菌体表面结构

1）黏附素（adhesin）：细菌引起感染首先需黏附在宿主的呼吸道、消化道或泌尿生殖道等黏膜上，在局部定居繁殖，产生毒素或侵入组织细胞，引起感染。具有黏附作用的细菌结构，称为黏附素。黏附素根据其来源分为两类：①菌毛黏附素：大肠埃希菌Ⅰ型和淋病奈瑟菌的菌毛可分泌出菌毛黏附素。②非菌毛黏附素：是细菌细胞表面的蛋白质或其他物质，如金黄色葡萄球菌的脂磷壁酸、A群链球菌的脂磷壁酸-M蛋白复合物等。

病原菌的黏附作用具有组织特异性，如淋病奈瑟菌黏附于泌尿生殖道；痢疾志贺菌黏附于结肠黏膜。这种组织特异性与宿主易感细胞表面的相应受体有关。革兰阴性菌的受体是糖类，而革兰阳性菌的受体是类蛋白和糖蛋白。

2）荚膜和微荚膜：细菌的荚膜具有抵抗吞噬和阻抑体液中杀菌物质的作用，有利于致病菌在宿主体内大量繁殖，引起疾病。如有荚膜的肺炎球菌只需数个可杀死一只小鼠，而无荚膜的菌株则需数亿个才能产生同样效果。某些细菌表面有类似于荚膜的物质，如金黄色葡萄球菌的A蛋白、A群链球菌的M蛋白、伤寒沙门菌的Vi抗原及大肠埃希菌的K抗原等，通称为微荚膜，其功能类似于荚膜。

（2）侵袭性酶：某些病原菌在代谢过程中可产生一种或多种胞外酶，能在感染过程中有助于病原菌抗吞噬或扩散，这些胞外酶称为侵袭性酶。例如金黄色葡萄球菌产生的血浆凝固酶，能使血浆中液态纤维蛋白原转变成固态的纤维蛋白包绕在细菌表面，从而起到保护菌体抵抗宿主吞噬细胞的吞噬及体液抗菌物质的作用。A群链球菌产生的透明质酸酶、链激酶、链道酶，能分别降解结缔组织中的透明质酸、溶解纤维蛋白、液化DNA等，有利于细菌的扩散。

2. 毒素　细菌毒素按其来源、性质和作用不同，分为外毒素（exotoxin）和内毒素（endotoxin）两类。

（1）外毒素

1）来源：外毒素主要由革兰阳性菌和少数革兰阴性菌所合成及分泌的毒性物质。大部分外毒素是由活菌合成并分泌至细胞外，如破伤风梭菌、白喉棒状杆菌、金黄色葡萄球菌、霍乱弧菌等；也有少数外毒素存在于菌体内，当菌体死亡溶解后释放出来，如痢疾志贺菌和肠产毒型大肠埃希菌的外毒素。

2）化学成分与特性：外毒素的化学成分大多是蛋白质，性质不稳定，易被热、酸及蛋白酶破坏，如破伤风外毒素加热60 ℃经20分钟可被破坏，但葡萄球菌肠毒素例外，能耐100 ℃30分钟。外毒素的免疫原性强，可刺激机体产生相应的抗毒素。外毒素经0.3%～0.4%甲醛处理后，可脱去毒性仍保留其免疫原性，称为类毒素。由于类毒素无毒性，但能刺激机体产生相应的抗毒素，故可用于预防接种。

3）致病作用：外毒素的毒性很强，极少量即可使易感动物死亡。如1mg纯化的肉毒梭菌外毒素能杀死2亿只小白鼠，是目前已知毒性最强的毒物。

外毒素对机体的组织器官具有选择性的毒性作用，引起特殊的临床症状。如破伤风痉挛毒素作用于脊髓前角运动神经细胞，阻止抑制性神经介质的释放，引起骨骼肌强直性痉挛。而白喉毒素对外周神经纤维末梢、心肌细胞等有亲和性，通过抑制靶细胞蛋白质的合成，导致外周神经麻痹和心肌炎等。多数外毒素有A和B两种亚单位组成。A亚单位为外毒素活性部分，决定其毒性效应。B亚单位无毒，但能与易感组织细胞膜上的相应受体结合，介导A亚单位进入靶细胞发挥效应。

根据外毒素对靶细胞的亲和性及作用机制不同,可将其分为细胞毒素、神经毒素和肠毒素三大类(表 4-1)。

表 4-1 主要的细菌外毒素

类型	产生细菌	毒素名称	作用机制	症状和体征
细胞毒素	白喉棒状杆菌	白喉毒素	抑制细胞蛋白质合成	肾上腺出血,心肌损伤,外周神经麻痹
	金黄色葡萄球菌	毒性休克综合征毒素-1	增强对内毒素作用的敏感性	发热、皮疹、休克
	A 群链球菌	红疹毒素	血管扩张,破坏毛细血管内皮细胞	猩红热皮疹
神经毒素	破伤风梭菌	痉挛毒素	阻断抑制神经性递质的释放	骨骼肌强直性痉挛
	肉毒梭菌	肉毒毒素	抑制胆碱能运动神经释放乙酰胆碱	肌肉松弛性麻痹
	霍乱弧菌	肠毒素	激活腺苷酸环化酶,提高细胞内 cAMP 水平	小肠上皮细胞过度分泌,腹泻、呕吐
肠毒素	产肠毒素大肠埃希菌	肠毒素	不耐热肠毒素同霍乱肠毒素,耐热肠毒素使细胞内 cAMP 升高	同霍乱肠毒素
	产气荚膜梭菌	肠毒素	同霍乱肠毒素	呕吐(为主)、腹泻
	金黄色葡萄球菌	肠毒素	作用于呕吐中枢	呕吐(为主)、腹泻

(2)内毒素

1)来源:内毒素是革兰阴性菌细胞壁中的脂多糖(lipopolysaccharide,LPS)成分,只有当细菌死亡裂解或用人工方法破坏菌体后才能释放出来。螺旋体、衣原体、立克次体等细胞壁中也有 LPS 成分,具有内毒素活性。

2)化学成分与特性:内毒素的化学成分为脂多糖,其分子结构由 O 特异性多糖、非特异性核心多糖和脂质 A 三部分组成,其中脂质 A 是内毒素的主要毒性成分。内毒素性质稳定,耐热,加热 160 ℃ 2~4 小时或用强碱、强酸或强氧化剂煮沸 30 分钟才被破坏。内毒素免疫原性弱,不能用甲醛液脱毒制成类毒素。

3)致病作用:内毒素的毒性作用相对较弱,且对机体组织器官无选择性。各种革兰阴性菌产生的内毒素的致病作用基本相似,引起类似的临床表现。①发热反应:极微量(1~5 ng/kg)内毒素入血,即可引起发热反应。其机制是内毒素作用于单核巨噬细胞等,使之释放内源性热原质,刺激下丘脑体温调节中枢引起发热反应。②白细胞反应:内毒素能使白细胞黏附于毛细血管壁,引起血循环中白细胞暂时减少,继而由 LPS 诱生的中性粒细胞释放因子刺激骨髓释放大量的中性粒细胞进入血流,导致中性粒细胞的数量显著增加。但伤寒沙门菌的内毒素例外,它始终使血循环中的白细胞数减少,机制尚不清楚。③内毒素血症与内毒素休克:当细菌释放大量内毒素入血时,可导致内毒素血症。内毒素作用于白细胞、血小板、补体系统和激肽系统等,释放组胺、5-羟色胺、前列腺素、激肽等血管活性介质,引起小血管功能紊乱而造成微循环障碍,表现为有效循环血量剧减、低血压、重要组织器官的血液灌注不足、缺氧、酸中毒等，严重时可导致以微循环衰竭和低血压为特征的内毒素休克。④弥散性血管内凝血（disseminated intravascular coagulation，DIC）：在内毒素休克基础上，通过启动凝血系统导致小血管内形成大量微血栓，接着内毒素又激活纤溶系统，引起小血管壁坏死、出血，患者常出现皮肤黏膜出血点或内脏的广泛出血、渗血，严重者可导致死亡。

外毒素与内毒素的主要区别见表4-2。

表4-2　外毒素与内毒素的主要区别

区别要点	外毒素	内毒素
来　源	革兰阳性菌及部分革兰阴性菌	革兰阴性菌
存在部分	由活菌分泌，少数由菌体溶解后释放	细胞壁成分，菌体裂解后释放
化学成分	蛋白质	脂多糖
稳定性	不耐热，加热60℃30分钟被破坏	耐热，160℃2~4小时被破坏
免疫原性	强，刺激机体产生抗毒素。经甲醛处理脱毒形成类毒素	较弱，甲醛液处理不形成类毒素
毒性作用	强，各种细菌外毒素对组织器官有选择性毒害作用，引起特殊的临床症状	较弱，各种细菌内毒素的毒性作用大致相同，引起发热、白细胞变化、微循环障碍、休克、DIC等

二、细菌的侵入数量

病原菌入侵机体引起感染，除必须具有一定的毒力外，还需要足够的数量。引起感染所需病原菌数量多少与该菌的毒力强弱和机体免疫力的状况有关。一般是细菌毒力越强，引起感染所需的菌量越小；反之则需菌量越大。例如毒力强的鼠疫耶尔森菌，在无特异性免疫力的机体中，只需几个细菌侵入就可发生感染；而毒力弱的沙门菌，则需摄入数亿个细菌才能引起急性胃肠炎。

三、细菌的侵入途径

病原菌除了具有一定毒力和足够数量外，还必须通过适宜途径进入机体的特定部位，才能引起感染。如破伤风梭菌及其芽胞，必须侵入缺氧的深部创口才能致病；志贺菌需经口侵入肠道后增殖才能引起痢疾。有些病原菌具有多种侵入途径，如结核分枝杆菌可经呼吸道、消化道、皮肤创伤等途径侵入引起感染。病原菌需特定的侵入途径与病原菌生长繁殖需要一定的微环境有关。

第二节　细菌的感染

病原菌在一定条件下，突破机体防御功能侵入机体，与机体相互作用而引起不同程度的病理过程称为感染（infection）。在感染过程中，病原菌的致病力和机体的抗感染防御机能是矛盾的两个方面，而感染的结果决定于两个方面的各种因素。

知 识 链 接

高度重视生物技术安全

生物技术安全简称生物安全。生物安全是指现代生物技术的研究、开发、应用以及转基因生物可能对生物多样性、生态环境和人类健康产生潜在的危害。生物安全问题涉及面很广,其中病原微生物所致的生物安全问题,如病原微生物实验室的安全隐患、生物武器、重大传染病的暴发流行等,都是人类社会所面临的最现实的生物安全问题。防扩散和防感染是病原微生物实验室生物安全的核心问题,它要求在安全的实验室内外环境中,使用安全的方法从事与病原微生物菌种、样本有关的研究、教学、检测、诊断等活动。

一、感染的来源

1. **外源性感染** 来源于宿主体外的细菌感染称为外源性感染。外源性感染的传染源有:

(1)患者:是传染病的主要传染源。患者从疾病的潜伏期到恢复期,都可能具有传染性。因此,及早对患者作出诊断、隔离和治疗是控制传染病的根本措施。

(2)带菌者:是指带有某种病原菌但无临床表现的人,称带菌者。带菌者不断向体外排出病原菌并传给他人,是很重要的传染源,如伤寒带菌者。带菌者因其不出现临床症状,不易被察觉,在疾病的传播上危害性超过患者。

(3)患病或带菌动物:一些人畜共患的传染病,如鼠、疫、炭疽、布氏菌病等其病原菌能由患病或带菌动物传染给人,引起人类疾病。

2. **内源性感染** 来自病人体内或体表的细菌感染,称为内源性感染。这类病原菌多属体内正常菌群,少数是以隐伏状态留居的病原菌。当机体大量使用广谱抗生素导致菌群失调或各种原因导致机体免疫功能降低时,正常菌群转化为条件致病菌,引起内源性感染。

二、感染方式与途径

1. **呼吸道感染** 肺结核、白喉、百日咳等呼吸道传染病,由患者或带菌者通过咳嗽、喷嚏或大声说话等,将病原菌经飞沫或呼吸道分泌物散布到空气中,被易感者吸入而感染。此外,亦可通过吸入含有病原菌的尘埃而引起。

2. **消化道感染** 伤寒、痢疾、霍乱及食物中毒等胃肠道传染病,大多是通过摄入被患者或带菌者排泄物污染的食物或饮水而感染。

3. **皮肤黏膜创伤感染** 细菌经损伤的皮肤黏膜感染。如金黄色葡萄球菌、化脓性链球菌等引起的皮肤化脓性感染;破伤风芽胞梭菌经泥土等污染的深部伤口,可引起破伤风。

4. **接触感染** 是指通过与患者或带菌动物的密切接触而引起的感染。其方式为直接接触或间接接触感染,如淋病、梅毒、布鲁菌病等。

5. **虫媒感染** 有些传染病可通过吸血昆虫叮咬传播。如鼠、蚤叮人吸血可传播鼠疫。

三、感染的类型

感染的发生、发展和结局是机体与病原菌之间在一定条件下相互作用的复杂过程。根据两者力量对比,感染可出现隐性感染、显性感染和带菌状态三种类型。随着双方力量对比以及环境条件等因素的改变,这三种类型可处于相互转化的动态之中。

1. 隐性感染　当机体的免疫力较强,或侵入的病原菌数量少、毒力弱,感染发生后,细菌对机体的损害较轻,不出现明显的临床症状,称为隐性感染或亚临床感染。隐性感染后,机体一般可获得特异性免疫,常能抵御同种细菌的再感染。

2. 显性感染　当机体的免疫力较弱,或侵入的病原菌数量较多、毒力较强,感染后细菌对机体组织细胞产生不同程度的病理损害或生理功能的改变,出现明显的临床症状和体征,称为显性感染,通常称为传染病或感染性疾病。

(1) 根据病情缓急、病程长短不同,显性感染可分为:

1) 急性感染:发病急,病程短,一般数日至数周,病愈后,病原菌从宿主体内消失。如霍乱弧菌引起的霍乱,脑膜炎奈瑟菌引起的流脑等。

2) 慢性感染:发病缓慢,病程较长,常持续数月至数年。引起慢性感染的病原菌多为细胞内寄生的病原菌,如结核分枝杆菌、麻风分枝杆菌。

(2) 根据感染部位不同,显性感染可分为:

1) 局部感染:病原菌侵入机体,局限在一定部位生长繁殖,引起局部病变。如金黄色葡萄球菌引起的疖、痈等。

2) 全身感染:感染发生后,病原菌及其毒素向全身扩散,引起全身症状。临床上常见的有以下几种情况:

毒血症(toxemia):病原菌在入侵的局部组织生长繁殖,不侵入血流,只有其产生的外毒素进入血流,引起特殊的临床症状,称为毒血症,如白喉、破伤风等。

菌血症(bacteremia):病原菌由原发部位一时或间断性进入血流,但未在血流中生长繁殖,称为菌血症,如伤寒早期。

败血症(septicemia):病原菌侵入血流,并在其中生长繁殖,产生毒素,引起严重的全身中毒症状,如高热、白细胞增多、皮肤和黏膜淤斑、肝脾肿大等,称为败血症。如化脓性链球菌引起的败血症。

脓毒血症(pyemia):化脓性细菌引起败血症时,由于细菌随血流播散,在全身多种器官引起新的化脓病灶,称为脓毒血症。如金黄色葡萄球菌引起的脓毒血症,常导致多发性肝脓肿、皮下脓肿或肾脓肿等。

内毒素血症(endotoxemia):革兰阴性菌侵入血流,并在其中大量繁殖、崩解后释放出大量内毒素;也可由病灶内大量革兰阴性菌死亡,释放的内毒素入血所致。在严重革兰阴性菌感染时,常发生内毒素血症。

3. 带菌状态　机体显性感染或隐性感染后病原菌并不及时消失,而在体内继续存留一定时间,与机体免疫力处于相对平衡,并不断向外排菌,称带菌状态。处于带菌状态的人称为带菌者。带菌者有两种:

(1) 健康带菌者:即机体内带有病原菌的健康人。

(2) 恢复期带菌者:即患传染病后,在短期内机体仍保留有病原菌者。伤寒、白喉等病后常出现带菌状态。

带菌者经常或间歇排出病原菌,成为重要传染源之一。因此,及时检出带菌者并进行隔离和治疗,对于控制传染病的流行和消灭传染病具有重要意义。

感染过程的发生、发展与结局,除与上述病原菌和机体等各种因素有关外,也与社会因素(社会制度、生活方式、卫生状况等)及环境因素(气候、季节、温度、湿度和地理条件等)有密切关系。

第三节 医院感染

医院感染(hospital infection)又称医院内获得性感染,是指住院患者在医院内获得的感染,包括在住院期间发生的感染和在医院内获得而出院后发生的感染;但不包括入院前已开始或入院时已处于潜伏期的感染。医院工作人员在医院内获得的感染也属医院感染。

医院感染随着医院的出现而发生,其感染率随着医院现代化的发展而迅速增长。医院感染的发生增加了患者的痛苦和经济负担,同时加重了医疗护理任务并影响病床周转率。据 WHO 调查结果显示,世界医院感染率为 $3\%\sim20\%$,平均为 9%。据近年我国全国医院感染监控网监测统计报告,我国医院感染率约为 8%,患者人均增加花费逾 6 000 元,全国每年因医院感染造成的直接损失超过 150 亿元人民币。因此,医院感染在现代临床医学中占有重要地位,目前,"医院感染学"已作为一门新兴学科被提出。

一、医院感染的分类

1. 外源性医院感染　又称交叉感染,是指患者在医院内受到非自身存在的病原生物的感染。交叉感染可由患者之间或患者与医院工作人员直接或间接接触引起。此外,环境(如水、空气、医疗用具及其他物品)中的病原生物也可引起外源性医院感染。其感染源主要有患者、带菌者和周围环境。

2. 内源性医院感染　又称自身医院感染或自身感染,是指患者在医院内由体内正常菌群在一定条件下转变为机会致病菌而引起的感染。

二、医院感染的危险因素

1. 住院患者免疫力低下　住院患者是医院感染的重要危险因素,由于患有不同的疾病或因年老体弱使得机体免疫力下降易被感染。

2. 侵入性诊治手段增多　各种侵入性诊治手段如导尿、静脉插管、内窥镜、器官移植、血液透析等的应用,增加了感染机会。

3. 应用抑制、损伤免疫功能的治疗　由于治疗需要,使用免疫抑制剂、化疗、放疗等,导致患者免疫功能下降而成为易感者。

4. 抗生素使用不当　治疗过程中抗生素使用不当,可导致患者体内出现菌群失调或产生耐药菌株,这些病原体可反复在人群中传播,增加了医院感染的机会。

5. 医院管理不到位　医院布局不合理,以及隔离措施不健全;医院感染管理制度不健全;缺乏对消毒灭菌效果的监测;医务人员对医院感染及其危害性认识不足;不能严格地执行无菌技术及消毒隔离制度;医院环境污染严重等。

三、医院感染常见的病原体

引起医院感染的病原体种类很多,包括细菌、支原体、衣原体、病毒、真菌以及寄生虫等,但以机会致病菌和耐药菌为多见(表4-3)。

表4-3 医院感染的主要病原生物

种　类	常见微生物
革兰阳性球菌	葡萄球菌和微球菌、链球菌、厌氧性球菌、肠球菌等
革兰阴性杆菌	大肠埃希菌、铜绿假单胞菌、沙门菌、志贺菌、变形杆菌、肠杆菌、克雷伯菌、沙雷菌、黄杆菌、不动杆菌等
厌氧杆菌	无芽胞革兰阴性杆菌、梭状芽胞杆菌等
其他细菌	白喉棒状杆菌、产单核李斯特菌、结核分枝杆菌等
病毒	肝炎病毒、流感病毒、水痘病毒、单纯疱疹病毒、巨细胞病毒、麻疹病毒、风疹病毒、轮状病毒、HIV 等
真菌	白假丝酵母菌、荚膜组织胞浆菌、新生隐球菌、球孢子菌等
寄生虫	弓形虫、卡氏肺孢子虫等

四、常见的医院感染

1. **肺部感染**　肺部感染常发生在一些慢性并严重影响患者防御机制的疾病,如癌、白血病、慢性阻塞性肺炎,或行气管切开术、安置气管导管等患者中。

2. **尿路感染**　患者在入院时没有尿路感染的症状,而在其住院 24 小时后出现症状(发热、排尿困难等),尿培养有细菌生长,或虽无症状,但尿标本中的白细胞在 10 个/ml 以上,细菌多于 10^5 个/ml,都可判为尿路感染。我国统计,尿路感染的发生率在医院感染中约占 $20.8\%\sim31.7\%$,$66\%\sim86\%$尿路感染的发生与导尿管的使用有关。

3. **伤口感染**　伤口感染包括外科手术及外伤性事件中的伤口感染。据统计,伤口感染发生率在医院感染中约占 25%。

4. **病毒性肝炎**　病毒性肝炎不仅在健康人中可以传染,在患者中更易传染。五种类型病毒性肝炎中,以丙型肝炎发生率高,多与输血有关。

5. **皮肤及其他部位感染**　患者在住院期间发生皮肤或皮下组织化脓、各种皮炎、压疮感染、菌血症、静脉导管及针头穿刺部位感染、子宫内膜感染、腹内感染等。

五、医院感染的预防与控制

控制医院感染危险因素是预防和控制医院感染最有效的措施。世界卫生组织(WHO)提出有效控制医院感染的关键措施为:清洁、消毒、灭菌、无菌技术、隔离、合理使用抗生素、消毒与灭菌的效果监测。

1. **严格执行无菌技术**　在临床医疗工作中必须严格执行无菌操作,如进入人体组织或无菌器官的医疗用品必须灭菌;接触皮肤黏膜的器械和用品必须消毒;污染医疗器械和物品均应先消毒后清洗,再消毒或灭菌;提倡使用一次性注射器、输液器和血管内导管;注意手部皮肤的清洁和消毒等。

2. 认真执行规章制度 包括消毒隔离制度、无菌技术操作规程及探视制度等。每一个医护人员都应从预防医院感染、保护病人健康出发,严格执行各项规章制度,并劝告病人与探视者共同遵守,防止医源性感染的发生。

3. 合理使用抗菌药物 加强抗菌药物应用的管理,合理使用抗菌药物是预防和控制医院感染的重要措施。医院应根据情况制定抗生素合理使用原则,规范用药,防止菌群失调及耐药菌株产生。

4. 开展医院感染的监测 医院感染监测的目的是:通过监测取得第一手资料,分析医院感染的原因,发现薄弱环节,为采取有效防控措施提供依据。监测的主要内容包括:环境污染监测、消毒灭菌效果监测、无菌技术及隔离技术监测、特殊病房监测(如烧伤、泌尿科病房、手术室、监护室等)、菌株抗药性监测、清洁卫生工作监测、传染源监测等。

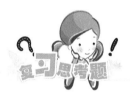

一、名词解释

1. 医院感染 2. 毒血症 3. 败血症 4. 菌血症 5. 脓毒血症

二、选择题(A 型题)

1. 构成细菌毒力的物质基础是 ( )

A. 基本形态 B. 基本结构

C. 侵袭力和毒素 D. 侵入的途径

E. 侵入的数量

2. 关于外毒素,下列错误的是 ( )

A. 多由革兰阳性菌产生 B. 化学成分是蛋白质

C. 免疫原性强 D. 经甲醛处理后变成类毒素

E. 耐热

3. 关于内毒素,下列正确的是 ( )

A. 多由革兰阳性菌产生 B. 化学成分是脂多糖

C. 免疫原性强 D. 经甲醛处理后变成类毒素

E. 不耐热

4. 具有抗吞噬作用的细菌结构 ( )

A. 普通菌毛 B. 荚膜

C. 性菌毛 D. 芽胞

E. 鞭毛

5. 机体内正常菌群的感染称为 ( )

A. 外源性感染 B. 内源性感染

C. 隐性感染 D. 显性感染

E. 带菌状态

三、简答题

1. 简述细菌内毒素与外毒素的主要区别。

2. 简述医院感染的危险因素及控制措施。

(张文霞)

第五章　病原性球菌

导　学

　　球菌是一大类常见的细菌,广泛分布于自然界、人和动物的皮肤及与外界相通的腔道中,大部分是不致病的腐生寄生菌,少数致病菌称为病原性球菌,主要引起化脓性炎症,故又称为化脓性球菌。根据革兰染色性不同,可将球菌分为革兰阳性球菌和革兰阴性球菌两类。前者有葡萄球菌、链球菌、肺炎链球菌等;后者有脑膜炎奈瑟菌和淋病奈瑟菌等。本章主要介绍病原性球菌的生物学特性、致病性、诊断及防治原则。学习时要重点掌握致病物质及所致疾病,熟悉与致病、诊断有关的生物学性状和微生物学检查。

第一节　葡萄球菌属

知　识　链　接

22 人吃米粉腹泻呕吐,"金黄色葡萄球菌"为疑凶

　　2010 年 9 月 21 日,广西某市 22 名市民吃米粉后上吐下泻,经及时救治,所有患者得到康复。当地疾病预防控制中心在多份患者呕吐物、米粉及配菜的样品中发现有致病的"金黄色葡萄球菌"。该菌是葡萄球菌家族中重要一员,可引起许多严重感染,包括引发食物中毒,有"嗜肉菌"的别称。葡萄球菌属至少包括 20 个种,大部分是不致病的,唯有金黄色葡萄球菌喜欢兴风作浪,80% 以上的化脓性疾病由其引起,常把它称为致病性葡萄球菌。致病性葡萄球菌在正常人鼻咽部带菌率为 20%~50%,医务人员可高达 70% 以上,是医院感染的重要来源。

一、生物学性状

1. 形态与染色 菌体呈球形,平均直径约 1 μm,典型的葡萄球菌排列呈葡萄串状,在脓汁或液体培养基中常成双或短链状排列。无鞭毛,无芽胞,幼龄菌可见荚膜。革兰染色阳性,当衰老、死亡或被中性粒细胞吞噬后可染为革兰阴性(图 5-1)。

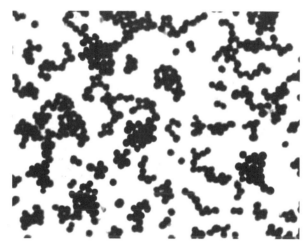

图 5-1 葡萄球菌

2. 培养特性与生化反应 营养要求不高,在普通培养基上生长良好,需氧或兼性厌氧。耐盐性强,能在含 10%~15%NaCl 培养基中生长。液体培养基中呈均匀混浊生长。普通琼脂平板上可形成圆形、凸起、边缘整齐,表面光滑、湿润、有光泽,不透明的菌落。不同的菌株产生不同颜色的脂溶性色素,有助于鉴别细菌。血琼脂平板上,多数致病菌株能形成透明的溶血环。

多数菌株能分解葡萄糖、麦芽糖及蔗糖,产酸不产气。致病性葡萄球菌能在无氧条件下分解甘露醇产酸,而非致病菌不能。

3. 抗原构造与分类

(1) 抗原构造

1) 葡萄球菌 A 蛋白(staphylococcal protein A,SPA):是细菌细胞壁上的一种表面蛋白,为金黄色葡萄球菌的一种表面抗原,90% 以上金黄色葡萄球菌菌株有此抗原。SPA 具有抗吞噬作用,可与吞噬细胞争夺抗体的 Fc 段,降低抗体的调理作用;SPA 可与 IgG 的 Fc 段非特异性结合,当 IgG 的 Fab 段与相应抗原特异性结合后,促使菌体发生凝集。利用此特性,将含 SPA 的葡萄球菌作为载体,结合特异性 IgG,可快速检测可溶性抗原,称为协同凝集试验。该试验已广泛用于多种微生物抗原的检测。

2) 多糖抗原:存在于细胞壁的磷壁酸中,与肽聚糖相连,是金黄色葡萄球菌的一种重要抗原,具有型特异性。

(2) 分类:根据生化反应和色素的不同,可将葡萄球菌分为三类:金黄色葡萄球菌、表皮葡萄球菌和腐生葡萄球菌。三种葡萄球菌的主要性状见表 5-1。

表 5-1　三种葡萄球菌的主要性状

性　状	金黄色葡萄球菌	表皮葡萄球菌	腐生葡萄球菌
菌落色素	金黄色	白色	白色或柠檬色
分解甘露醇	＋	－	－
血浆凝固酶	＋	－	－
A 蛋白(SPA)	＋	－	－
溶血素	＋	－	－
耐热核酸酶	＋	－	－
致病性	强	弱或无	无

4. 抵抗力　葡萄球菌抵抗力是无芽胞细菌中最强者。在干燥的脓液、痰液中存活 2～3 个月;加热 60 ℃1 小时或 80 ℃30 分钟才被杀死;在 5％苯酚、0.1％升汞中 10～15 分钟死 亡;对青霉素、红霉素和庆大霉素敏感。但近年来耐药菌株逐年增多,对青霉素 G 耐药菌株 已达 90％以上。

二、致病性与免疫性

1. 致病物质　金黄色葡萄球菌可产生多种侵袭性酶及毒素,致病性强;表皮葡萄球菌产 生酶及毒素较少,致病力弱,为条件致病菌。

(1)血浆凝固酶:是一种能使含有抗凝剂的人或兔血浆发生凝固的酶。绝大多数致病菌 株能产生,常作为鉴别葡萄球菌有无致病性的重要指标。

血浆凝固酶有两种:一种是分泌至菌体外的能使纤维蛋白原转变成纤维蛋白,沉积 在病灶周围的游离凝固酶;另一种是结合于菌体表面的,能使血浆纤维蛋白沉积于菌体 表面的结合凝固酶。血浆凝固酶与金黄色葡萄球菌的致病力有密切关系,能阻止吞噬 细胞对细菌的吞噬、杀灭,保护细菌免受体液中杀菌物质的破坏,使感染局限化且脓液 黏稠。

近年来,由于抗生素的广泛应用及介入性诊疗技术应用的增多,凝固酶阴性的葡萄球菌 的感染率日益升高,尤其是在医院内人群的带菌率高和耐药株比例高,并且多重耐药率呈逐 年上升的趋势,是引起医院感染的主要病原体之一。

(2)葡萄球菌溶血素:致病性葡萄球菌能产生 α、β、γ、δ、ε 等溶素,对人类有致病作用的 主要是 α 溶素。它是一种外毒素,除对多种哺乳动物红细胞有溶血作用外,还对白细胞、血小 板及其他组织细胞有破坏作用。α 溶素免疫原性强,可脱毒制成类毒素。

(3)杀白细胞素:大多数致病性葡萄球菌能产生。主要攻击中性粒细胞和吞噬细胞,在 抵抗吞噬细胞吞噬,增强细菌侵袭力方面有一定意义。此毒素不耐热,有免疫原性,其抗体 能阻止细菌的再感染。

(4)肠毒素:约 50％临床分离的金黄色葡萄球菌可产生肠毒素。该毒素为外毒素,已确 定有 9 个血清型,其中以 A、D 型引起的食物中毒多见。肠毒素耐热,煮沸 30 分钟仍保持部 分活性,能抵抗胃肠液中蛋白酶的水解作用。本菌污染食物后,在 20～22 ℃经 8～10 小时即 可产生大量的肠毒素,食入能引起急性胃肠炎,即食物中毒。

(5)表皮剥脱毒素:是由金黄色葡萄球菌质粒编码产生的一种蛋白质。它能分离皮肤表皮层细胞,使表皮与真皮脱离,引起剥脱性皮炎(又称烫伤样皮肤综合征)。该毒素免疫原性强,可制成类毒素。

(6)毒性休克综合征毒素-1:是金黄色葡萄球菌分泌的一种外毒素。此毒素可增加宿主对内毒素的敏感性,使毛细血管通透性增强,导致心血管功能紊乱而引起毒性休克综合征。

2. 所致疾病

(1)侵袭性疾病:主要引起化脓性炎症。葡萄球菌可通过各种途径侵入机体,导致皮肤或器官的感染,甚至引起败血症。

1)皮肤软组织感染:主要经伤口或毛囊汗腺侵入机体,引起化脓性炎症,如伤口化脓、毛囊炎、疖、痈、蜂窝织炎、脓肿及睑腺炎、甲沟炎等。其特点是病灶局限,且与周围界限清楚,脓液黄而黏稠。

2)内脏器官感染:金黄色葡萄球菌可经呼吸道引起气管炎、肺炎、胸膜炎及脓胸。此外,还可引起中耳炎、脑膜炎、心内膜炎及心包炎等。

3)全身感染:因外力挤压疖、痈,或过早切开未成熟的脓肿,细菌可经淋巴和血流向全身扩散而引起败血症,或转移到肝、肾、脾等器官引起多发性脓肿,即脓毒血症。多见于新生儿及免疫力低下者。

4)尿路感染:多由表皮葡萄球菌和腐生葡萄球菌引起。

(2)毒素性疾病:由葡萄球菌产生的有关外毒素引起。

1)食物中毒:是食入含有肠毒素的食物引起的急性胃肠炎。其特点为:①发病急(1～6小时);②以呕吐为首要症状,继而腹泻、上腹痛;③病程短(1～2天);④预后好(可自行恢复)。

2)烫伤样皮肤综合征:由表皮剥脱毒素引起。开始皮肤有红斑,1～2天表皮起皱,继而出现大疱,最后表皮大片状脱落。此病多见于幼儿及免疫力低下者。

3)中毒性休克综合征:由毒性休克综合征毒素-1引起。主要表现为高热、头痛、红斑皮疹伴脱屑、肾衰竭、低血压或休克,多见于女性,常于月经期发病,死亡率高。但近年发现与月经无关的病例明显增加。

3. 免疫性 葡萄球菌感染后,虽然机体可获得一定的免疫力,但不持久,难以防止再次感染。

第二节 链球菌属

链球菌属的细菌是一大类链状或成双排列的革兰阳性球菌,大多不致病。主要有链球菌、肺炎链球菌等。

一、链球菌

(一)生物学性状

1. 形态与染色 球形,直径0.6～1.0 μm,链状排列,长短不一。无芽胞及鞭毛,有菌毛样物质(M蛋白)。培养早期(2～4小时)可形成荚膜。革兰染色阳性,老龄菌或吞噬细胞内的菌体呈革兰阴性(图5-2)。

知 识 链 接

链球菌的兄弟们

说起链球菌,大家可能不会忘记2005年流行的猪链球菌病。科学家根据链球菌细胞壁免疫原性的不同,把它分为A、B、C、D、E、F等20个群,每个组还有许多不同的成员。猪链球菌就属于其中的C、D、E、L群。对人类致病的链球菌90%为A群链球菌,是致病力最强的一群,可引起各种化脓性炎症,人们最熟悉的化脓性扁桃腺炎就是由A群链球菌所引起,故A群链球菌又称化脓性链球菌。民间所说的"虫牙",其实不是由虫子蛀的,而是草绿色链球菌惹的事。医学上把"虫牙"称为龋齿。

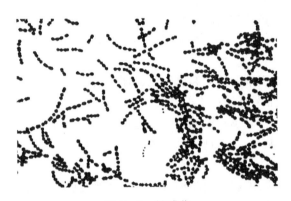

图 5-2 链球菌

2. 培养特性与生化反应 营养要求较高,需氧或兼性厌氧。在肉汤培养基中易形成沉淀。在血平板上形成圆形、隆起、光滑、湿润、边缘整齐、透明或半透明、灰白色的细小菌落,不同菌株有不同的溶血现象。

链球菌能分解葡萄糖,产酸不产气,不分解菊糖,不被胆汁溶解,故菊糖发酵和胆汁溶解试验常用于甲型溶血性链球菌与肺炎链球菌的鉴别。

3. 抗原构造与分类

(1) 抗原构造:较复杂,主要有三种。①多糖抗原:又称C抗原,存在于细胞壁,有群特异性,是链球菌群的分类依据。②蛋白质抗原:又称表面抗原,位于C抗原外层,有型特异性,分M、T、R、S四种。其中M蛋白抗原与致病性有关。③核蛋白抗原:又称P抗原,无特异性,各类链球菌均相同。

(2) 分类:

1) 按溶血现象分类:根据血平板上溶血现象不同,将链球菌分为三类:①甲型(α)溶血性链球菌:菌落周围有1～2 mm的草绿色溶血环,故亦称草绿色链球菌,属条件致病菌。②乙型(β)溶血性链球菌:菌落周围有2～4 mm的透明溶血环,此类菌亦称溶血性链球菌,致病力强,可引起人和动物多种疾病。③丙型(γ)链球菌:菌落周围无溶血环。常存在于乳类及粪便中,偶可致病。

2) 按抗原构造分类:①按C抗原的不同可将乙型溶血性链球菌分为A、B、C等20群,对人类致病的90%属A群;②按表面抗原不同可将链球菌分为若干型,如A群链球菌按M蛋白不同分 150 个型。

此外,根据对氧的需求不同,分需氧性、兼性厌氧性和厌氧性链球菌三类。对人致病的主要是前两类。厌氧性链球菌是口腔、消化道、泌尿生殖道的正常菌群,为条件致病菌。

4. 抵抗力　多数链球菌抵抗力不强,60 ℃30 分钟即被杀死,对一般消毒剂敏感。乙型溶血性链球菌对青霉素、红霉素、磺胺等敏感,青霉素是首选药物,极少有耐药株发生。

(二)致病性与免疫性

1. 致病物质　A 群链球菌有较强的侵袭力,可产生多种外毒素和侵袭性酶。

(1)侵袭力:与多种因素有关。

1)菌体表面结构:链球菌胞壁中的脂磷壁酸是该菌定居在机体皮肤和呼吸道黏膜等表面的主要侵袭因素;M 蛋白具有抗吞噬作用。

2)侵袭性酶类:①链激酶:又称链球菌溶纤维蛋白酶,能使血液中的纤维蛋白酶原转化成纤维蛋白酶,可溶解血块或阻止血液凝固,有利于细菌扩散。②链道酶:又称链球菌 DNA 酶,能降解脓液中高黏性 DNA,使脓液稀薄,有利于细菌扩散。③透明质酸酶:又称扩散因子,能分解细胞间质的透明质酸,使细菌易在组织中扩散。

(2)链球菌溶素:按对氧的稳定性可分为两种。①链球菌溶素 O(streptolysin O,SLO):是一种含-SH 基的蛋白质,对氧敏感,遇氧时-SH 基被氧化成-S-S-基,失去溶血活性,加入还原剂可使溶血作用恢复。SLO 对哺乳动物的血小板、巨噬细胞、神经细胞等有毒性作用,并可引起心肌细胞损伤。SLO 免疫原性强,85%～90% 的链球菌感染者,于感染后 2～3 周至病后数月到 1 年内可检出抗"O"抗体(antistreptolysin O,ASO),可协助诊断与链球菌感染有关的疾病。②链球菌溶素 S(streptolysin S,SLS):链球菌在血琼脂平板上菌落周围的 β 溶血环即 SLS 所致。SLS 是小分子糖肽,无免疫原性,对氧不敏感,对白细胞、血小板和多种组织细胞有破坏作用。

(3)致热外毒素:又称红疹毒素或猩红热毒素,是引起猩红热的主要毒性物质,对机体具有致热作用和细胞毒作用,引起发热和皮疹。致热外毒素为蛋白质,免疫原性强,刺激机体产生抗毒素,抗毒素可中和外毒素的毒性作用。

2. 所致疾病　人体链球菌类感染疾病 90% 由 A 群链球菌引起,可分为化脓性感染、中毒性疾病和超敏反应性疾病三类。

(1)化脓性感染:经皮肤伤口引起皮肤或皮下组织感染,如丹毒、脓疱、蜂窝织炎、痈等;经呼吸道感染,引起扁桃体炎、咽喉炎、鼻窦炎,并可扩散引起中耳炎、脑膜炎、淋巴管炎、淋巴结炎等;也可经产道感染,引起产褥热。A 群链球菌引起的局部化脓性炎症的特点是病灶周围界限不清,且脓汁稀薄。

(2)中毒性疾病:A 群链球菌可经飞沫传播,引起猩红热,主要表现为发热、咽炎、全身弥散性鲜红色皮疹,退疹后皮肤明显脱屑。

(3)超敏反应性疾病:某些 A 群链球菌引起咽炎、扁桃体炎后一定时间(2～3 周),患者可发生肾小球肾炎及风湿热。

其他链球菌在一定条件下也可致病,如甲型溶血性链球菌是口腔正常菌群,当拔牙或摘除扁桃体时可侵入血流引起亚急性细菌性心内膜炎;变异甲型链球菌与龋齿关系密切。

3. 免疫性　化脓性链球菌感染后,机体产生多种抗体,但只有抗 M 蛋白抗体和抗红疹毒素抗体对机体有保护作用。

二、肺炎链球菌

肺炎链球菌俗称肺炎双球菌,多数为正常菌群,仅少数引起大叶性肺炎等疾病。

（一）生物学性状

1. 形态与染色 革兰阳性双球菌,菌体呈矛头状,宽端相对,尖端相背。无鞭毛,无芽胞,有毒株在机体内形成荚膜,人工培养后荚膜逐渐消失(图5-3)。

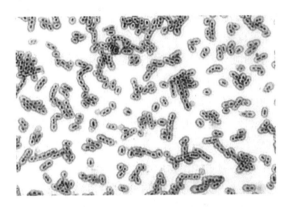

图5-3 肺炎链球菌

2. 培养特性 营养要求较高,需在含血液或血清的培养基上才能生长。在血平板形成圆形、隆起、光滑、湿润、边缘整齐、半透明、灰白色的细小菌落,菌落周围有草绿色溶血环,与甲型溶血性链球菌相似。细菌可产生自溶酶,若培养超过48小时,因菌体自溶使菌落中央下陷呈脐凹状。

肺炎链球菌分解菊糖产酸,自溶酶可被胆汁或胆盐激活,所以常用菊糖发酵和胆汁溶解试验区别甲型溶血性链球菌与肺炎链球菌。

3. 抗原构造与分型

（1）荚膜多糖抗原:根据免疫原性不同,肺炎链球菌可分为84个血清型,以1、2、3、4等表示之,其中1～3型致病性较强。

（2）C多糖:存在于肺炎链球菌细胞壁中,在钙离子存在时,可与血清中的C反应蛋白结合,在补体的参与下促进吞噬细胞吞噬作用。

4. 抵抗力 较弱,56℃20分钟可被杀死,对一般消毒剂敏感,有荚膜菌株抗干燥力较强。对青霉素、磺胺、红霉素和林可霉素等敏感。

（二）致病性与免疫性

1. 致病物质 本菌的致病物质主要是荚膜。荚膜有抗吞噬作用,失去荚膜,细菌就失去致病力。此外,肺炎链球菌溶素、神经氨酸酶、sIgA蛋白酶、脂磷壁酸等均可增强细菌的侵袭力,与细菌在鼻咽部和支气管黏膜上定居、繁殖与扩散有关。

2. 所致疾病 本菌为条件致病菌,正常寄生在鼻咽腔中不致病,当呼吸道病毒感染、营养不良及机体免疫力下降时,易感染致病。主要引起大叶性肺炎,病人出现寒战、38～41℃高热、胸痛、咳嗽、咯血痰或铁锈色痰等临床症状。可继发胸膜炎、脓胸、支气管肺炎、中耳炎、乳突炎、鼻窦炎、心内膜炎、脑膜炎及败血症等。

3. 免疫性 病后可获得牢固的型特异性免疫,主要是产生发挥调理作用的荚膜多糖抗体,增强吞噬细胞的吞噬功能。

第三节 奈瑟菌属

奈瑟菌属是一群革兰阴性双球菌,无鞭毛和芽胞,有菌毛。对人类致病的有脑膜炎奈瑟菌和淋病奈瑟菌。

一、脑膜炎奈瑟菌

脑膜炎奈瑟菌俗称脑膜炎球菌,是流行性脑脊髓膜炎(简称流脑)的病原菌。

"流脑"与"乙脑"有啥不一样

"流脑"是流行性脑脊髓膜炎的简称,由脑膜炎奈瑟菌引起。3、4月份春暖花开时节,是其发病的高峰期。通过呼吸道感染,易感者为15岁以下儿童。发病初期症状为低烧、咽痛、鼻咽黏膜充血等,经1～2天后,患者出现高热、头痛、皮肤黏膜淤点淤斑等败血症表现。当细菌突破血-脑屏障引起脑脊髓膜炎时,患者会出现剧烈头痛、颈项强直、喷射状呕吐,甚至出现昏迷。

"乙脑"是流行性乙型脑炎的简称,由乙脑病毒引起。病毒经蚊虫叮咬传播,80%～90%的病例集中在7、8、9三个月,主要感染10岁以下儿童。病毒随蚊子叮咬进入人体后,可引起发热、寒战、全身不适。对于免疫力不强的病人,还可突破血-脑屏障侵犯中枢神经系统,出现头痛、呕吐、惊厥、谵语等症状,进一步发展会导致昏迷、中枢性呼吸衰竭或脑疝,病死率高。

(一)生物学性状

1. 形态与染色 革兰染色阴性,常成双排列,菌体呈肾形,凹面相对,直径0.6～0.8μm。人工培养后呈卵圆形或球形,排列不规则。在患者脑脊液中,多位于中性粒细胞内,形态典型(图5-4)。新分离菌株大多有荚膜。

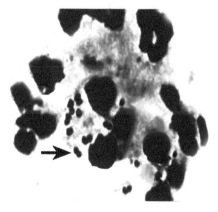

图5-4 脑膜炎奈瑟菌

2. 培养特性及生化反应　营养要求高,在含血液或血清的培养基中才能生长,常用巧克力培养基培养。最适生长温度 35～37 ℃,专性需氧,初次分离需 5%～10%CO₂。在肉汤中呈混浊生长;在巧克力平板上形成圆形、隆起、光滑、湿润、边缘整齐、无色透明似露滴状的细小菌落,无溶血现象;因产生自溶酶,超过 48 小时即死亡;分解葡萄糖和麦芽糖,产酸不产气。

3. 抗原构造与分类　本菌主要有三种抗原:荚膜多糖群特异性抗原、外膜蛋白型特异性抗原、脂寡糖抗原。按荚膜多糖抗原性的不同,可将该菌分为 A、B、C 等 13 个血清群,对人致病的多属 A、B、C 群,我国以 A 群为主,近年来亦发现由 B 群和 C 群所致的散发性病例。

4. 抵抗力　对理化因素的抵抗力很弱,对冷、热、干燥及常用消毒剂敏感。室温 3 小时或加热 55 ℃5 分钟即死亡,1%苯酚、75%乙醇或 1%苯扎溴铵可迅速将其杀死。对磺胺、青霉素、链霉素等敏感。

（二）致病性与免疫性

1. 致病物质　脂寡糖、菌毛和荚膜,以脂寡糖为主。

（1）脂寡糖(Lipo oligosaccharide,LOS):是脑膜炎奈瑟菌最重要的致病物。作用于小血管和毛细血管,引起血管内皮细胞损伤及出血,皮肤出现出血性皮疹或淤斑。严重败血症时,因大量 LOS 释放,可导致中毒性休克及 DIC。

（2）菌毛:鼻咽部黏膜上皮细胞表面具有大量的脑膜炎奈瑟菌菌毛特异性受体。菌毛与特异性受体结合后可介导菌体黏附于呼吸道上皮细胞表面,有利于细菌的黏附和侵入,并损伤黏膜上皮细胞。

（3）荚膜:具有抗吞噬和保护菌体免受体液中杀菌物质的损伤作用,有利于细菌在体内存活和繁殖。

2. 所致疾病　引起流行性脑脊髓膜炎(简称流脑)。本菌可寄生于正常人的鼻咽腔,流行期间人群中带菌率高达 70%。传染源为病人及带菌者,通过飞沫经呼吸道侵入,冬春季流行,易感者多为 15 岁以下儿童,6 个月至 2 岁的婴幼儿发病率最高。发病轻重与机体免疫力强弱有关,机体免疫力强者,多无症状或只表现上呼吸道炎症;机体免疫力低下者,细菌大量繁殖后入血引起菌血症或败血症,病人突然出现寒战、高热、恶心、呕吐、皮肤黏膜出血点或淤斑。少数病人可因细菌突破血脑屏障引起脑脊髓膜化脓性炎症,出现剧烈头痛、喷射性呕吐、颈项强直等脑膜刺激症状。严重者可出现中毒性休克,预后不良。

3. 免疫性　机体对脑膜炎奈瑟菌的免疫性以牢固的体液免疫为主。体内特异性抗荚膜多糖抗体及抗外膜蛋白抗体是主要的保护性抗体。分泌型 IgA 可阻止脑膜炎奈瑟菌对呼吸道黏膜上皮细胞的侵袭,血中抗体在补体参与下能杀伤脑膜炎奈瑟菌。成人因隐性感染获得免疫力,所以感染后大多数成为带菌状态。婴儿通过胎盘自母体获得被动免疫力,所以 6 个月以内的婴儿发病率很低,6 个月以后,因来自母体的抗体水平逐渐下降,对疾病的易感性逐渐增强。

二、淋病奈瑟菌

淋病奈瑟菌俗称淋球菌,是人类淋病的病原菌。淋病是发病率最高的性传播疾病,占性病总数的 66.1%～93.3%。

（一）生物学性状

1. 形态与染色　革兰阴性双球菌,形态与脑膜炎球菌相似。淋病急性期本菌常位于中性粒细胞内;慢性期则多位于细胞外。新分离菌株有荚膜。

2. 培养特性与生化反应　营养要求高,常用巧克力培养基培养。最适生长温度为 $35\sim36℃$,专性需氧,初次分离需 $5\%\sim10\%CO_2$。在肉汤培养基呈混浊生长;在巧克力平板上形成圆形、隆起、光滑、湿润、边缘整齐、半透明、灰白色的细小菌落。只分解葡萄糖,产酸不产气;不分解麦芽糖等糖类。

3. 抗原构造与分型　淋病奈瑟菌的表面抗原至少可分为三类:

(1) 菌毛蛋白抗原:存在于有毒菌株,为直径约 6 nm 的蛋白质丝状结构,不同菌株菌毛蛋白抗原性有差异。

(2) 脂寡糖(LOS)抗原:由脂质 A 和核心寡糖组成,与 LPS 类似,具有内毒素活性。

(3) 外膜蛋白抗原:包括 PⅠ、PⅡ和 PⅢ 三种。PⅠ 为主要外膜蛋白,根据 PⅠ 抗原性差异,可以将淋病奈瑟菌分为 18 个血清型。

4. 抵抗力　弱。对热、寒冷、干燥及常用消毒剂极敏感,在干燥环境中仅存活 1~2 小时,室温 3 小时、$55℃$ 5 分钟即可死亡。但在患者分泌物污染的衣裤、被褥及厕所中能存活 24 小时。对青霉素、磺胺和链霉素等均敏感,但耐药菌株愈来愈多。对环丙沙星、氧氟沙星、阿奇霉素等亦敏感。

(二) 致病性与免疫性

1. 致病物质　主要有菌毛、荚膜、外膜蛋白、IgA_1 蛋白酶和脂寡糖等。

(1) 菌毛及荚膜:菌毛可使菌体吸附于泌尿、生殖道上皮细胞上繁殖,不易被冲走;荚膜可抵抗吞噬细胞的吞噬与消化,即使被吞噬,仍能在吞噬细胞体内存活。

(2) 外膜蛋白:PⅠ 可直接破坏中性粒细胞;PⅡ 参与菌体之间或与宿主细胞间的黏附;PⅢ 可以阻抑抗菌抗体的活性。

(3) IgA_1 蛋白酶:可分解破坏黏膜表面的 IgA_1 抗体,增强细菌的侵袭力。

(4) 脂寡糖:为致病性淋病奈瑟菌表面的毒力因子,可辅助黏附与侵入宿主细胞。

2. 所致疾病　引起淋病。人是淋病奈瑟菌的唯一宿主,传染源为病人和带菌者,主要经性接触传染,也可经病人分泌物污染的衣物、毛巾、浴盆等传染,引起男、女泌尿生殖道化脓性感染。感染初期表现为男性前尿道炎、女性尿道炎与宫颈炎,患者出现尿频、尿急、尿痛,尿道、宫颈有脓性分泌物。如未经治疗可扩散到生殖系统,引起慢性感染,可导致不育。新生儿可通过产道感染,引起淋病性眼结膜炎。

3. 免疫性　人类对淋病奈瑟菌无自然免疫力,均易感。病后免疫力不强,不能防止再感染。

知　识　链　接

出生才一个星期,宝宝眼睛竟染上"脓漏眼"

某地一对夫妇生下的宝宝出生不到一周,眼睛又红又肿而且老长"眼屎",吃了清热的东西也没好转,到眼科门诊查出是典型淋球菌性结膜炎症状,差点拖致宝宝眼角膜溃疡、穿孔。后来当妈妈的透露实情:丈夫曾有不洁性生活史。诊断明确后,经过及时、正确的治疗才保住了宝宝的眼睛。

新生儿淋球菌性结膜炎,俗称"脓漏眼",多是在母亲分娩时感染的。有些母亲怀孕时患有淋病,有的虽经过治疗,表面症状似乎消除,但其实并未完全"断根"。只要没治愈,女性的阴道中就会存在淋球菌,在分娩的过程中,当胎儿经阴道娩出时,阴道分泌物中的淋球菌会直接侵袭到孩子的眼睛。故不论产妇有无淋病,婴儿出生后立即用氯霉素链霉素合剂等滴眼,以预防新生儿淋球菌性结膜炎。

第四节　病原性球菌的实验室检查及防治原则

一、实验室检查

1. 标本采集及注意事项　病原性球菌感染的微生物学检查,应根据感染部位的不同,采取不同的标本。采集标本前应了解检查目的,准备好标本盛放容器,贴好标签等。通常在抗生素使用之前采取标本。

(1) 血液:血液只供培养检查。通常用肉汤培养基 50 ml,静脉采血 3~5 ml,床边接种注入培养基瓶中,立即送检。

(2) 脓汁:已经破溃或暴露于体表的开放性病灶,应先清洗消毒病灶周围,拭去表面的分泌物,再分别用 2 支无菌棉签,采取较深部的脓液或分泌物,立即装入无菌试管内送检,以供涂片、培养等多种检查。采集标本必须在每次换药或用药之前。深部或其他闭锁性脓肿,应以无菌方法穿刺抽取脓液。

对疑为淋病的泌尿生殖道脓性分泌物标本,应防止干燥和低温等因素影响,采集后置于含有液体培养基的试管内立即送检。

(3) 咽拭子:常用于检查脑膜炎奈瑟菌的带菌者及链球菌引起的呼吸道炎症。早晨起床后,患者先以清水漱口,以无菌棉拭子,在咽后壁、扁桃体、腭垂的后侧反复涂抹数次,如肉眼发现咽部有明显炎症,应多涂擦。棉拭子不应接触口腔及舌黏膜。取后应置于无菌试管内送检。

(4) 痰液:疑为大叶性肺炎患者,取铁锈色痰送检。

(5) 脑脊液:正常脑脊液是无菌的。脑膜炎奈瑟菌、肺炎链球菌、B 群链球菌等多种病原性球菌,均可引起化脓性脑膜炎。脑脊液的细菌学检查,是确诊各种脑膜炎的最可靠方法。脑脊液的采集由临床医师以无菌操作穿刺抽取脑脊液 3~5 ml,置于无菌试管中送检。由于脑膜炎奈瑟菌抵抗力极弱,且易自溶(肺炎链球菌也易死亡)。因此,不论是作涂片或培养用,均需立即送检。如做细菌培养检查,还应注意保温(最好床边接种),切不可放置冰箱或低温保存。

(6) 淤斑内容物:疑为脑膜炎奈瑟菌引起的皮肤出血淤斑,可先以碘酊、乙醇作局部消毒,用无菌针头挑破出血淤斑,挤出少量血性组织液,制成淤斑压片涂片送检,阳性率 80% 左右。

2. 形态学检查　将标本直接涂片,经革兰染色镜检,并结合病史和临床症状,可做出初步诊断。

3. 分离培养与鉴定　分离培养与鉴定是病原性球菌病原学诊断的可靠方法。将不同的标本接种于不同的培养基上(葡萄球菌、链球菌和肺炎球菌可用血平板,奈瑟菌属用巧克力平板),待有菌生长后,取可疑菌落作纯培养,进行生化反应及血清学鉴定。如临床上表现出典型的细菌感染,而标本常规培养结果多次呈阴性者,应考虑可能为 L 型细菌或厌氧菌的感染,改换适宜的培养基培养。

4. 血浆凝固酶试验　目前虽然不断发现凝固酶阴性葡萄球菌也能致病,但一般仍以凝固酶阳性作为致病葡萄球菌的主要诊断依据。凝固酶试验多采用玻片法,简便快速,2 分钟内即可判断结果。

5. 免疫学检查

(1) 抗链球菌溶素 O 试验(ASO):效价超过 1∶400 者,可辅助诊断链球菌感染引起的活动性风湿病等。

(2) 协同凝集试验:用已知抗体(IgG)与带有 SPA 的葡萄球菌结合,检测标本中相应的抗原,可用于流脑和淋病的诊断。

6. 肠毒素试验　用于葡萄球菌食物中毒的诊断。常用方法有动物实验、ELISA、间接血凝、琼脂扩散等。

二、防治原则

1. 一般防治　注意个人卫生和公共卫生。对于皮肤创伤要及时消毒处理,一般化脓性炎症要及时治疗。医护人员要严格执行无菌操作规程,做好手术室空气、外科器械、敷料等的消毒,防止医源性交叉感染。

加强食品卫生监督,注意饮食卫生,防止葡萄球菌引起的食物中毒。对链球菌引起的急性咽炎、扁桃体炎(尤其儿童),要早期彻底治疗,以防止超敏反应性疾病的发生。流脑流行期间,短期应用磺胺药口服或滴鼻,可预防流脑。淋病的防治应普及预防知识,加强治安管理,取缔卖淫嫖娼;对淋病疫情做好监测工作,及早发现,及时隔离,正规治疗,定期复查随访,确保治愈,消灭传染源。为了预防新生儿淋病性眼结膜炎的发生,不论产妇有无淋病,出生后立即以氯霉素链霉素合剂等滴眼,预防新生儿淋球菌性结膜炎。治疗应根据药物敏感试验选用敏感药物进行。

2. 特异性预防

(1) 流脑荚膜多糖菌苗:预防儿童流脑保护率达 95%。

(2) 葡萄球菌自身菌苗:用于治疗反复发作的疖病患者有一定疗效。

一、名词解释

1. SPA　2. 血浆凝固酶　3. 链激酶　4. 链道酶　5. 透明质酸酶

二、选择题(A 型题)

1. 在无芽胞细菌中,抵抗力最强的是　　　　　　　　　　　　　　　　　　( )

A. 白喉杆菌　　B. 肺炎链球菌　　C. 金黄色葡萄球菌　　D. 百日咳杆菌　　E. 结核杆菌

2. 引起食物中毒的病原菌是　　　　　　　　　　　　　　　　　　　　　　( )

A. 链球菌　　　B. 肺炎链球菌　　C. 脑膜炎奈瑟菌　　D. 淋病奈瑟菌　　E. 金黄色葡萄球菌

3. 与葡萄球菌致病无关的是 （　）

A. 毛囊炎　　　　B. 风湿热　　　　C. 脓毒症　　　　D. 肺炎　　　　E. 甲沟炎

4. 与链球菌致病无关的物质是 （　）

A. 血浆凝固酶　　B. 透明质酸酶　　C. 链激酶　　　　D. 链道酶　　　　E. 红疹毒素

5. 临床常用协同凝集试验检测抗原的细菌是 （　）

A. 链球菌　　　　B. 肺炎链球菌　　C. 脑膜炎奈瑟菌　　D. 淋病奈瑟菌　　E. 金黄色葡萄球菌

6. 用氯霉素链霉素合剂给新生儿滴眼,是预防哪种细菌感染 （　）

A. 链球菌　　　　B. 肺炎链球菌　　C. 脑膜炎奈瑟菌　　D. 淋病奈瑟菌　　E. 金黄色葡萄球菌

7. 能特异性预防的病原性球菌是 （　）

A. 链球菌　　　　B. 肺炎链球菌　　C. 脑膜炎奈瑟菌　　D. 淋病奈瑟菌　　E. 金黄色葡萄球菌

8. 大叶性肺炎是一种 （　）

A. 淋病奈瑟菌引起的感染　　　　　　　　　　B. 脑膜炎奈瑟菌引起的感染

C. 金黄色葡萄球菌引起的感染　　　　　　　　D. 条件致病菌引起的感染

E. 乙型溶血性链球菌引起的感染

9. 亚急性心内膜炎是一种 （　）

A. 淋病奈瑟菌引起的感染　　　　　　　　　　B. 脑膜炎奈瑟菌引起的感染

C. 金黄色葡萄球菌引起的感染　　　　　　　　D. 条件致病菌引起的感染

E. 乙型溶血性链球菌引起的感染

10. 抗"O"试验用于诊断下列哪种细菌引起的疾病 （　）

A. 链球菌　　　　　　　　　　　　　　　　　B. 肺炎链球菌

C. 脑膜炎奈瑟菌　　　　　　　　　　　　　　D. 淋病奈瑟菌

E. 金黄色葡萄球菌

三、简答题

1. 葡萄球菌、链球菌在引起局部化脓性感染时有何特点? 为什么?

2. 简述病原性球菌的主要致病物质及所致疾病。

3. 简述抗"O"试验的原理及意义。

（雷　红）

第六章 肠道感染细菌

导　学

　　肠道感染细菌是指以消化道为入侵门户,在肠黏膜上皮细胞内增殖产生毒素,引起肠道病变或肠外组织器官病变的一组细菌。主要包括肠道杆菌和弧菌。肠道杆菌是一大群形态和生物学性状相似的革兰阴性杆菌,种类繁多,广泛分布于水、土壤和腐物中,大多数为肠道正常菌群,少数为致病菌,引起肠道感染,如痢疾志贺菌、伤寒沙门菌等。弧菌属是一群菌体短小、弯曲呈弧状的革兰阴性菌,分布广泛,以淡水及海水中最多,与人类感染有关的主要为霍乱弧菌和副溶血性弧菌。本章主要介绍埃希菌属、志贺菌属、沙门菌属及弧菌属相关内容,学习时重点掌握主要生物学性状、致病性与实验室检查。

第一节　埃希菌属

　　埃希菌属有 6 个种,临床最常见的是大肠埃希菌(俗称大肠杆菌)。一般婴儿出生几小时后该菌就进入肠道,并伴随终生。大肠埃希菌是肠道中重要的正常菌群,能合成分泌维生素等营养物供人体吸收利用,但也可作为条件致病菌引起肠道外感染。某些血清型具有致病性,能引起肠道感染。此外,大肠埃希菌在环境卫生和食品卫生学中常作为样品被粪便污染的检测指标。

一、生物学性状

　　1. 形态与染色　革兰阴性杆菌,直短杆状,多数菌株有周鞭毛,能运动。部分菌株有菌毛,无芽胞,某些菌株有微荚膜(图 6-1)。

　　2. 培养特性与生化反应　营养要求不高,兼性厌氧。普通琼脂平板 37 ℃ 培养 24 小时,可形成中等大小、圆形、凸起、灰白色的光滑型菌落。在肠道选择性培养基如麦康凯或中国蓝平板上形成有色菌落。在液体培养基中呈现均匀混浊生长。生化反应活跃,能分解乳糖产酸产气,以此与不分解乳糖的志贺菌、沙门菌等鉴别。IMViC(靛基质、甲基红、VP、枸橼酸盐)试验结果为＋、＋、－、－。不产生硫化氢。不分解尿素。

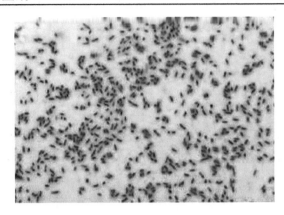

图 6-1　大肠埃希菌

3. 抗原构造　大肠埃希菌的抗原主要有菌体(O)抗原、鞭毛(H)抗原和包膜(K)抗原三种,是血清学分型的基础。目前 O 抗原有 170 多种,H 抗原近 60 种,K 抗原超过 100 种。大肠埃希菌血清型的表示方式是按照 O∶K∶H 排列,如 $O_2∶K_5∶H_9$、$O_{157}∶H_7$ 等。

4. 抵抗力　在自然界如水中存活时间较长。对热的抵抗力不强,湿热 60℃ 经 30 分钟即被杀死,对胆盐、煌绿敏感。对一般消毒剂如漂白粉、甲醛等敏感。磺胺类、氯霉素、庆大霉素等对其有效,但易产生耐药性。

二、致病性

1. 致病物质

(1) 侵袭力:包括菌毛的黏附定植、K 抗原的抗吞噬等作用。

(2) 肠毒素:为外毒素。有耐热肠毒素(heat stable enterotoxin,ST)和不耐热肠毒素(heat labile enterotoxin,LT)两种。①耐热肠毒素(ST):一般是低分子多肽,对热稳定。通过激活肠黏膜的鸟苷酸环化酶,使细胞内 cGMP 增多而导致腹泻。②不耐热肠毒素(LT):为蛋白质,对热不稳定。由一个 A 亚单位和五个 B 亚单位组成。A 亚单位是毒素活性部位,可以激活腺苷酸环化酶,使 ATP 转化为 cAMP 而导致小肠黏膜分泌功能亢进,出现腹泻。

(3) 内毒素:引起宿主发热、休克、弥散性血管内凝血(DIC)等反应。

此外,大肠埃希菌还可产生志贺毒素、溶血素 A 等外毒素。

2. 所致疾病

(1) 肠道外感染:主要是条件致病。大肠埃希菌在肠道内一般不致病,但移位侵入肠外组织或器官则可引起肠外感染。以泌尿系统感染最常见,多见于女性,如尿道炎、膀胱炎、肾盂肾炎等。也可引起化脓性炎症如胆囊炎、腹膜炎、阑尾炎、新生儿脑膜炎和术后创口感染等。

(2) 肠道内感染:主要为致病血清型引起。大肠埃希菌某些血清型可引起人类腹泻。根据其致病机制可分为五种类型(表 6-1):①肠产毒型大肠埃希菌(enterotoxigenic E. coli,ETEC):致病物质主要有 LT 和 ST,导致旅游者和婴幼儿腹泻,临床症状可从轻度腹泻至严重的霍乱样腹泻。②肠致病型大肠埃希菌(enteropathgenic E. coli,EPEC):不产生毒素,主要因为菌毛黏附作用,细菌黏附于肠黏膜,导致肠黏膜细胞受损,引起婴儿严重腹泻、水样便。重者可致死。③肠侵袭型大肠埃希菌(enteroinvasive E. coli,EIEC):不产生肠毒素,细菌直接侵袭结肠黏膜上皮细胞,导致肠黏膜局部炎症和溃疡。感染对象主要是较大的儿童和成人。表现为腹泻、脓血黏液便、里急后重等。容易误诊为细菌性痢疾。④肠出血型大肠埃希菌(enterohemorrhagic E. coli, EHEC)：能产生志贺样毒素，主要导致出血性结肠炎和溶血性尿毒综合征。主要由 O_{157}：H_7 血清型引起。5 岁以下儿童易感染。临床表现可为轻度水泻，重者可出现血便并伴有剧烈的腹痛。⑤肠集聚型大肠埃希菌(enteroaggregative E. coli, EAEC)：不侵袭细胞，细菌自动聚集黏附于肠黏膜细胞表面并形成砖样排列，产生毒性物质阻止肠腔内液体吸收，引起婴儿和旅游者持续性水样腹泻。

表 6-1　引起人类腹泻的五种致病型大肠埃希菌

菌　株	作用部位	致病机制	疾病与症状
ETEC	小肠	LT 和 ST 导致肠黏膜细胞大量分泌肠液	婴儿和旅游者腹泻，水样便、腹痛、恶心、呕吐、低热
EPEC	小肠	黏附肠黏膜后破坏上皮细胞	婴幼儿腹泻，水样便、恶心、呕吐、发热
EIEC	大肠	破坏结肠黏膜上皮细胞	儿童和成人腹泻，脓血便或黏液血便
EHEC	大肠	产生志贺样毒素	5 岁以下儿童易感染，出血性结肠炎
EAEC	小肠	菌毛黏附集聚于上皮细胞表面，阻止肠腔内液体吸收	所有人群均能出现持续性水样便、低热、呕吐、脱水

3. 卫生细菌学意义　大肠埃希菌不断随人和动物的粪便排出体外，污染周围环境、水源、饮料、食品等。样品中出现大肠埃希菌则表明该样品已经被粪便污染，大肠埃希菌数量越多，表示粪便污染的程度越严重，并间接表明有肠道致病菌污染的可能。所以卫生学上常以"大肠菌群数"及"细菌总数"作为饮水、食品等被粪便污染的指标。我国卫生细菌学标准规定：大肠菌群数每升饮水中不得超过 3 个；细菌总数每毫升不得超过 100 个。

第二节　志贺菌属

知　识　链　接

案例　某男性，36 岁，干部，因发热、腹痛、脓血便 3 天就诊。

患者因出差有不洁饮食史，于 3 天前回家后突然发热，体温 38.2 ℃，畏冷，伴有下腹部阵发性疼痛和腹泻，大便每天 10 余次至数十次，为少量脓血便，以脓为主，无特殊恶臭味，伴里急后重，无恶心和呕吐，自服盐酸小檗碱和退热药无好转。查体：体温 38.5 ℃，脉搏 96 次/分，呼吸 20 次/分，血压 120/80 mmHg。急性热病容，左下腹有压痛。实验室检查：血红蛋白 124 g/L，白细胞计数 $16.4×10^9$/L，中性粒细胞 88%，淋巴细胞 12%，血小板 $200×10^9$/L；粪便常规：黏液脓性便，白细胞：多数/HP，红细胞：3～5/HP；尿常规(—)。

讨论：

1. 说出你的初步诊断和诊断依据。若需确诊，还要进一步检查什么？

2. 患者经何途径感染？解释患者出现发热、腹泻、腹痛、脓血便、里急后重的可能原因。

志贺菌属是引起人类细菌性痢疾的病原菌，又称痢疾杆菌。

一、生物学性状

1. 形态与染色　革兰阴性短小杆菌，特殊结构仅有菌毛(图6-2)。

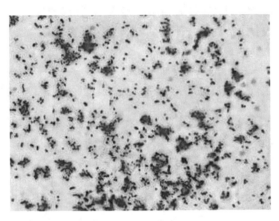

图6-2　志贺菌

2. 培养特性与生化反应　营养要求不高。液体培养基中呈现为均匀混浊生长，在肠道选择培养基上形成无色透明或无色半透明、中等大小的光滑型菌落。分解葡萄糖产酸不产气，除宋内志贺菌个别菌株迟缓发酵乳糖外，其余均不分解乳糖。

3. 抗原构造与分类　志贺菌属细菌有O、K两种抗原，O抗原可分为群特异性抗原和型特异性抗原，是分类的依据。依据群特异性抗原的不同可将志贺菌分为A、B、C、D四个群，根据型特异性抗原可将其分为40多个血清型（表6-2）。我国以B群福氏志贺菌感染最为常见，其次为D群和A群。

表6-2　志贺菌属的抗原分类

菌 种	群	型	亚 型
痢疾志贺菌	A	1~15	8a、8b、8c
福氏志贺菌	B	1~6、x、y变异型	1a、1b、2a、2b、3a、3b、3c、4a、4b、4c、5a、5b
鲍氏志贺菌	C	1~19	
宋内志贺菌	D	1	

4. 抵抗力　志贺菌属细菌抵抗力较弱，加热60℃10分钟即被杀死，在1‰苯酚中15分钟即可杀灭。在粪便中受其他细菌分解产生的酸性产物影响，可在几小时内死亡(临床粪便标本应迅速送检)，但在污染物品及瓜果、蔬菜上，志贺菌可存活10~20天。在适宜的温度下，可在水及食品中繁殖，引起水源或食物型的暴发流行。志贺菌对多种抗生素敏感，但易形成耐药性。

二、致病性

1. 致病物质

(1) 侵袭力：志贺菌借菌毛黏附于肠黏膜上皮细胞，从而侵入细胞内生长繁殖并扩散至相邻细胞,造成上皮细胞死亡,引起局部炎症反应。

(2) 内毒素:所有志贺菌都能产生强烈的内毒素。内毒素作用于肠黏膜,使其通透性增加,促进内毒素进一步吸收,引起发热、神志障碍,甚至中毒性休克等。肠黏膜局部毛细血管扩张,炎性细胞浸润,导致肠黏膜坏死溃疡,表现出典型的黏液脓血便。另外,内毒素还可作用于肠壁自主神经引起肠道平滑肌痉挛,以直肠括约肌最明显,可出现腹痛、腹泻、里急后重等症状。

(3) 外毒素:A 群志贺菌 1 型和 2 型能够产生外毒素,称为志贺毒素。该种毒素具有肠毒素、细胞毒素、神经毒素的生物活性,能够引起水样腹泻、细胞坏死和神经麻痹。

2. 所致疾病　引起细菌性痢疾,简称菌痢。传染源主要是病人和带菌者。人类普遍易感,10~150 个志贺菌即可引起典型的细菌性痢疾。传播途径主要经粪-口途径。细菌性痢疾临床一般分为三种类型:

(1) 急性细菌性痢疾:潜伏期 1~3 天,起病急骤,常有发热、腹痛、腹泻、黏液脓血便和里急后重等典型的症状。若及时治疗,愈后良好。急性期患者排菌量大,传染性强。

(2) 慢性细菌性痢疾:常因治疗不彻底引起,病程迁延 2 个月以上,常反复发作。以腹部不适、腹泻、黏液便为主要表现。

(3) 中毒性菌痢:以儿童多见,各型志贺菌都能引起。常无明显的肠道症状,临床表现主要有高热、惊厥、昏迷、休克、中毒性脑病等。可迅速发生 DIC、多器官功能衰竭等症状,死亡率高。

病后可获得一定程度的免疫力,维持时间较短,主要以 SIgA 为主。

第三节　沙门菌属

知 识 链 接

案例　2007 年 5 月 28 日,广东省某镇一个村子举行庙会,买回一头猪煮熟后分给每家每户,有村民当晚吃了后感到头痛、恶心、食欲不振,以后出现呕吐、腹泻、腹痛、发热,共有 56 人出现类似症状。当地村民谣传说是"神灵惩罚村民"。

讨论:

1. 你的初步诊断是什么?还需进一步做什么检查?

2. 如何破除村民们的谣传,开展卫生宣传教育?

沙门菌属是一群寄生于人和动物肠道中,形态、生化反应和抗原构造相似的革兰阴性杆菌。该属细菌种类繁多,目前已被确定的有 2 500 多个血清型。少数对人致病,如伤寒沙门菌、甲型副伤寒沙门菌、肖氏沙门菌(原称乙型副伤寒沙门菌)、希氏沙门菌(原称丙型副伤寒沙门菌)。有的对人和动物均致病,即人畜共患的病原菌,如猪霍乱沙门菌、鼠伤寒沙门菌、肠炎沙门菌等。

一、生物学性状

1. 形态与染色　革兰阴性杆菌,除鸡沙门菌及雏鸭沙门菌外,均有周鞭毛,有菌毛,一般无荚膜,不形成芽胞(图6-3)。

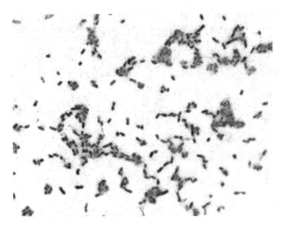

图6-3 伤寒沙门菌

2. 培养特性与生化反应 营养要求不高,兼性厌氧。在普通琼脂平板上经37 ℃ 18~24小时培养,形成中等大小、无色半透明光滑型菌落。在肠道选择性培养基上因不分解乳糖而形成无色菌落。液体培养基中呈均匀混浊生长。不发酵乳糖,发酵葡萄糖、麦芽糖和甘露醇,除伤寒沙门菌不产气外,其他均产酸产气。多数能分解含硫氨基酸产生 H_2S,在SS平板上菌落中心常为黑色。沙门菌属中各细菌的生化反应具有一定规律,有助于鉴定细菌(表6-3)。

表6-3 主要致病性沙门菌的生化特性

菌 名	葡萄糖	乳 糖	IMViC				H_2S	动 力
伤寒沙门菌	+	-	-	+	-	-	-/+	+
甲型副伤寒沙门菌	⊕	-	-	+	-	-	-/+	+
肖氏沙门菌	⊕	-	-	+	-	+/-	+++	+
希氏沙门菌	⊕	-	-	+	-	+	+	+
鼠伤寒沙门菌	⊕	-	-	+	-	+	+++	+
猪霍乱沙门菌	⊕	-	-	+	-	+	+/-	+
肠炎沙门菌	⊕	-	-	+	-	+	+++	+

注:糖发酵试验:-不发酵;+产酸;⊕产酸产气体;IMViC:吲哚试验、甲基红试验、V-P试验、枸橼酸盐试验。

3. 抗原构造与分类 沙门菌属细菌的抗原主要有菌体(O)和鞭毛(H)抗原两种,少数有Vi抗原,一般认为其与毒力有关。

(1)O抗原:为细菌细胞壁脂多糖成分,刺激机体主要产生IgM类型抗体。O抗原至少有58种,以阿拉伯数字顺序排列。每个沙门菌的血清型含一种或多种O抗原。将含有相同抗原组分的细菌归为一组,可将沙门菌分为42个组,用A、B、C、D……表示。引起人类疾病的沙门菌大多在A~E组(表6-4)。

(2)H抗原:为存在于细菌鞭毛中的蛋白质,刺激机体主要产生IgG类型抗体。H抗原分I相和II相,第I相特异性高称特异相,用小写英文字母a、b、c……表示,z以后用z加阿拉伯数字表示,同一群内第Ⅰ相抗原很少相同。第Ⅱ相为沙门菌共有的非特异相,用1、2、3……表示。同时具有第Ⅰ相和第Ⅱ相抗原的称双相菌,仅有一相者称单相菌。

表6-4 主要沙门菌抗原成分与分类

组	菌 种	O抗原	H抗原	
			第Ⅰ相	第Ⅱ相
A	甲型副伤寒沙门菌	1、2、12	a	—
B	肖氏沙门菌	1、4、5、12	b	1、2
	鼠伤寒沙门菌	1、4、5、12	i	1、2
C	希氏沙门菌	6、7、Vi	c	1、5
	猪霍乱沙门菌	6、7	c	1、5
D	伤寒沙门菌	9、12、Vi	d	—
	肠炎沙门菌	1、9、12	g、m	—
E1	鸭沙门菌	3、10	e、h	1、6

（3）Vi抗原:新分离的伤寒沙门菌与希氏沙门菌少数菌株具有,为沙门菌的表面抗原,具有抗吞噬细胞的吞噬作用,与毒力有关。其成分为不耐热的酸性多糖复合体,性质不稳定,经60 ℃加热、苯酚处理或传代培养后易消失。Vi抗原存在于菌体表面,可阻止O抗原和相应抗体发生凝集反应。

4. 抵抗力 沙门菌不耐热,65 ℃ 15～30分钟即死亡。对氯、漂白粉、生石灰等一般消毒剂敏感。但在水中能够生存2～3周,粪便中可存活1～2个月。

二、致病性

1. 致病物质

（1）侵袭力:有表面抗原(Vi)的沙门菌具有侵袭力,可以借助菌毛黏附于小肠黏膜上皮细胞表面,并穿过上皮细胞到黏膜下组织,被吞噬细胞吞噬,Vi抗原能保护细菌不被破坏,在细胞内生长繁殖,并被携带到达机体其他部位。

（2）内毒素:该菌具有毒性较强的内毒素,可以引起机体发热、白细胞减少、中毒性休克等,并能激活补体系统,产生多种活性介质,吸引白细胞导致肠道局部炎症反应。

（3）肠毒素:由某些沙门菌如鼠伤寒沙门菌产生,导致腹痛和水样泻。

2. 所致疾病 沙门菌主要通过被污染的食品或水源经口感染,主要表现为以下几种类型:

（1）肠热症:即伤寒与副伤寒。伤寒沙门菌引起伤寒,甲型副伤寒沙门菌、肖氏沙门菌、希氏沙门菌引起副伤寒。其临床症状不易区别。伤寒病程较长,一般3～4周,症状较重。副伤寒病程较短,仅有1～2周,症状较轻。

病原菌经口进入小肠,以菌毛吸附在小肠黏膜表面,而后侵入黏膜下肠壁淋巴组织,被吞噬细胞吞噬后在吞噬细胞内生长繁殖,经胸导管入血形成第一次菌血症,病人可出现发热、不适、全身疼痛等前驱症状。入血细菌随血流播散至肝、脾、肾、胆囊和骨髓等器官,在其中大量繁殖后再次入血,形成第二次菌血症,并释放内毒素,引起临床症状,如持续高热、相对缓脉、外周血白细胞减少、肝脾大、皮肤玫瑰疹等。胆囊中的细菌随胆汁进入肠道,一部分随粪便排出,另一部分再次侵入肠壁淋巴组织,使已致敏的肠壁组织发生Ⅳ型超敏反应,导致局部组织坏死和溃疡。一般发生在病程的第2～3周,此时易引起肠出血和肠穿孔等并发症。临床肠热症患者应注意饮食护理,禁食有渣食物。肾中细菌可随尿液排出。若无并发症,自第3～4周后病情开始好转,病程第5周,病人进入恢复期。

(2)食物中毒(急性胃肠炎):为最常见的沙门菌感染。主要因食入鼠伤寒沙门菌、猪霍乱沙门菌、肠炎沙门菌等污染的食物引起。起病急骤,表现为低热、恶心、呕吐、腹痛、水样泻等急性胃肠炎症状。一般持续2～3天自愈。严重者可出现休克、肾衰竭等,死亡率可达2%。

(3)败血症:多由猪霍乱沙门菌、希氏沙门菌、鼠伤寒沙门菌、肠炎沙门菌等引起,多见于儿童和免疫力低下的成人。临床主要表现为高热、寒战、厌食和贫血等败血症症状。少数病人可出现局部感染,如胆囊炎、脊髓炎、肾盂肾炎、心内膜炎等。

(4)无症状带菌者:有1%～5%的伤寒患者胆囊带菌,在症状消失后1年或更长时间仍然可在其粪便中检出相应的细菌,称为无症状带菌者,是传播伤寒与副伤寒的重要传染源。

伤寒与副伤寒病后可获得牢固持久的免疫力,以细胞免疫为主,极少再次感染。食物中毒的恢复与肠道局部产生SIgA有关。

第四节　弧菌属

弧菌属细菌是一大群菌体短小、弯曲成弧形的革兰阴性菌。该属细菌广泛分布于自然界,以水表面最多。目前弧菌属有56个种,多数为非致病菌,其中12种已被证明与人类感染有关,以霍乱弧菌和副溶血性弧菌最为多见。本节主要介绍霍乱弧菌。

霍乱弧菌是引起霍乱的病原菌。霍乱为一种烈性肠道传染病,发病急、传染性强,死亡率高。霍乱弧菌分为古典生物型和埃尔托(Eltor)生物型两个生物型。自1817年以来,已发生过7次世界性霍乱大流行,前6次均由古典生物型引起,1961年的第7次世界大流行是由埃尔托生物型引起。1992年O_{139}群在印度、孟加拉、泰国的一些城市流行,并很快传遍亚洲,进入欧洲和美国,成为新的流行株。

知 识 链 接

"最可怕瘟疫之一":霍乱

1831年,在第一波霍乱菌的袭击中,英国至少有14万人死亡,一些小村庄几乎全村覆灭。霍乱,被描写为"曾摧毁地球的最可怕的瘟疫之一"。对于19世纪初的人类来说,这种可怕瘟疫的发生、传播和控制都是一个谜。每天,在英国的城市和乡村,都有灵车不断地往墓地运死人,人们到处寻找药物,作最后无力的挣扎。宗教领袖们把病魔的蔓延看做是上天对"人类的傲慢"所作出的惩罚,许多人为自己的"罪孽深重"而祈求宽恕。当患者从肠痉挛到腹泻、呕吐,在几天甚至几小时后面临死亡时,人们能够感受到的,除了恐惧,还是恐惧!

霍乱的滋生地是印度。由于交通限制,19世纪初期,霍乱还只局限在当地,医学史家形容"霍乱骑着骆驼旅行"。此后,世界经济贸易的发展打开了历史性的霍乱封锁线。自1817年以来,共有7次世界性大流行的记录。在第五次霍乱大流行到达埃及时,应埃及政府邀请,德国细菌学家郭霍在当地进行了研究,发现了霍乱的致病菌——"逗号"菌,即霍乱弧菌。元凶查到了,人们对付霍乱就不在话下。

一、生物学性状

1. 形态与染色 霍乱弧菌呈弧形、月牙形或逗点状,革兰染色阴性。有单鞭毛和菌毛,运动活泼。取患者米泔水样粪便或液体培养基培养物做悬滴法检查,可见细菌运动非常活泼,呈穿梭样或流星样。涂片染色检查可见细菌呈"鱼群状"排列(图6-4)。

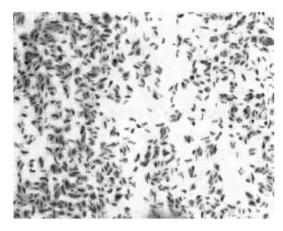

图6-4 霍乱弧菌

2. 培养特性与生化反应 营养要求不高,需氧或兼性厌氧。耐碱不耐酸,在pH6.8~10.2范围均可生长,尤其在pH8.4~9.2的碱性蛋白胨水中生长迅速,故常用于增菌培养。霍乱弧菌是唯一能在无盐环境中生长的致病性弧菌。能分解葡萄糖、蔗糖、麦芽糖、甘露醇,产酸不产气,能还原亚硝酸盐,靛基质试验和霍乱红反应均阳性。在血琼脂平板上埃尔托生物型可形成β溶血。

3. 抗原构造 霍乱弧菌有耐热的O抗原和不耐热的H抗原。O抗原有特异性,根据O抗原不同,将霍乱弧菌分为200多个血清群。引起霍乱的是O_1群和O_{139}群。其中,霍乱弧菌O_1群根据含有O抗原A、B、C三种成分的不同可分为三个血清型(表6-5)。

表6-5 霍乱弧菌O_1群血清型

血清型	别 名	O抗原成分
原 型	稻叶型	A、C
异 型	小川型	A、B
中间型	彦岛型	A、B、C

4. 抵抗力 霍乱弧菌抵抗力较弱。对热、干燥、酸、化学消毒剂等均敏感,对酸尤为敏感,在正常胃酸中仅能存活4分钟。湿热55℃15分钟、100℃1~2分钟、0.5 ppm氯15分

钟均能杀死。用1：4比例漂白粉处理病人的排泄物或呕吐物，经1小时可达到消毒目的。对链霉素、氯霉素和四环素敏感，对庆大霉素耐药。

二、致病性与免疫性

1. 致病物质

（1）鞭毛、菌毛和其他毒力因子：鞭毛运动可帮助细菌穿过黏膜黏液层，有毒株能产生黏液素酶液化黏液，有利于细菌穿过。菌毛可使细菌黏附于肠黏膜细胞并在上面迅速繁殖。

（2）霍乱肠毒素：为不耐热的聚合蛋白，由1个A亚单位与5个B亚单位组成。A亚单位是毒性单位，B亚单位是结合单位。B亚单位与小肠黏膜上皮细胞神经节苷脂受体结合，使毒素分子变构，A亚单位脱离B亚单位进入细胞内发挥毒性作用，促使胞内ATP转化为cAMP，细胞内cAMP水平增高，肠黏膜上皮细胞分泌功能亢进，导致严重的腹泻与呕吐。

2. 所致疾病 引起霍乱。霍乱是我国法定的甲类传染病和国际检疫疾病。人是唯一易感者，传染源为病人及带菌者，主要通过污染的水源或食物经口感染。一般在吞食病菌2～3天出现剧烈腹泻（米泔水样便）和呕吐，导致严重脱水、电解质及酸碱平衡紊乱、微循环衰竭，甚至休克或死亡。

病后可获得牢固免疫力，再感染者少见。以肠道局部黏膜SIgA免疫为主。

第五节 其他菌属

知 识 链 接

厌食、腹痛、消化不良的"罪魁"多是幽门螺杆菌

威威今年8岁，自上小学以来就胃口不开，还常常捂着肚子喊痛。爸妈没少为之操心，每天变着花样让他进食，但收效甚微。妈妈只好带威威去看医生，查了幽门螺杆菌有关项目，结果显示为阳性。据资料表明，在发展中国家，10岁前儿童幽门螺杆菌感染率已达70%～90%。

问题：

1. 威威会是经何途径感染幽门螺杆菌的？
2. 幽门螺杆菌感染与哪些胃部疾病有关？

一、螺杆菌属

螺杆菌属原来归属于弯曲菌属，但根据其细胞壁成分、镜下形态、生长条件、抗生素敏感性等特点，现将其列为一个新的菌属。对人致病的主要有3种，其中最主要的是幽门螺杆菌。1983年Marshall和Warren首次用微需氧技术从慢性胃炎患者胃黏膜活检标本中分离出。其菌体细长呈螺形、S形及海鸥状，革兰染色阴性。一端有2～6根鞭毛，运动活泼，在胃黏膜黏液层，常呈鱼群样排列。微需氧菌，营养要求不高，在含有血液或血清的培养基上能够生长。37℃培养3～4天后可见针尖状、光滑、圆形、半透明或无色小菌落。生化反应不活泼，糖代谢阴性,氧化酶、过氧化氢酶阳性,尿素酶强阳性,是区别于其他弯曲菌的重要依据之一。快速尿素酶试验已经作为该细菌的快速诊断方法之一。

幽门螺杆菌能够产生黏附素、蛋白酶、尿素酶、空泡毒素(VacA)和细胞毒素相关蛋白(CagA)等致病物质。经粪-口途径传播,主要引起胃炎、胃和十二指肠溃疡,并可诱发胃癌等。

机体可产生特异性 IgG、IgM、IgA 抗体,维持多年,但是保护作用不明显,与胃炎的严重程度也无直接关系。

二、弯曲菌属

弯曲菌属是一类呈逗点状或 S 形的革兰阴性菌,广泛存在于动物界,主要引起人类肠道及肠道外感染,其中最为重要的是空肠弯曲菌。

空肠弯曲菌形态细长,呈弧形、S 形或海鸥状,革兰染色阴性。一端或两端有单鞭毛,运动活泼。营养要求高,微需氧($5\%O_2$、$10\%CO_2$),42℃时生长良好,有选择培养意义。生化反应不活泼,不发酵糖类,氧化酶试验阳性。抵抗力弱,干燥环境中仅活 3 小时,对冷、热、紫外线等均敏感。

该菌正常情况下寄生于家畜尤其是禽类的肠道中,人通过食入污染的食物、水源等而感染。细菌进入人体肠道繁殖后产生肠毒素引起炎症。病人的临床表现主要为痉挛性腹痛、腹泻、大量果酱样便,同时伴有发热、头痛、全身不适等,进一步可侵入血液并播散,引起其他器官感染。

三、克雷伯菌属

克雷伯菌属包括肺炎克雷伯菌、臭鼻克雷伯菌等 7 个种及亚种,其中最为常见的是肺炎克雷伯菌,俗称肺炎杆菌。

菌体呈球杆状,单个、成双或短链状排列,革兰染色阴性。多数有菌毛,有明显荚膜。营养要求不高,需氧或兼性厌氧。普通琼脂平板培养基上生长良好。生化反应活跃,能分解多种糖产酸。抗原有 O 和 K 两种,K 抗原是分型的依据。

肺炎克雷伯菌存在于人的肠道、呼吸道以及水和谷物中,当机体免疫力下降或菌群失调时可引起条件性致病,常引起肺炎、泌尿道感染、支气管炎,严重时可以出现败血症、脑膜炎、腹膜炎等。

臭鼻克雷伯菌也称臭鼻杆菌,能引起慢性萎缩性鼻炎,侵犯鼻咽部,导致组织坏死,出现恶臭味。

四、变形杆菌属

变形杆菌属包括普通变形杆菌、奇异变形杆菌、产黏变形杆菌和潘氏变形杆菌 4 个种,是一群运动活泼,广泛分布于土壤、水、垃圾及人和动物消化道中的革兰阴性杆菌。主要引起泌尿系统感染和食物中毒,一般情况下较少见肠道致病。其中普通变形杆菌在临床分离标本中最为常见。

形态呈明显多形性,如杆状、丝状、球状等。有周鞭毛,运动活泼,有菌毛,无荚膜。革兰染色阴性。营养要求不高,需氧或兼性厌氧。在普通琼脂平板培养基上呈扩散生长,形成以接种点为中心,厚薄交替,明显同心圆形分层的波纹状菌苔,称为迁徙生长现象。不发酵乳糖,能迅速分解尿素,产生特有臭味。

变形杆菌有 O、H 两种抗原,分别可以用于分群和分型。普通变形杆菌 X_{19}、X_2、X_K 菌株的 O 抗原(OX_{19}、OX_2、OX_K)与立克次体有共同抗原成分,故可用 OX_{19}、OX_2、OX_K 代替立克次体作为诊断抗原与病人血清进行凝集反应,辅助诊断相应的立克次体病。此反应称外斐反应。

变形杆菌为条件致病菌,主要引起泌尿系统的感染。某些菌株还可以引起中耳炎、脑膜炎、腹膜炎、败血症和食物中毒等。

第六节 肠道感染细菌的实验室检查及防治原则

一、实验室检查

1. 标本采送及注意事项

(1)埃希菌属感染的检查:可采集的标本有粪便、血液、中段尿、脓液及分泌物等。

(2)志贺菌属感染的检查:主要采集粪便标本。应在患者用药之前采样;挑取新鲜粪便脓血或黏液的部分,避免与尿液混合;立即送检,以防止粪便中的其他细菌分解发酵粪便产酸将其杀灭。若不能及时送检,可保存在 30% 的甘油缓冲盐水中。对中毒性菌痢无粪便排出的患者,可采用灌肠液或肛门拭子检查。

(3)沙门菌属感染的检查:根据疾病的类别、病程和病情采集不同的标本。一般肠热症的病人在发病第 1 周内采集血液标本,第 2~3 周取粪便或尿液,第 4 周取血清(图 6-5)。另外全病程均可取骨髓。副伤寒病程较短,因此采样时间可相对提前。食物中毒病人取粪便或可疑食物。败血症病人取血液。

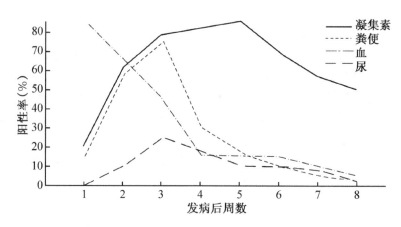

图 6-5　伤寒病人不同病期不同标本检出阳性率

(4)霍乱弧菌感染的检查:可采集病人"米泔水"样粪便、呕吐物。该菌不耐酸和干燥,应立即送检。不能及时送检的或需运输的可放入卡-布(Cary-Blair)运送保存液中,由专人送检。

(5)其他菌属感染的检查:①幽门螺杆菌:可采集胃、十二指肠黏膜组织;②空肠弯曲菌:可采集血便或果酱样粪便、肛拭子;③克雷伯菌:可采集痰液、尿液、脓液、血液等;④变形杆菌:可采集粪便、尿液、脓液、血液、痰等。

2. 检查方法

(1)直接涂片染色镜检:肠道感染细菌标本如脓液、痰、脑脊液等可直接涂片,革兰染色镜检,若见典型形态有助于鉴别诊断。霍乱弧菌标本可做悬滴片或压滴片观察细菌运动和排列。

(2)分离培养与鉴定:肠道杆菌常培养在麦康凯、SS 等培养基上。血液或骨髓先用肉汤增菌。霍乱弧菌标本可先用碱性蛋白胨水增菌,再接种于硫代硫酸盐—枸橼酸盐—胆盐—蔗糖琼脂平板(TCBS)培养分离鉴定。经 37 ℃ 18～24 小时培养,挑取可疑菌落进行涂片染色镜检、生化反应和血清学检查(用已知抗血清做玻片凝集)等进行鉴定。尿液标本应做菌落计数,每毫升尿液细菌数≥10 万才有诊断意义。

(3)免疫学检查方法

1)葡萄球菌 A 蛋白(SPA)协同凝集试验:以志贺菌 IgG 抗体与富含 SPA 的葡萄球菌结合作试剂,检测粪便中的志贺菌可溶性抗原。

2)荧光免疫菌球试验:取粪便标本接种于含有荧光标记的志贺菌免疫血清液体培养基中,37 ℃孵育 4～8 小时后,在低倍镜下观察是否有带荧光的菌团。

3)肥达反应:是用已知的伤寒沙门菌 O、H 抗原、甲型副伤寒沙门菌、肖氏沙门菌、希氏沙门菌的 H 抗原与病人血清做定量凝集试验,检测受检者血清中相应抗体及其含量,以辅助诊断伤寒与副伤寒。由于正常人可能受隐性感染或预防接种的影响,所以在其血清中可含有一定量的相关抗体,且其效价随着不同地区沙门菌的流行情况而有差异。一般伤寒沙门菌 O 抗体凝集效价≥1∶80、H 抗体凝集效价≥1∶160、副伤寒"H"抗体凝集效价≥1∶80 时具有诊断价值。单次效价增高不能定论,需动态观察,间隔一周连续两次测定抗体,第二次比第一次抗体效价增高 4 倍以上有诊断意义。

机体患伤寒后,O 与 H 抗体在体内的消长情况不同。O 抗体主要为 IgM,出现时间较早,但维持时间较短,消失后不易受非特异性抗原刺激而再现。H 抗体主要为 IgG,出现时间较晚,但在体内维持时间较长,易受非特异性抗原刺激而再次升高。因此,当肥达反应结果中 O、H 抗体凝集效价均高于正常值时,患肠热症的可能性较大;如二者均低于正常值,则患病的可能性较小;若 O 抗体高而 H 抗体正常,可能是感染早期或是发生与伤寒沙门菌有交叉抗原的其他沙门菌感染;H 抗体高而 O 抗体低时,则可能是预防接种或非特异性回忆反应引起。

二、防治原则

1. 一般性预防　加强卫生宣传教育,注意饮食卫生。做好水源和粪便管理;早期隔离治疗病人,对病人和带菌者的排泄物彻底消毒。对烈性肠道传染病,除了采取常规预防外,还应按照法律要求,及时上报上一级卫生行政管理部门,做好疫区封锁,防止疫情的扩散。在护理操作过程中,应坚持无菌操作,防止医源性感染。

2. 特异性预防　对肠道感染细菌的特异性预防,主要是接种疫苗:预防细菌性痢疾可口服福氏宋内菌痢疾双价活疫苗;预防伤寒、副伤寒可接种伤寒疫苗、伤寒副伤寒甲联合疫苗或伤寒疫苗、伤寒副伤寒甲乙联合疫苗、伤寒 Vi 多糖疫苗;预防霍乱可接种 O_1 群霍乱弧菌死疫苗。目前正在试用基因工程减毒活疫苗即 B 亚单位全菌灭活口服疫苗。

3. 治疗　选择敏感抗生素治疗。霍乱病人除使用抗生素外,要及时补充液体和电解质,防止低血容量性休克和酸中毒的发生。

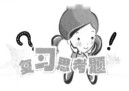

一、名词解释

1. 外斐反应　2. 肥达反应

二、选择题（A 型题）

1. 区分肠道杆菌中致病菌与非致病菌最有价值的试验是　　　　　　　　　　　　　（　　）

A. 普通糖发酵试验　　B. 乳糖发酵试验　　C. 动力试验　　　D. 革兰染色　　　E. 血清学试验

2. 下列哪一种疾病不宜取血做微生物学检查　　　　　　　　　　　　　　　　　　（　　）

A. 细菌性心内膜炎　　B. 流脑　　　　　C. 伤寒　　　　　D. 菌痢　　　　　E. 布鲁菌病

3. 两次进入血流并以内毒素引起临床症状的细菌是　　　　　　　　　　　　　　　（　　）

A. 霍乱弧菌　　　　　B. 脑膜炎球菌　　　C. 伤寒沙门菌　　D. 痢疾杆菌　　　E. 结核杆菌

4. 肠热症第 2～3 周肠壁淋巴结坏死,形成溃疡的原因是　　　　　　　　　　　　（　　）

A. 内毒素作用　　　　B. 肠毒素作用　　　C. Ⅳ型变态反应

D. Ⅲ型变态反应　　　E. 细菌直接侵犯

5. 下列不能引起食物中毒的细菌是　　　　　　　　　　　　　　　　　　　　　　（　　）

A. 金黄色葡萄球菌　　B. 肉毒梭菌　　　　C. 产气荚膜梭菌

D. 破伤风梭菌　　　　E. 鼠伤寒沙门菌

6. 霍乱弧菌外毒素的致病机制是　　　　　　　　　　　　　　　　　　　　　　　（　　）

A. 干扰细胞蛋白质的合成

B. 刺激呕吐中枢及肠壁

C. 刺激腺苷环化酶,使细胞内 cAMP 浓度升高

D. 阻断乙酰胆碱释放

E. 破坏毛细血管内皮细胞

7. 有关幽门螺杆菌的叙述,哪一项是错误的　　　　　　　　　　　　　　　　　　（　　）

A. 革兰阴性微需氧菌　　　　　　　　　B. 产生大量脲酶

C. 是胃癌的重要危险因子　　　　　　　D. 其鞭毛与致病性有关

E. 初代分离培养时培养基中仅需添加血液

8. 肠热症第一周分离病原菌阳性率最高的标本是　　　　　　　　　　　　　　　　（　　）

A. 粪便　　　　　　　B. 尿液　　　　　　C. 血液　　　　　D. 痰液　　　　　E. 呕吐物

9. 霍乱弧菌在下列哪种培养基上生长良好　　　　　　　　　　　　　　　　　　　（　　）

A. 碱性蛋白胨水　　　B. 酸性蛋白胨水　　C. 血清培养基

D. 肉汤培养基　　　　E. 沙氏培养基

10. 常被用作粪便污染的卫生学检测指标是　　　　　　　　　　　　　　　　　　（　　）

A. 志贺菌　　　　　　B. 空肠弯曲菌　　　C. 大肠埃希菌

D. 肠炎沙门菌　　　　E. 霍乱弧菌

三、简答题

1. 大肠埃希菌有何卫生细菌学意义?

2. 简述志贺菌属的致病性及所致疾病的分类。

3. 简述沙门菌属的致病性。

（彭　成）

第七章 厌氧性细菌

导　学

厌氧性细菌是一群必须在无氧环境中才能生长繁殖的细菌。本章主要介绍常见的致病性厌氧芽胞梭菌和无芽胞厌氧菌。学习本章内容时要重点掌握破伤风梭菌和无芽胞厌氧菌的致病性及防治原则，并熟悉破伤风梭菌的生物学性状和产气荚膜梭菌的致病性，为预防破伤风梭菌和无芽胞厌氧菌的感染奠定理论基础。

第一节　厌氧芽胞梭菌

厌氧芽胞梭菌是一群革兰染色阳性、能形成芽胞的大杆菌。芽胞直径比菌体宽，使菌体膨大呈梭状，故此得名。梭菌属现有 157 个种，其中大多为严格厌氧菌。其主要分布于土壤、人和动物肠道。多数为腐生菌，少数为致病菌，在适宜条件下，芽胞发芽形成繁殖体，产生强烈的外毒素，引起人类和动物疾病。对人类主要引起破伤风、气性坏疽和肉毒中毒等严重疾病。

一、破伤风梭菌

破伤风梭菌是引起破伤风的病原菌，广泛分布于自然界以及人和动物的肠道中。常引起创伤感染，病死率高。

（一）生物学性状

1. 形态与染色　菌体细长，芽胞呈圆形，位于菌体顶端，直径大于菌体横径，使细菌呈鼓槌状。繁殖体有周鞭毛，无荚膜（图 7-1）。革兰染色阳性。

2. 培养特性　专性厌氧。常用庖肉培养基培养，生长后肉汤呈均匀混浊，肉渣消化微微变黑，有腐败臭味。在血液琼脂平板培养基上形成薄膜状爬行生长物，可有溶血环。

3. 抵抗力　芽胞抵抗力强，在干燥土壤中可存活数十年，能耐煮沸 1 小时。繁殖体抵抗力与一般细菌相似，对青霉素敏感。

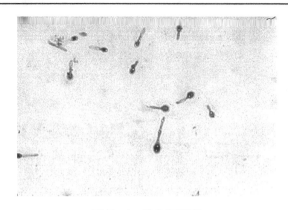

图 7-1　破伤风梭菌

（二）致病性

1. 致病条件　破伤风梭菌经创伤感染。其感染的重要条件是伤口形成无氧环境：①伤口深而狭窄，混有泥土和异物污染；②局部坏死组织较多，组织缺血；③伤口内同时伴有需氧菌或兼性厌氧菌混合感染。上述三方面均易造成厌氧环境，有利于破伤风梭菌的生长繁殖。

2. 致病物质　主要是破伤风痉挛毒素。该毒素为外毒素，毒性很强，极少量毒素（小于 1 μg）即可致人死亡。破伤风痉挛毒素可制备成类毒素，用于人工主动免疫，预防破伤风。

3. 致病机制　破伤风痉挛毒素是一种嗜神经毒素。毒素经局部伤口吸收入血后与运动神经末梢结合，沿神经鞘膜逆向运输进入脊髓前角，并可上行至脑干。当其与抑制性神经细胞突触末端结合，可阻止抑制性神经介质的释放，干扰抑制性神经元的反馈调节作用，从而使得肌肉活动的兴奋与抑制功能失调，引起屈肌和伸肌同时强烈收缩，导致骨骼肌强直痉挛（图 7-2）。

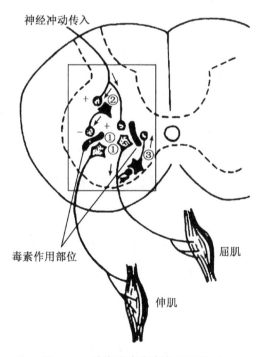

图 7-2　破伤风痉挛毒素作用机理

4. 致病性与免疫性　引起破伤风。破伤风的潜伏期可从几天到几周,与原发感染部位距离中枢神经系统的远近有关。典型症状有牙关紧闭、苦笑面容、角弓反张、呼吸困难、面部发绀等,最后因呼吸和循环衰竭而死亡。新生儿可通过脐带断端感染,引起新生儿破伤风。新生儿破伤风的潜伏期一般是 7 天,故俗称为"七日风"或"脐带风",病死率可高达 95%。破伤风痉挛毒素因产生后迅速与神经细胞结合,血液中含量极微,如此少量的毒素尚不足有效刺激机体产生抗毒素,故病后不易建立牢固的免疫力。

知 识 链 接

案例　某患儿宝宝,出生 7 天,因吸吮困难、面部肌肉痉挛入院。经询问病史得知,患儿母亲因急产在家分娩。宝宝出生时哭声响亮,吸吮正常,但在第 7 天出现了上述症状。根据病史,医生初步诊断宝宝患"新生儿破伤风"。

讨论:

1. 宝宝感染破伤风病原体的可能途径有哪些?

2. 针对宝宝的症状如何进行处理?

3. 如何避免新生儿破伤风的发生?

(三)防治原则

1. 非特异性预防　及时地对伤口进行清创扩创,防止厌氧环境的形成。

2. 特异性预防

(1)人工主动免疫:目前我国常规采用百白破联合疫苗对 3 月龄～6 周岁的儿童进行预防接种,接种后可获得对百日咳、白喉、破伤风的免疫力。对军人等易受外伤人群,必要时可加强注射一针破伤风类毒素,以提高血清抗毒素滴度。

(2)人工被动免疫:对有创伤感染可能而又未进行人工主动免疫者,除清创扩创伤口外,可肌肉注射 1 500～3 000 单位的破伤风抗毒素(tetanus antitoxin, TAT)作为紧急预防,同时可注射破伤风类毒素进行人工主动免疫,以维持血清中抗毒素水平。

3. 治疗　对已经发病者应早期、足量注射 TAT,以阻止毒素与细胞膜受体结合。一般应用剂量为 10 万～20 万单位。无论紧急预防还是治疗,注射 TAT 前必须做皮肤试验。目前多采用人源破伤风免疫球蛋白制剂,效果良好且安全。应用 TAT 治疗同时应给予青霉素等抗生素抗菌治疗,以杀灭伤口内的破伤风梭菌,消除毒素产生。

二、产气荚膜梭菌

产气荚膜梭菌广泛存在于人和动物肠道以及自然界中,能引起人和动物多种疾病,其中以气性坏疽和食物中毒常见。

(一)生物学性状

为革兰阳性粗大杆菌,两端钝圆。芽胞呈椭圆形,位于菌体次极端,直径小于菌体横径,使细菌形似汤匙状。在机体内可形成明显荚膜。非严格厌氧。在牛乳培养基中因分解糖类产酸产气,使牛乳中的酪蛋白凝固,产生的气体可冲散凝固的酪蛋白呈蜂窝状,气势凶猛,这神现象杯为"汹涌发酵"。

（二）致病性

1. 致病物质　主要有荚膜、多种侵袭性酶类和外毒素。外毒素有 α、β、γ 等 12 种，毒性强。根据产生的外毒素种类不同，可将产气荚膜梭菌分为 A、B、C、D、E 五个型，对人致病的主要是 A 型。

2. 所致疾病

（1）气性坏疽：经创伤感染，多见于严重战伤、工伤、车祸等。本菌在局部伤口迅速生长繁殖，产生多种毒素和侵袭性酶类。细菌侵袭到周围正常组织，分解组织中的糖类而产生大量气体形成气肿，进而压迫组织及血管，影响血液供应，造成组织坏死、气肿、水肿、恶臭、剧痛，因水气夹杂触摸有捻发音。如治疗不及时，毒素吸收入血，引起严重的毒血症、休克等，死亡率可达 40%～100%。

（2）食物中毒：A 型产气荚膜梭菌污染食物后，能产生肠毒素，人食入后可引起食物中毒，临床表现为腹痛、腹胀、水样腹泻等中毒症状，一般无发热和呕吐，1～2 天可自愈。

（3）坏死性肠炎：C 型产气荚膜梭菌产生的 β 毒素可引起肠道运动神经麻痹和坏死。食入该毒素污染的食物后，可引起急性坏死性肠炎。本病发病急，主要表现为腹痛、腹泻、血便。可并发肠穿孔。

（三）防治原则

及时进行伤口的清创和扩创。早期使用多价气性坏疽抗毒素血清和青霉素，有条件的可采用高压氧舱疗法。注意饮食卫生。目前尚无有效的人工主动免疫方法。

三、肉毒梭菌

肉毒梭菌为一种厌氧性腐物寄生菌，广泛分布于土壤、动物粪便中，产生毒性极强的肉毒毒素，食入后可引起食物中毒和婴儿肉毒病等。

（一）生物学性状

革兰阳性粗大杆菌。芽胞呈椭圆形，直径大于菌体横径，位于菌体次极端，使细菌形似网球拍状。繁殖体有鞭毛，无荚膜。在庖肉培养基中可消化肉渣使得肉渣变黑，有腐败性恶臭味。芽胞抵抗力强。

（二）致病性

1. 致病物质　为肉毒毒素。该毒素是目前已知化学毒物和生物毒中毒性最强的毒物，对人的最小致死量约为 0.1 μg。该毒素是一种嗜神经外毒素，导致肌肉弛缓性麻痹。不耐热，煮沸 1 分钟毒性即被破坏。

2. 所致疾病　人食入含有内毒毒素的食品如火腿、罐头、腊肠等制品时，引起肉毒毒素中毒。临床症状一般在食入含有毒素的食品后数小时至数十小时出现，表现有斜视、眼睑下垂、复视、咽肌麻痹等，严重者可出现吞咽、语言、呼吸障碍，进而因呼吸肌和心肌麻痹而死亡。此外，肉毒梭菌还可以引起婴儿肉毒病、创伤肉毒中毒等。

（三）防治原则

主要是加强食品卫生监督与管理，尤其是罐装食品。病人应及早注射肉毒抗毒素，加强临床护理和对症治疗，防止呼吸肌麻痹和窒息的发生。

知 识 链 接

肉毒毒素的应用

1992年,英国的Cosgrove等首次报道将A型肉毒毒素(BTX-A)应用于小儿痉挛型脑瘫的治疗。国内最早由梁惠英等于1997年报道用于脑瘫的辅助康复治疗。目前,已有大量的临床研究报告证实,BTX-A局部肌内注射是治疗痉挛型脑瘫的一种简单、安全、有效的方法。自2001年开始,美国开始用肉毒杆菌毒素去除皱纹,使自己看起来更年轻。肉毒杆菌毒素能使面部肌肉暂时麻痹和停止收缩,从而达到拉紧面部皮肤,消除面部皱纹的目的。

第二节　无芽胞厌氧菌

无芽胞厌氧菌是一大类寄生于人和动物体内的正常菌群,种类繁多,包括革兰阳性和革兰阴性的球菌和杆菌。在人体正常菌群中厌氧菌占绝对优势,是其他非厌氧性细菌(需氧菌和兼性厌氧性)的10~1 000倍。主要分布在皮肤、口腔、上呼吸道、泌尿生殖道。可作为条件致病菌引起内源性感染。口腔、肠道、泌尿生殖道等的感染率可达60%~100%。

在无芽胞厌氧菌感染中,以类杆菌属中脆弱类杆菌最为常见,临床分离的厌氧菌25%是脆弱类杆菌,其次为消化链球菌属。

一、致病性

1. 致病条件　无芽胞厌氧菌多为人体正常菌群,在一定条件下引起内源性感染。条件为:①寄居部位改变;②局部组织形成厌氧微环境;③机体免疫力下降;④菌群失调。

2. 致病物质　无芽胞厌氧菌的毒力主要表现在:①产生多种毒素、胞外酶和可溶性代谢物。②改变细菌对氧的耐受性。③能够与混合感染的需氧菌或兼性厌氧菌协同作用,产生有利于无芽胞厌氧菌生长的环境,以及降低对抗生素的敏感性等。④通过菌毛、荚膜等细菌表面结构吸附和侵入组织上皮细胞及各种组织。

3. 感染特征

(1) 多为内源性感染。无特定病型,以化脓性感染常见。感染部位多发生于黏膜或其相邻部位,但也可侵犯远离器官,甚至遍及全身,如入血可引起败血症。

(2) 分泌物或脓液黏稠,带血性或呈黑色,有恶臭。

(3) 分泌物显微镜检查可见细菌,但是普通的常规培养无菌生长。

(4) 长期使用氨基糖苷类抗生素如链霉素、庆大霉素、卡那霉素治疗无效。

(5) 多为慢性感染。

符合上述特征之一时,往往提示有无芽胞厌氧菌的感染,应结合厌氧培养以求确诊。

4. 所致疾病　无芽胞厌氧菌感染一般没有特定临床病型,以局部感染为主,也可以遍及全身。临床常见感染见表7-1。

表 7-1　无芽胞厌氧菌感染部位及所致疾病

感染部位	厌氧菌所占比例（%）	所致疾病
胸腔及盆腔感染	60～100	盆腔脓肿，肝脓肿，输卵管及卵巢脓肿，子宫内膜炎，脓毒性流产，产褥期败血症
鼻窦及颅内感染	60～90	鼻窦炎，慢性中耳炎，乳突炎，硬脑膜外及硬脑膜下脓肿，脑膜炎，脑脓肿，血栓性静脉炎
肺和胸膜感染	50～80	肺脓肿，坏死性肺炎，吸入性肺炎，脓胸
口腔及咽部感染	>50	坏死性溃疡性牙龈炎，牙周炎，坏死性口腔炎，奋森咽峡炎
皮肤及软组织感染	40～60	外伤、局部缺血引起厌氧菌感染，造成广泛的组织炎症和坏死
脓毒症	10～20	感染性心内膜炎，败血症，休克

二、实验室检查

1. 标本采集　主要采集血液、分泌物、脓汁或引流物等。采集标本时应严格执行无菌操作，避免正常菌群的污染。标本应从感染中心采取，也可直接切取或活检获得组织标本。采集的标本应立即置于特制的厌氧标本瓶或注射器内，注射器排出空气，针头插入无菌橡皮塞中，迅速送检。

2. 病原检查

（1）直接涂片染色镜检：如有染色较浅，形态不规则的多形性细菌，可做初步诊断。

（2）分离培养与鉴定：一般可采用厌氧袋法、厌氧箱法、焦性没食子酸法等进行分离培养。发现可疑菌落后可进行耐氧试验、形态染色和生化反应进行鉴定。

3. 其他方法　核酸杂交、PCR 等分子生物学方法也可对无芽胞厌氧菌作出迅速而特异的诊断。

三、防治原则

目前尚无特异性的预防方法。避免正常菌群发生定居部位改变以及菌群失调等，防止伤口局部形成厌氧微环境。外科引流清创是预防无芽胞厌氧菌感染的重要措施。治疗可用甲硝唑、青霉素、头孢霉素等敏感药物。

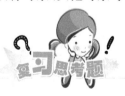

复习思考题

一、名词解释

1. 破伤风痉挛毒素　2. 气性坏疽　3. 汹涌发酵

二、选择题（A 型题）

1. 破伤风梭菌主要引起 （　　）

A. 菌血症　　　B. 毒血症　　　C. 败血症　　　　D. 脓毒血症　　　　E. 坏血症

2. 建筑工人在工地被钢筋扎伤，冲洗伤口最好选择 （　　）

A. 生理盐水　　　　　　　　　B. 5%的盐水

C. 20％的肥皂水   D. 3％过氧化氢溶液

E. 10％硝酸银溶液

3. 破伤风特异性治疗应用   （　　）

A. 抗生素   B. 破伤风类毒素

C. 菌苗   D. 破伤风抗毒素

E. 细菌素

4. 以下哪项不是肉毒梭菌的特点   （　　）

A. 肉毒毒素是毒性最强的毒素   B. 肉毒毒素是神经毒

C. 肉毒中毒死亡率高   D. 食入含有肉毒梭菌的食物中毒

E. 革兰染色阳性,形成芽胞

5. 在人体正常菌群中占绝对优势的菌是   （　　）

A. 无芽胞厌氧菌   B. 大肠埃希菌

C. 变形杆菌   D. 链球菌

E. 白假丝酵母菌

6. 正常情况下无芽胞厌氧菌不存在的部位是   （　　）

A. 口腔   B. 尿道   C. 子宫腔   D. 上呼吸道   E. 阴道

7. 关于产气荚膜梭菌的致病性,错误的是   （　　）

A. 可致食物中毒   B. 可引起坏死性肠炎

C. 致病物质主要为荚膜   D. 可引起气性坏疽

E. 创伤感染以组织气肿、水肿、坏死为主要病理表现

8. 以下哪组制剂可用于治疗破伤风   （　　）

A. 破伤风类毒素

B. 破伤风抗毒素

C. 足量的破伤风抗毒素＋青霉素

D. 青霉素＋类毒素

E. 破伤风类毒素＋破伤风抗毒素

三、简答题

1. 破伤风痉挛毒素的作用机制是什么? 简述破伤风梭菌的防治原则。

2. 简述产气荚膜梭菌的致病性。

3. 无芽胞厌氧菌感染的特征有哪些?

（杨红梅）

第八章 分枝杆菌属

分枝杆菌属是一类细长微弯的杆菌,因有分枝生长趋势而得名。本菌属细菌的主要特点是菌体含有大量脂质,可达菌体干重的 40 % 左右,故不易着色。但经加温或延长染色时间着色,并能抵抗盐酸乙醇的脱色作用,故又称抗酸杆菌。分枝杆菌种类较多,对人致病的主要有结核分枝杆菌和麻风分枝杆菌。本章主要介绍两种细菌的相关内容,学习时要重点掌握结核分枝杆菌的生物学性状、致病性与免疫性、标本采送的注意事项,以及防治原则。

第一节　结核分枝杆菌

结核分枝杆菌简称结核杆菌,是引起结核病的病原菌。该菌可侵犯全身各组织器官,但以肺部感染最为多见。对人致病的主要有人型、牛型结核分枝杆菌。

> **案例**　赵某,女,32 岁,因发热、胸痛、咳嗽、血痰一周入院。近三个月来有低热、午后体温增高、咳嗽,曾在本地诊断为"感冒",予以抗感冒药、抗生素等药物治疗,疗效欠佳。一周来体温增高、咳嗽加剧,痰中带血。半年来有明显厌食、消瘦,夜间盗汗。
>
> 　　入院检查:体温:38 ℃,脉搏:88 次/分,呼吸:28 次/分,营养稍差,消瘦,胸部体检无明显异常。胸部 X 线平片检查可见双肺纹理增粗,右肺尖有片状阴影。取痰液作细菌培养和抗酸染色检查均为阴性,PPD 试验强阳性。再次取痰送检经浓缩集菌后涂片,抗酸性细菌阳性。经检查后该患者确诊为肺结核(右上肺),随即进行抗结核治疗。该病人家中有一两岁小孩。
>
> 　　讨论:
>
> 　　1. 该患者诊断为肺结核的依据是什么?
>
> 　　2. 该病例的 PPD 试验的结果说明什么?
>
> 　　3. 如何确定患者家中小孩是否被感染?怎样预防?

一、生物学性状

（一）形态与染色

结核分枝杆菌菌体细长稍微弯曲，菌体长 1~4 μm，宽 0.4 μm。单个或分枝状排列。无鞭毛、菌毛，不形成芽胞(图 8-1)。在电子显微镜下可见其细胞壁外有荚膜，但在制作涂片时往往被破坏，在普通显微镜下一般见不到。一般常用抗酸染色法染色，结核分枝杆菌染成红色，而其他非抗酸性细菌及细胞等染成蓝色。

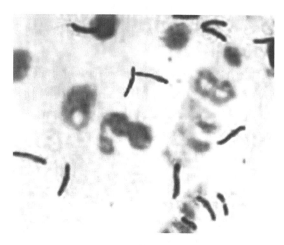

图 8-1 结核分枝杆菌

（二）培养特性

结核分枝杆菌为专性需氧菌。营养要求高，常用罗氏培养基(含有蛋黄、马铃薯、甘油和天冬酰胺的固体培养基)分离培养。最适生长温度为 37 ℃，最适 pH 为 6.5~6.8。生长缓慢，12~24 小时繁殖一代，在罗氏培养基上培养 3~4 周后才出现肉眼可见的菌落。菌落干燥、坚硬，表面呈颗粒状，乳白色或米黄色，形似菜花样。在液体培养基中呈粗糙皱纹状菌膜生长。

结核分枝杆菌在抗结核药物的诱导下可变为 L 型，呈颗粒状或丝状。在患者标本中有时可见非抗酸性革兰阳性颗粒，称莫赫颗粒。

（三）抵抗力

结核分枝杆菌细胞壁脂类含量高，对某些理化因子的抵抗力较强。耐干燥和酸碱，在干燥的痰中可存活 6~8 个月，在 6％硫酸、3％盐酸或 4％氢氧化钠中 30 分钟仍具有活力，因而常用酸碱处理严重污染的标本，杀死杂菌和消化黏稠物质，以提高检出率。但是对紫外线、湿热和乙醇敏感，日光直接照射 2~3 小时，湿热 62~63 ℃ 15 分钟被杀死，70％~75％乙醇浸泡数分钟死亡。结核分枝杆菌对常用的抗生素不敏感，对链霉素、利福平、异烟肼等抗结核药物敏感，但长期用药易出现耐药性。

（四）变异性

结核分枝杆菌容易发生形态、菌落、毒力、耐药性变异。卡介苗(BCG)即为毒力变异株，已广泛用于结核病的预防。

二、致病性与免疫性

(一)致病物质

结核分枝杆菌不含内毒素,也不产生外毒素和侵袭性酶类,其致病作用可能与该菌在组织细胞内大量繁殖引起的炎症,以及荚膜、脂质和蛋白质等菌体成分引起的免疫损伤有关。特别是细胞壁中的脂质,含量愈高毒力愈强。

1. 荚膜　荚膜对结核分枝杆菌具有一定的保护作用,主要表现为:①促进结核分枝杆菌黏附和侵入细胞;②阻止宿主体内各种药物或化学物质透入菌体内;③荚膜中的多种酶类能降解受感染组织中的大分子物质,供给侵入的结核分枝杆菌繁殖时所需要的营养物质;④抗吞噬。

2. 脂质　为结核分枝杆菌细胞壁的主要组分,占细胞壁干重的60%,是主要毒力因子。主要成分有:①磷脂:促进单核细胞增生,并可抑制蛋白酶的分解作用,使病灶组织溶解不完全,从而形成结核结节,引起干酪样坏死。②索状因子:为有毒菌株产生的6,6-双分枝菌酸海藻糖,在液体培养基中能紧密黏成索状,故称之为索状因子。其具有破坏细胞线粒体膜,抑制中性粒细胞游走和吞噬,引起慢性肉芽肿的作用。③蜡质D:为细胞壁中的主要成分,是肽糖脂和分枝菌酸的复合物,可诱导机体发生迟发型超敏反应。④硫酸脑苷脂:抑制吞噬细胞中的吞噬体与溶酶体的结合,使结核分枝杆菌在吞噬细胞内长期存活。

3. 蛋白质　结核分枝杆菌含有多种蛋白质成分,主要成分是结核菌素。它与蜡质D结合后,能刺激机体发生较强的迟发型超敏反应。

4. 多糖　多糖常与脂质结合存在于细胞壁中,主要有半乳糖、甘露醇、阿拉伯糖等,可使中性粒细胞增多,引起局部病灶粒细胞浸润。

5. 核酸　结核分枝杆菌的核糖体核糖核酸,能刺激机体产生特异性细胞免疫。

(二)所致疾病

结核病的传染源主要是病人。结核分枝杆菌通过呼吸道、消化道或损伤的皮肤黏膜等多种途径侵入易感机体,引起多种组织或器官的病变,其中以肺部感染最为常见。

1. 肺部感染　结核分枝杆菌通过飞沫或尘埃经呼吸道感染,引起肺结核。肺结核可分为原发感染和继发感染两大类。①原发感染:是指首次感染结核分枝杆菌,多见于儿童。结核分枝杆菌经呼吸道侵入肺泡,被巨噬细胞吞噬后,由于结核分枝杆菌细胞壁的硫酸脑苷脂和其他脂质成分,抑制吞噬体与溶酶体结合,不能发挥杀菌溶菌作用,致使结核分枝杆菌在细胞内大量生长繁殖,最终导致细胞死亡裂解释放出的结核分枝杆菌在细胞外繁殖或再被巨噬细胞吞噬,如此反复,引起渗出性炎症,形成原发灶。初次被感染的机体,由于尚未建立起特异性免疫功能,原发感染病灶内结核分枝杆菌可经过淋巴管扩散至肺门淋巴结,引起淋巴管炎和肺门淋巴结肿大。原发灶、淋巴管炎和肿大的肺门淋巴结在X线胸片呈现哑铃形影像,称为原发综合征。随着机体抗结核免疫力的建立,原发灶大多可纤维化和钙化而自愈。但原发灶内可有少量细菌长期潜伏,成为日后内源性感染的来源。②继发感染:多见于成人。感染多为原发病灶潜伏的结核分枝杆菌引起,极少由外源结核分枝杆菌再次侵入引起。继发感染时由于机体已建立起特异性细胞免疫,因此病灶多局限,一般不累及邻近淋巴结,也不易全身扩散,主要表现为慢性肉芽肿性炎症,形成结核结节,发生纤维化或干酪样坏死。病变常发生在肺尖部位。

2. 肺外感染　部分肺结核患者,潜伏于病灶中的结核分枝杆菌,可进入血液、淋巴液并扩散,引起肺外的感染,常侵犯淋巴结、骨、关节、肾、脑膜、结肠、腹膜等部位,引起相应的结核病。痰中的结核分枝杆菌若被咽入消化道可引起肠结核、结核性腹膜炎等。通过破损的皮肤感染结核分枝杆菌可致皮肤结核。

(三)免疫性与超敏反应

结核分枝杆菌是一种兼性细胞内寄生菌,机体感染后所建立的免疫以细胞免疫为主。机体对结核分枝杆菌产生的免疫力维持的时间,取决于菌体或其组分在体内存在的时间,一旦体内的结核分枝杆菌或其组分全部消失,免疫力也随之消失,这种免疫称为有菌免疫或传染性免疫。机体在建立特异性细胞免疫的同时,结核分枝杆菌的蛋白质与蜡质 D 共同刺激 T 淋巴细胞,介导迟发型超敏反应产生,形成以单核细胞浸润为主的炎症反应,容易发生干酪样坏死,甚至液化形成空洞。

(四)结核菌素试验

1. **原理** 以结核菌素为抗原所进行的皮肤试验,其基本原理是迟发型超敏反应。机体在感染结核分枝杆菌过程中,建立细胞免疫同时伴随有迟发型超敏反应。将一定量的结核菌素注入皮内,如感染过结核分枝杆菌,则在注射部位出现迟发型超敏反应炎症,判为阳性;未感染结核分枝杆菌,注射部位则无迟发型超敏反应炎症,判为阴性。以此来测定机体有无感染过结核分枝杆菌。

2. **试剂** 结核菌素有两种。一种是旧结核菌素(OT),是含有结核分枝杆菌的甘油肉汤培养基经加热、过滤、浓缩而成,主要成分是结核蛋白,每 0.1 ml 含 5 个单位,因副作用大,现已不常用;另一种为纯蛋白衍生物(PPD),是 OT 经三氯醋酸沉淀后的纯化物。PPD 有两种:用人结核分枝杆菌制成的 PPD-C 和用卡介苗制成的 BCG-PPD,每 0.1 ml 含 5 个单位。

3. **方法** 目前多采用 PPD 法。常规试验方法是取两种 PPD 各 5 个单位分别注入受试者两前臂掌侧皮内,48~72 小时观察结果。

4. **结果及意义**

(1)阴性反应:注射部位红肿、硬结直径小于 5 mm,表示未感染过结核分枝杆菌或未接种过卡介苗。但以下几种情况可能会出现假阴性:①原发感染早期,超敏反应尚未出现;②老年患者;③严重结核病患者或其他传染病患者;④获得性细胞免疫功能低下,如艾滋病、肿瘤患者或使用免疫抑制剂者。

(2)阳性反应:注射部位红肿、硬结直径大于 5 mm,表示感染过结核分枝杆菌或接种过卡介苗,机体细胞免疫功能正常。强阳性反应:注射部位硬结直径大于 15 mm,有助于临床诊断。强阳性表示体内可能有活动性结核病,应进一步追查病灶。两侧注射部位红肿、硬结,若 PPD-C 侧大于 BCG-PPD 侧为,感染。反之,可能为接种卡介苗所致。

5. **应用** 主要用于①选择卡介苗接种对象及免疫效果的测定;②作为诊断婴幼儿结核病(尚未接种卡介苗)的参考;③在未接种卡介苗的人群中,进行结核分枝杆菌感染的流行病学调查;④用于测定肿瘤患者机体细胞免疫水平。

三、实验室检查

1. **标本采集** 根据结核分枝杆菌感染部位的不同,采集不同的标本。如肺结核采集咳痰(最好取早晨第一次咳痰,挑取脓痰或带血的痰),肾结核或膀胱结核无菌导尿或取中段尿液,肠结核取粪便,结核性脑膜炎腰椎穿刺取脑脊液,胸膜炎、腹膜炎、脓胸或骨结核等取脓液。

2. 病原检查

（1）涂片染色镜检：咳痰标本可以直接涂片，抗酸染色后镜检，查到抗酸染色阳性的杆菌后，因标本中可能混杂有非致病性抗酸杆菌，还需进一步分离培养鉴定。

如标本中结核分枝杆菌量少，应浓缩集菌后，再涂片染色镜检，以提高检出阳性率。无菌采取的脑脊液、导尿或中段尿可直接用离心沉淀集菌。咳痰或粪便标本因含杂质多，在浓缩集菌时需先用4％NaOH或3％HCl等处理，然后再离心沉淀集菌。

（2）分离培养与鉴定：将浓缩的标本用酸碱中和，接种于液体培养基中或罗氏固体培养基上37℃培养。一般2～4周后形成肉眼可见菜花状的粗糙型菌落。根据细菌生长繁殖的速度、菌落特点、涂片染色镜检的结果，进一步鉴定和进行药物敏感试验。由于抗结核药物的使用，患者标本中常分离出结核分枝杆菌L型，故多次检出L型亦可作为结核病活动的判断标准之一。

3. 动物试验　常用豚鼠鉴别结核分枝杆菌的分离培养物进行毒力试验。取集菌处理后的标本注入豚鼠腹股沟皮下，3～4周饲养观察，如发现局部淋巴结肿大、消瘦或结核菌素试验阳性，即可进行解剖，观察局部淋巴结、肺、肝等器官有无结核病变，涂片检查或分离培养。

4. 免疫学诊断　金标免疫斑点法、ELISA、PCR技术、核酸杂交技术等快速检查方法，已在临床实验室检查中应用。PCR技术检测结核分枝杆菌DNA可用于结核病的早期和快速诊断，该方法每毫升只需含几个细菌即可获得阳性，且1～2天即可得出结果。但操作中需注意污染等问题，以免出现假阳性。

四、防治原则

知 识 链 接

"世界防治结核病日"

1882年3月24日是世界著名的德国科学家郭霍在柏林宣读发现结核菌的日子。为了纪念郭霍的伟大发现，1995年，世界卫生组织将每年的3月24日确定为"世界防治结核病日"。"世界防治结核病日"主要的目的是动员公众支持加强在全球范围的结核病控制工作，使人类历史上最大的杀手——结核病能得到及时的诊断和有效的治疗。自上世纪90年代以来，由于流动人口增加、不少国家对结核病的忽视、人类免疫缺陷病毒（HIV）感染和艾滋病（AIDS）的流行等多种因素，结核病再度在全球范围内流行。据世界卫生组织报道，全球已有近1/3的人口感染了结核菌，每年新发生结核病人900万例，每年死于结核病达300万例。据我国卫生部统计，中国内地现有结核病患者超过600万人，每年约有25万人死于该病，这一数字超过了中国全部传染病死亡人数的总和。1993年，WHO宣布全球结核病进入紧急状态，并号召各国政府和非政府组织行动起来，与结核病的危机进行斗争。

目前全球处于结核病紧急状态中。中国是全球22个结核病高负担国家之一，防治工作尤其重要。根据结核分枝杆菌的生物学特性以及致病性等特点，主要的防治措施有：

1. 一般性预防　早发现，积极治疗。进行卫生宣传教育，注意公共卫生，养成良好的卫生习惯,阻断结核分枝杆菌的传播途径。加强对牛的管理。

2. 特异性预防　接种卡介苗是预防结核病最有效的方法。新生儿在出生 24 小时内初种卡介苗,7 岁时复种,在农村 12 岁时再复种一次。复种对象为结核菌素试验阴性反应者。皮内接种卡介苗后,结核菌素试验转阳率可达 96%～99%,阳性反应可维持 5 年左右。

3. 治疗　对结核病患者的治疗原则是早期、联合、足量、规范、全程用药,尤以联合和规范更为重要。目前采用 WHO 建议推广的"直接督导下的短程化疗"(DOTS)方案,即病人每次均由"督导员"(卫生人员、社区志愿者或家属)现场督促病人服用利福平、异烟肼等规定药物。严重感染者还应与吡嗪酰胺联合用药。认真执行此方案,可缩短疗程至 6 个月,能使大约 95% 的病人获得治愈。

第二节　麻风分枝杆菌

麻风分枝杆菌俗称麻风杆菌,是麻风病的病原体。世界各地均有流行,主要集中在非洲、亚洲和拉丁美洲,高发国家为印度、尼泊尔和巴西。目前全世界约有病例 1 200 万。我国新中国成立前流行较严重,目前,我国麻风病的患病人数已经从建国初期的 52 万人,减少到现在的 6 300 多人。全国每年新发麻风病 1 600 多例,60% 以上集中在云南、贵州、四川、湖南和西藏五省区。

一、生物学性状

麻风分枝杆菌的形态、大小、染色性与结核分枝杆菌相似,是典型的胞内寄生菌,常在细胞内呈团状或束状排列,使细胞呈泡沫状,称麻风细胞,这是与结核分枝杆菌感染的一个主要区别。本菌是至今唯一不能人工培养的细菌,把麻风分枝杆菌注入小鼠足垫内或接种至犰狳,可引起动物的进行性麻风感染,是研究麻风病的主要动物模型。

二、致病性与免疫性

人类是麻风分枝杆菌的唯一宿主,也是唯一的传染源,其中瘤型麻风患者是麻风分枝杆菌的主要传染源。患者的鼻腔分泌物、痰、阴道分泌物及精液中均可有麻风分枝杆菌排出。主要通过破损的皮肤、黏膜直接接触传染,也可通过呼吸道传染。本病潜伏期长,几个月至数年不等,发病慢,病程长。

根据患者的免疫状态、病理变化、临床表现和细菌学检查结果,将本病分为两型及两类。两型为:

①结核样型麻风:此型麻风常为自限性疾病,较稳定,损害可自行消退。病变部位发生于皮肤和外周神经,不侵犯内脏。患者的细胞免疫功能较强,传染性小,又称为闭锁性麻风。

②瘤型麻风:此型麻风为进行性和严重临床类型,病情严重,传染性强,又称为开放性麻风。病菌主要侵犯皮肤、黏膜,严重时累及神经系统、眼及内脏,常在皮肤或黏膜下形成红斑或结节,称为麻风结节。面部的结节可融合呈典型的狮面容。本型患者的细胞免疫功能低下或免疫抑制,所以该菌能在患者体内持续繁殖。

两类为:

①界线类:具有结核样型和瘤型麻风的特点,可向两型中任何一型转化。

②未定类:是麻风病的早期阶段,病灶内很少检查到麻风分枝杆菌。麻风菌素试验结果

人多数是阳性。多数转化为结核样型麻风。

麻风分枝杆菌感染机体后建立的免疫主要是细胞免疫,其特点与抗结核免疫相似。

三、实验室检查与防治原则

目前对麻风病的诊断主要依据细菌学检查。取相应病变标本作抗酸染色镜检,查到抗酸染色阳性分枝杆菌或麻风细胞即有诊断意义。

目前尚无特异性预防方法。在流行区定期进行普查,早发现、早隔离、早治疗。特别是对密切接触者要做定期检查。因麻风分枝杆菌与结核分枝杆菌有共同抗原,所以,在一些麻风病高发国家和地区,接种卡介苗来预防麻风病,取得了一定的效果。治疗药物主要是砜类,利福平也有较强的作用。为了防止耐药菌株的产生,应采用联合用药的方法治疗。

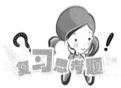
复习思考题

一、名词解释

1. 抗酸杆菌 2. 结核菌素试验 3. BCG

二、选择题(A型题)

1. 培养结核分枝杆菌常用的培养基是 （　　）

A. 基础培养基 　　　　　　　B. 罗氏培养基

C. 庖肉培养基 　　　　　　　D. 亚碲酸钾培养基

E. 巧克力培养基

2. 从痰中检出下列哪种细菌有临床意义 （　　）

A. 甲型链球菌 　　　　　　　B. 金黄色葡萄球菌

C. 结核分枝杆菌 　　　　　　D. 肺炎链球菌

E. 白假丝酵母菌

3. 接种卡介苗最适宜的对象是 （　　）

A. OT实验阴性的儿童 　　　　B. OT实验阳性的儿童

C. OT实验阳性的成人 　　　　D. OT实验阴性的细胞免疫缺陷者

E. 结核病患者

4. 关于结核分枝杆菌的叙述,下列哪项是错误的 （　　）

A. 抗酸染色呈红色 　　　　　B. 菌落干燥,呈菜花样

C. 专性需氧,营养要求高 　　 D. 易发生毒力变异

E. 对湿热的抵抗力较强

5. 以下哪种不是结核分枝杆菌的致病物质 （　　）

A. 脂质 　　B. 蛋白质 　　C. 多糖 　　　D. 内毒素 　　E. 荚膜

6. 下列哪种物质与结核结节和干酪样坏死有关 （　　）

A. 磷脂 　　B. 蜡质D 　　C. 硫酸脑苷脂

D. 结核分枝杆菌内毒素 　　　E. 结核分枝杆菌索状因子

7. 以下哪种途径不是人感染结核分枝杆菌的途径 （　　）

A. 呼吸道 　　　　　　　　　B. 消化道

C. 皮肤上创伤 　　　　　　　D. 蚊虫叮咬

E. 破损的黏膜

8. 结核菌素试验的临床意义是 （ ）

A. 用于选择卡介苗接种对象及免疫效果的测定

B. 作为诊断婴幼儿结核病的参考

C. 在未接种卡介苗的人群中,进行结核分枝杆菌感染的流行病学调查

D. 用于测定肿瘤患者机体细胞免疫水平

E. 以上均是

9. 卡介苗是利用结核分枝杆菌何种变异制备而成 （ ）

A. 毒力　　　　B. 形态　　　　C. 菌落　　　　D. 耐药性　　　　E. 抗原性

三、简答题

1. 结核分枝杆菌的主要致病物质有哪些?

2. 试述结核菌素试验原理、结果判断及意义。

3. 结合结核分枝杆菌的生物学特性和感染途径,简述结核病的防治原则。

（杨红梅）

第九章 其他病原性细菌

第一节 革兰阳性菌

一、白喉棒状杆菌

白喉棒状杆菌俗称白喉杆菌,属棒杆菌属,是人类白喉的病原菌。白喉是一种急性呼吸道传染病。

（一）生物学性状

菌体细长略微弯曲,一端或两端膨大呈棒状,排列不规则,多单个存在或排列成X、L、V、Y等英文字母状、栅栏状等。革兰染色阳性。亚甲蓝染色菌体内可见着色较深的异染颗粒,有辅助鉴别该菌的意义。

该菌营养要求高,需氧或兼性厌氧。在吕氏培养基上生长迅速,菌体形态典型,异染颗粒明显。在含 0.03%～0.04% 亚碲酸钾的血液琼脂平板培养基上培养菌落呈黑色,故亚碲酸钾血琼脂平板可作为该菌的鉴别选择培养基。

白喉棒状杆菌对湿热的抵抗力弱,煮沸 1 分钟即死亡。但对干燥、寒冷和日光的抵抗力较强。在衣服、玩具上可存活数天至数周。5%苯酚 1 分钟、3%煤酚皂溶液 10 分钟均可杀死。对青霉素、氯霉素、红霉素及广谱抗生素敏感。

（二）致病性与免疫性

1. 致病物质　主要是白喉外毒素。该毒素干扰细胞蛋白质的合成,导致细胞变性和坏死。

2. 所致疾病　白喉的传染源是病人和带菌者。通过呼吸道黏膜分泌物,以气溶胶方式经飞沫传播。感染后细菌通常在鼻咽部黏膜表面生长繁殖,产生外毒素引起局部炎症,渗出的纤维蛋白、炎性细胞、黏膜坏死物和细菌凝聚在一起,形成灰白色膜状物,称为假膜。假膜与黏膜下组织粘连紧密,强行剥离可引起出血。如病变继续向喉部或气管内发展,或假膜脱落掉入气管,均有可能引起呼吸道阻塞,甚至窒息死亡。本菌不入血,但毒素易被吸收入血,与敏感组织如心肌、肝、肾、外周神经及肾上腺等结合,引起细胞变性坏死、内脏出血、神经麻痹等,导致中毒性心肌炎、周围神经麻痹、肾上腺功能障碍等。

人对白喉棒状杆菌普遍易感。感染或经预防接种后,机体可产生以体液免疫为主的特异性免疫力。

（三）实验室检查

1. 标本采集 用无菌的长棉咽拭子采取假膜边缘的分泌物。未见假膜的疑似患者或带菌者，可以采集鼻咽部或扁桃体黏膜上的分泌物。

2. 病原检查 将棉咽拭子标本直接涂片，经亚甲蓝染色和革兰染色后镜检。或将标本接种与吕氏血清斜面或亚碲酸钾血液琼脂平板，培养后依据菌落特点、生化反应、涂片染色镜检和毒力鉴定等作出最后鉴定。

（四）防治原则

特异性预防是控制白喉流行的重要措施。我国儿童计划免疫中，用百白破联合疫苗对 3 月龄～6 周岁的儿童进行人工自动免疫。对密切接触病人的易感者，注射 1 000～3 000 U 的白喉抗毒素进行紧急预防。

白喉病人应早期注射足量的白喉抗毒素，一般用 2 万～10 万 U 作肌内注射。注射前应做皮肤过敏试验，防止发生超敏反应。同时用青霉素、红霉素等抗生素进行抗菌治疗。

二、炭疽芽胞杆菌

炭疽芽胞杆菌是引起炭疽病的病原菌。炭疽病为人畜共患的急性传染病。牛、羊等草食动物发病率较高，人可通过摄食或接触患病的动物及畜产品而感染。

（一）生物学性状

为革兰阳性粗大杆菌，是致病菌中最大的细菌，宽为 5～10 μm，长为 1～3 μm。两端平齐，单个或短链状排列，人工培养后多呈竹节状排列。在体内或含有血清的培养基上生长形成荚膜。芽胞呈椭圆形，位于菌体中央。无鞭毛。专性需氧，营养要求不高，在普通培养基上生长良好。芽胞抵抗力极强，在污染的牧场土壤中可保持传染性 20 年。对碘及氧化剂敏感。对青霉素、先锋霉素、链霉素、卡那霉素和多西环素（强力霉素）等高度敏感。

（二）致病性

1. 致病物质 荚膜和炭疽毒素。荚膜具有抗吞噬作用。炭疽毒素主要损害微血管内皮细胞，引起感染性休克和弥散性血管内凝血（DIC）。

2. 所致疾病 炭疽芽胞杆菌主要引起草食性动物（如羊、牛、马等）炭疽病。人类可经皮肤接触、消化道、呼吸道感染，引起皮肤炭疽、肠炭疽和肺炭疽。三型炭疽都可以导致败血症，偶见引起炭疽性脑膜炎，死亡率极高。病后可获得持久免疫力。

（三）实验室检查

1. 标本采集 根据病情采集水疱、脓疱、溃疡、痰液、粪便、血液等标本。

2. 病原检查 ①标本直接涂片：革兰染色镜检。②分离培养与鉴定：观察菌落形态、菌落特征、进行涂片革兰染色，串珠试验及动物试验等。

3. 免疫检查 可用免疫荧光染色快速检查。

（四）防治原则

预防炭疽病的根本措施是加强病畜的管理。对易感人群（牧民、饲养员、屠宰工人、皮毛加工人员等）用炭疽活疫苗预防接种。治疗以青霉素为首选药物，也可选用四环素、红霉素等，同时使用抗炭疽血清。

第二节 革兰阴性菌

一、铜绿假单胞菌

铜绿假单胞菌俗称绿脓杆菌。该菌广泛分布于水、土壤、空气、动植物体表及医院的潮湿环境中,是一种常见的条件致病菌,引起继发感染或混合感染。因其能产生绿色水溶性色素,使感染后的病灶脓液以及敷料呈绿色而得名。

（一）生物学性状

铜绿假单胞菌为革兰阴性杆菌。一端有1～3根鞭毛,运动活泼,有荚膜,有菌毛,无芽胞。专性需氧,营养要求不高。在普通琼脂平板上生长良好。产生带荧光的绿色水溶性色素,使培养基呈亮绿色、灰色或棕色等。本菌抵抗力较强,对多种化学消毒剂和抗生素不敏感,易产生耐药性变异。

（二）致病性

1. 致病物质 铜绿假单胞菌可产生多种致病物质,其中最主要的是内毒素。此外尚有外毒素、蛋白分解酶、杀白细胞素等多种致病因子,以及菌毛、荚膜等菌体结构,有的菌株还可产生肠毒素,引起腹泻等。

2. 所致疾病 该菌为人体正常菌群,当机体免疫力低下、长期化疗或使用免疫抑制剂、临床使用介入性诊疗技术时,可引起机会感染。铜绿假单胞菌是引起医院感染的重要病原菌,由该菌引起的约占10%,某些特殊病房如烧伤、肿瘤病房、各种导管和内窥镜检查室,感染率高达30%。该菌可侵犯人体的任何组织和部位,如术后伤口感染、烧伤感染、中耳炎、脓肿、压疮以及泌尿道、呼吸道等化脓性感染。局部感染可通过血流播散,导致菌血症、败血症、脓毒血症。

（三）实验室检查

1. 标本采集 根据不同的感染部位,采集相应标本如血液、胸水、腹水、尿液、脓液或分泌物送检。

2. 病原检查 检查方法包括直接涂片镜检、分离培养与鉴定。根据形态染色、菌落特征、色素特点、氧化酶试验、生化反应和血清学试验等作出鉴定。

（四）防治原则

预防主要是防止医院感染,加强医院环境和诊疗器械的消毒与管理。在护理工作中严格执行无菌操作,定期对病房消毒,注意预防医护人员与患者之间的交叉感染,防止医源性感染。该菌易产生耐药性变异,应结合药物敏感试验指导用药。治疗可选用多粘菌素B、庆大霉素等。

二、流感嗜血杆菌

流感嗜血杆菌俗称流感杆菌,曾被误认为流行性感冒的病原菌。可引起原发性化脓性感染和继发性感染。

（一）生物学性状

流感嗜血杆菌为革兰阴性小杆菌,多数菌株有菌毛,毒力菌株有荚膜,无鞭毛及芽胞。

需氧或兼性厌氧,初次分离需 $5\%\sim10\%CO_2$,人工培养时需供给新鲜血液(含 X 因子和 V 因子),故名嗜血杆菌。抵抗力弱,对热、干燥和一般消毒剂均敏感,在干燥的痰中生存时间不超过 48 小时,$50\sim55\ ℃$ 作用 30 分钟即被杀灭。

（二）致病性

1. 致病物质 主要是荚膜、菌毛、内毒素和 IgA 蛋白酶等。

2. 所致疾病 原发性化脓性感染主要有鼻窦炎、中耳炎、咽炎、支气管肺炎、脑膜炎、化脓性心包炎、脓肿等。继发性感染由无荚膜菌株在其他疾病如流感、麻疹、百日咳、结核病等后期引起的感染。

（三）实验室检查

1. 标本采集 根据病情采集患者相应标本,如痰液、鼻咽分泌物、脓液、脑脊液、血液等。

2. 病原检查 检查方法有直接涂片染色镜检和分离培养。另外,可疑细菌用特异性血清做荚膜肿胀试验,进行快速诊断。

（四）防治原则

18 个月以上的儿童接种 b 型菌株荚膜多糖疫苗,一年内的保护率达 90% 以上。治疗可选用氨苄青霉素等。

三、百日咳鲍特菌

百日咳鲍特菌俗称百日咳杆菌,是引起人类百日咳的病原菌。百日咳是一种以儿童多见的急性呼吸道传染病。

（一）生物学性状

百日咳鲍特菌为革兰阴性短小杆菌,近似卵圆形,光滑型菌株有荚膜和菌毛,无鞭毛和芽胞。营养要求高,需氧。抵抗力弱,对热、干燥、一般化学消毒剂和多种抗生素敏感。

（二）致病性

1. 致病物质 主要有荚膜、菌毛、毒素和多种生物活性物质。其中百日咳毒素为外毒素,是百日咳鲍特菌的主要致病因子,与细菌附着气管纤毛上皮细胞及引起痉挛性咳嗽有关。

2. 所致疾病 百日咳的传染源是早期病人和带菌者,儿童易感。主要通过飞沫经呼吸道传播,潜伏期约 $7\sim14$ 天。侵入呼吸道的细菌附着于纤毛上皮细胞生长繁殖并产生毒素,引起局部炎症、坏死,破坏上皮细胞纤毛的清除作用,影响黏性分泌物的排出,在局部刺激支气管黏膜感觉神经末梢,反射性地引起剧烈咳嗽。百日咳在临床上以痉挛性阵发性咳嗽为主,病程持续时间较长,故名百日咳。病后可获得持久免疫力。

（三）防治原则

对幼儿接种百白破联合疫苗进行特异性预防。可选用红霉素、氨苄青霉素等进行治疗。

四、嗜肺军团菌

军团菌 1976 年在美国发现。目前研究人员发现该菌属有 46 个种,其中主要致病菌为嗜肺军团菌。该菌广泛分布于自然界中,特别易存在于各种天然水源及人工冷、热水管道系统中。

（一）生物学性状

嗜肺军团菌为革兰阴性粗短杆菌,有显著多形性,有微荚膜,有菌毛和鞭毛,无芽胞。镀银染色为黑褐色。需氧菌,在 $2.5\%\sim5\%\ CO_2$ 环境中生长良好。营养要求高,用含有半胱氨酸相铁的培养基培养,生长缓慢。根据O抗原的不同将该菌分为15个血清型。我国分离较多的是1型和6型。该菌在自然界中生存力很强,在自来水中可存活一年。对热、干燥、紫外线和一般化学消毒剂较敏感,但对酸或氯有一定抵抗力。对红霉素、利福平、庆大霉素等敏感。

(二)致病性

嗜肺军团菌的致病机制目前还不是很清楚。主要认为其致病物质是微荚膜、菌毛、外毒素、侵袭性酶。该菌通过呼吸道侵入机体,在细胞内寄生。嗜肺军团菌病的临床类型有:①肺炎型(重症型);②流感样型(轻症型);③肺外感染。机体建立的特异性免疫为细胞免疫,病后也可获得保护性抗体。

(三)实验室检查

1. 标本采集 根据病情采集痰液、气管分泌物或肺活组织、血液等标本。

2. 病原检查 活检组织标本用镀银染色镜检,也可进行细菌培养,依据菌落形态和生化反应的结果,结合其他检测指标作出鉴定。

(四)防治原则

该菌目前还没有特异性疫苗预防。加强水源监测和消毒。治疗可选用红霉素、利福平等。

五、布鲁菌

布鲁菌是引起人类布鲁菌病的病原菌。该病为人畜共患疾病。人类通过接触病畜或食用被细菌污染的肉类、乳制品等感染。我国流行的主要是羊布鲁菌、牛布鲁菌和猪布鲁菌,最常见的是羊布鲁菌病。

(一)生物学性状

布鲁菌为革兰阴性球杆菌,有微荚膜,无鞭毛,无芽胞。该菌为专性需氧菌,营养要求高。布鲁菌抵抗力较强,在土壤、皮毛、病畜的脏器、分泌物、肉和乳制品中可存活数月,在食品中可存活两个月。60 ℃加热10～20分钟可杀死。3‰煤酚皂溶液中数分钟可杀灭,对常用广谱抗生素较敏感。

(二)致病性

致病物质主要是内毒素、荚膜及透明质酸酶等。该菌通过皮肤、消化道、呼吸道、眼结膜等途径侵入人体,引起布鲁菌病。布鲁菌侵入人体后,即被吞噬细胞吞噬,在吞噬细胞内生长繁殖,经淋巴管到达局部淋巴结,形成感染灶。布鲁菌在淋巴结中繁殖到一定数量后,突破淋巴结屏障侵入血流,引起菌血症。该菌随血流进入肝、脾、淋巴结等脏器迅速繁殖入血,再次引起菌血症,引起体温升高。由于反复形成菌血症,病程中患者可出现不规则的发热,故称波浪热。感染容易转为慢性,反复发作。

感染后机体可建立以细胞免疫为主的免疫,对再次感染有较强的免疫力。

(三)实验室检查

1. 标本采集 急性期取血液标本,慢性期可采集骨髓。

2. 病原检查 将标本接种于双相肝浸液培养基中培养,根据菌落形态、细菌涂片镜检、生化反应及血清学试验结果进行鉴定。

(四)防治原则

预防本病的根本措施是加强病畜管理,切断传播途径和用减毒活疫苗预防接种。治疗可用广谱抗生素。

六、鼠疫耶尔森菌

鼠疫耶尔森菌俗称鼠疫杆菌,是引起鼠疫的病原菌。鼠疫是一种自然疫源性的烈性传染病,传染性强,易引起大流行。历史上曾经发生过三次世界大流行,病死率极高。

(一)生物学性状

鼠疫耶尔森菌为革兰阴性卵圆形短杆菌,用亚甲蓝染色菌体两端呈现浓染,中间颜色较淡。有荚膜。营养要求不高,在普通培养基上就能生长。

该菌对寒冷、潮湿的抵抗力较强,100 ℃ 1 分钟或 70～80 ℃ 10 分钟可杀灭。5%苯酚 20 分钟可杀死痰中的鼠疫耶尔森菌。在鼠蚤粪便和土壤中可存活约一年,在痰中能生存 36 天。

(二)致病性

鼠疫耶尔森菌的致病物质主要有外毒素性质的鼠毒素、荚膜、内毒素、毒力抗原、侵袭性酶类等,致病性极强。

鼠疫耶尔森菌在自然疫源地,以鼠蚤为媒介在鼠之间传播。人被携带鼠疫耶尔森菌的鼠蚤叮咬后感染,再通过人蚤叮咬或呼吸道在人与人之间传播。侵入机体的鼠疫耶尔森菌,其毒素作用于全身小血管和淋巴管内皮细胞,引起炎症、出血、坏死,导致血管收缩后休克。还可引起肝、肾、心肌的损害。临床常见的有三种类型:①肺鼠疫,患者死亡后皮肤常呈紫黑色,故称"黑死病"。②腺鼠疫,以腹股沟淋巴结肿胀化脓、全身中毒为主要特征。③败血症鼠疫,肺鼠疫和腺鼠疫均可引起败血症鼠疫。

鼠疫患者病后可获得持久的免疫力。

(三)实验室检查

1. 标本采集　根据不同类型的鼠疫采集患者的淋巴结穿刺液、痰、血液等标本。鼠疫是法定的甲类传染病,标本应送至有严格防护措施的生物安全实验室检测。

2. 病原检查　涂片染色、分离培养、动物试验等方法进行检查诊断。

(四)防治原则

预防的根本措施是灭鼠、灭蚤,切断传播途径以消灭疫源地,并加强国境、海关检疫。发现可疑病人,应立即隔离,如治疗不及时,死亡率达 100%。治疗可选用链霉素等抗生素,并可注射高效价免疫血清。在流行地区接种鼠疫活疫苗。

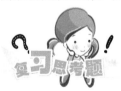

一、选择题(A 型题)

1. 具有异染颗粒的细菌是　　　　　　　　　　　　　　　　　　　　　　　　　( )

　A. 布氏菌　　　　　　　　　　　　B. 破伤风芽胞梭菌

　C. 白喉棒状杆菌　　　　　　　　　D. 结核分枝杆菌

　E. 脑膜炎耐瑟菌

2. 有关"绿脓杆菌"的叙述中,哪一项是错误的　　　　　　　　　　　　　　　( )

　A. 产生脂溶性色素　　　　　　　　B. 对多种常用抗生素耐药

　C. 革兰阴性杆菌　　　　　　　　　D. 人体正常菌群

E. 是医院感染的常见病原菌

3. 目前预防百日咳可采用 （　）

A. 注射类毒素　　　　　　　　　B. 注射减毒活疫苗

C. 注射抗毒素　　　　　　　　　D. 注射白百破三联疫苗

E. 注射百日咳亚单位疫苗

4. 咽假膜的形成提示下列哪种疾病 （　）

A. 军团病　　　　　　　　　　　B. 李斯特菌病

C. 白喉　　　　　　　　　　　　D. 艰难梭菌感染

E. 鹅口疮

5. 对炭疽芽胞杆菌描述不正确的是 （　）

A. 无氧条件下形成芽胞　　　　　B. 芽胞抗力很强

C. 干燥土壤或皮毛中能存活数年　D. 芽胞对化学消毒剂的抵抗力很强

E. 对碘及氧化剂较敏感

二、简答题

1. 如何预防白喉棒状杆菌的感染？

2. 简述铜绿假单胞菌的致病性及防治。

3. 百日咳有何典型症状？临床病程分为哪三期？

（雷　红）

第十章 其他原核细胞型微生物

导　学

本章主要介绍五大类微生物，即支原体、衣原体、立克次体、螺旋体和放线菌。它们的特点各不相同，但均可感染人类，引起人类的各种疾病。学习时重点掌握各类微生物的特性及致病性。

第一节　支原体

一、生物学性状

支原体是一类没有细胞壁、高度多形性、能通过滤菌器、可用人工培养基培养增殖的最小原核细胞型微生物。由于能形成丝状与分枝形状，故称为支原体。革兰染色为阴性，但不易着色，一般用 Giemsa 染色，染成淡紫色。支原体主要以二分裂方式繁殖，亦可以出芽方式繁殖，分枝形成丝状后断裂呈球杆状颗粒。大部分支原体繁殖速度比细菌慢，在适宜的环境中，约3~4小时繁殖一代。在固体培养基上培养，形成典型的"荷包蛋"状菌落。支原体对理化因素的抵抗力和一般细菌繁殖体相似，不耐热，对75％乙醇、煤酚皂溶液敏感，对红霉素、四环素、螺旋霉素、链霉素、卡那霉素等药物敏感。

由于支原体和 L-型细菌均无细胞壁，两者有许多相似之处，如多形性、能通过滤菌器、在固体培养基上形成荷包蛋样菌落等。所以，在进行支原体分离鉴定时应注意区别。

支原体广泛分布于人及动物体内，大多不致病，致病的支原体，种类不同感染机体的部位亦不同，因而引起不同的疾病（表10-1）。

表 10-1　常见致病性支原体的所致疾病和防治原则

种　类	感染部位	所致疾病
肺炎支原体	呼吸道	上呼吸道感染、非典型肺炎、支气管炎
溶脲脲原体	生殖道	尿道炎

种 类	感染部位	所致疾病
人型支原体	呼吸道、生殖道	附睾炎、盆腔炎、产褥热
生殖支原体	生殖道	尿道炎
发酵支原体	呼吸道、生殖道	流感样疾病、肺炎
穿透支原体	生殖道	协同 HIV 致病

二、主要致病支原体

1. 肺炎支原体　肺炎支原体主要通过呼吸道传播,是原发性非典型肺炎的病原体。本病一年四季均可发生,但多发于夏末秋初,1～15 岁人群发病率较高。肺炎支原体进入呼吸道后,借助顶端的特殊结构(黏附因子 P1 蛋白)以及荚膜、毒性代谢产物等致病物质,引起以细胞损害和细胞间质炎症为主要病理变化的间质性肺炎,亦可合并支气管肺炎,故称为原发性非典型肺炎。潜伏期 2～3 周,症状较轻,有不规则发热、头痛、刺激性咳嗽。有时并非支气管肺炎,个别病例也可出现呼吸道外的并发症,如皮疹、心血管和神经系统症状。临床上常用分离培养、血清学试验,如冷凝集试验、生长抑制试验等进行检查。目前治疗肺炎支原体的感染多采用大环内酯类药物,如罗红霉素、克林霉素、阿奇霉素等,或使用喹诺酮类药物,如氧氟沙星、司帕沙星等,但有耐药菌株产生。

2. 溶脲脲原体　溶脲脲原体是人类泌尿生殖道常见的病原体之一,现已明确其通过性接触传播,引起尿道炎、前列腺炎等泌尿生殖道感染;亦可经胎盘传播引起早产、自然流产、先天畸形、死胎和不孕症等,经产道感染可致新生儿肺炎或脑膜炎。预防措施主要是加强宣教,切断传播途径。感染者可用四环素类、喹诺酮类药物治疗,但有耐药菌株产生。

第二节　立克次体

立克次体是一类严格细胞内寄生的原核细胞型微生物。其生物学性状与细菌类似。能引起人或动物多种疾病。常见的立克次体有普氏立克次体、斑疹伤寒立克次体和恙虫病立克次体。

知 识 链 接

立克次体的发现

立克次体是 1909 年美国病理学副教授立克次在研究落基山斑疹热时首先发现的。第二年,他不幸因感染斑疹伤寒而为科学献身。1916 年罗恰-利马首先从斑疹伤寒病人的体虱中找到病原体,并建议取名为普氏立克次体,以纪念从事斑疹伤寒研究而牺牲的立克次和捷克科学家普若瓦帅克。

1934 年,我国科学工作者谢少文首先应用鸡胚培养立克次体成功,为人类认识立克次体做出了重大的贡献。

一、生物学性状

立克次体大多呈球杆状,大小为$(0.3\sim0.6)\mu m\times(0.8\sim2.0)\mu m$,革兰染色阴性,但不易着色,姬姆萨染色呈紫蓝色。在感染的宿主细胞内,立克次体排列不规则,多存在于感染细胞的细胞质或细胞核内。

立克次体的酶系统不完善,缺乏细胞器,故为专性细胞内寄生;繁殖方式为二分裂,生长缓慢。培养立克次体的常用方法有动物接种、鸡胚接种和细胞培养。

大多数立克次体抵抗力均较弱。对热敏感,加热56 ℃ 30分钟死亡,0.5%苯酚和煤酚皂溶液5分钟可杀灭,对低温和干燥抵抗力较强,在干虱粪中保持活性两个月左右,-20 ℃或冷冻干燥可保持约半年,在节肢动物粪便中可存活一年以上。对四环素和氯霉素类抗生素敏感。

立克次体细胞壁中的脂多糖与变形杆菌某些菌株,如OX_{19}、OX_2、OX_K的菌体(O)抗原有共同抗原成分。由于立克次体难以培养,变形杆菌抗原易于制备,故可用变形杆菌OX_{19}、OX_2、OX_K菌株代替相应的立克次体进行立克次体病的血清学诊断,此反应称为外斐反应。

二、致病性

立克次体通过节肢动物叮咬或其粪便污染伤口进入人体,或通过接触、呼吸道或眼结膜侵入人体。立克次体的致病物质主要有内毒素和磷脂酶A两类。内毒素的主要成分为脂多糖,可引起机体发热、血管内皮细胞损伤等;磷脂酶A能溶解宿主细胞膜或细胞内吞噬体膜,有利于立克次体穿入宿主细胞内生长繁殖。

由立克次体引起的疾病统称为立克次体病。不同的立克次体所引起的疾病各不相同(表10-2)。立克次体病后可获得牢固的免疫力,主要以细胞免疫为主。

表10-2 主要立克次体的致病及媒介昆虫

病原体	所致疾病	媒介昆虫	储存宿主
普氏立克次体	流行性斑疹伤寒	人虱	人
斑疹伤寒立克次体	地方性斑疹伤寒	鼠蚤	鼠
恙虫病立克次体	恙虫病	恙螨	鼠

1. 普氏立克次体　普氏立克次体的储存宿主是病人,病人是唯一的传染源,通过人虱叮咬传播,引起流行性斑疹伤寒。潜伏期为10~14天,发病急,症状为高热、剧烈头痛和周身疼痛,4~7天出现皮疹。成人感染率高,50岁以上的人发病率高,60岁以上的患者死亡率高。

2. 莫氏立克次体　莫氏立克次体感染人引起地方性斑疹伤寒,该立克次体的主要储存宿主是鼠,鼠虱和鼠蚤是主要传播媒介。鼠蚤叮吸人血时,将立克次体传给人;人也可通过口、鼻和眼结膜等途径接触鼠蚤粪便而感染。潜伏期为8~12天,发病缓慢,患者出现发热和皮疹等症状。临床症状较流行性斑疹伤寒轻。

3. 恙虫病立克次体　该立克次体所致疾病为恙虫病,也称丛林斑疹伤寒,是一种急性传染病。人被恙螨叮咬后,经7~10天或更长的潜伏期,突然发病,高热、剧烈头痛,可出现耳聋。叮咬处出现红斑样皮疹,形成水泡,破裂后发生溃疡,周围红润,上覆盖黑色痂皮,是恙虫病的特征之一。

三、防治原则

预防的原则是改善居住条件,消灭储存宿主以及媒介昆虫,讲究个人卫生,加强个人防护。特异性预防斑疹伤寒可接种灭活疫苗。

治疗采用氯霉素、四环素等药物有效,同时要增强机体免疫功能,尤其是细胞免疫功能。禁用磺胺类药物治疗。

第三节　衣原体

知　识　链　接

解决沙眼病原体困惑的第一人——汤飞凡

沙眼是历史悠久、世界范围流行、严重肆虐人类健康的古老眼病,曾被列为人类三大疾病之一。世界卫生组织(WHO)估计目前仍有 1.4 亿人患沙眼,600 万人因沙眼致盲或严重视力减退,在 55 个国家,主要是非洲、亚洲发展中国家流行。沙眼仍是全球第二位致盲性眼病,也是感染性可预防致盲的首位眼病。但其病原问题长期悬而未决。1956 年,我国微生物学家汤飞凡首次成功分离出沙眼衣原体,解决了医学、微生物学史上一个长期悬而未决的沙眼病原问题。

衣原体是一类严格细胞内寄生、有独特发育周期、能通过细菌滤器的原核细胞型微生物。

一、生物学性状

衣原体的共同特征是:①为球形或椭圆形,革兰染色阴性;②具有细胞壁,其组成与革兰阴性菌相似;③有独特的发育周期,以二分裂方式繁殖;④严格的细胞内寄生;⑤抵抗力不强,对热和常用的消毒剂敏感;⑥对多种抗生素敏感。

衣原体有原体和始体两个发育阶段,原体是一种小而致密的颗粒结构,具有强传染性,在宿主细胞外较为稳定,无繁殖能力。原体进入宿主易感细胞后,增殖为一种大而疏松的结构,称为网状体,也称始体,始体无传染性,有繁殖能力,在宿主细胞内以二分裂方式繁殖。

衣原体为严格细胞内寄生,用鸡胚培养进行繁殖,感染后 3～6 天导致鸡胚死亡,并可在鸡胚卵黄囊膜中找到原体、始体颗粒和包涵体。

衣原体耐冷不耐热,60 ℃仅能存活 5～10 分钟;冷冻干燥保存 30 年以上仍可复苏。对常用消毒剂敏感,20 g/LNaOH 或 1％HCl 2～3 分钟,75％乙醇溶液 1 分钟即可灭活。紫外线照射可迅速灭活。多西环素、红霉素、氯霉素、四环素等抗生素可抑制衣原体的繁殖。

二、致病性与免疫性

衣原体广泛寄生于人类、哺乳动物及禽类体内,仅少数能致病。能引起人类疾病的衣原体主要有沙眼衣原体、肺炎衣原体及鹦鹉热衣原体,其中最常见的是沙眼衣原体。

衣原体通过微小的创面侵入机体,并进入细胞内生长繁殖。衣原体能产生类似于革兰阴性菌内毒素的毒性物质,该物质能抑制宿主细胞代谢,直接破坏宿主细胞。另外,衣原体热休克蛋白能刺激机体巨噬细胞产生炎性细胞因子,从而介导炎症发生和瘢痕形成。

衣原体感染机体后,能诱导机体建立特异性免疫功能,以细胞免疫为主,体液免疫为辅。活化的 Th 细胞分泌细胞因子,抑制衣原体的繁殖。特异性抗体可抑制衣原体进入宿主细胞,但作用较弱,且维持时间较短,对机体的保护性不强。

三、主要致病衣原体

三种常见衣原体性状比较见表 10-3。

表 10-3 三种常见衣原体性状比较

性 状	沙眼衣原体	肺炎衣原体	鹦鹉热衣原体
自然宿主	人和小鼠	人	禽类和低等哺乳动物
所致人类主要疾病	沙眼、幼儿肺炎 性传播疾病	肺炎(少儿为主) 呼吸道感染	肺炎(青少年为主) 呼吸道感染
原体形态	圆、椭圆形	梨形	圆、椭圆形
对磺胺的敏感性	敏感	不敏感	不敏感

(一)沙眼衣原体

沙眼衣原体的主要致病物质是内毒素样物质和主要外膜蛋白。沙眼衣原体通过吸附于易感的柱状或杯状黏膜上皮细胞,引起沙眼、包涵体结膜炎、泌尿生殖道感染及沙眼衣原体肺炎等。

沙眼生物亚种引起沙眼病,主要通过眼-眼或眼-手-眼传播。沙眼衣原体侵袭眼结膜上皮细胞引起炎症,早期出现结膜炎,后期出现纤维组织增生,瘢痕挛缩,眼睑内翻、倒睫以及角膜血管翳,造成角膜损害,影响视力或致盲。沙眼病后免疫力不强,易重复感染。

沙眼生物亚种还可引起包涵体结膜炎。婴儿经产道感染,成人系性接触经手传染至眼;或通过游泳池水传染至眼。沙眼生物亚种通过性接触传播能引起泌尿生殖道感染,通常引起尿道炎、附睾炎、前列腺炎或阴道炎、宫颈炎、输卵管炎、盆腔炎等。某些沙眼生物亚种的血清型还可引起婴儿沙眼衣原体肺炎。

性病淋巴肉芽肿亚种通过性接触传播,所致疾病为性病淋巴肉芽肿。在男性,侵犯腹股沟淋巴结,引起化脓性淋巴结炎和慢性淋巴肉芽肿,并可引起瘘管。在女性,侵犯会阴、肛门和直肠,可形成肠-皮肤瘘管,还可引起会阴肛门直肠狭窄和梗阻。

沙眼衣原体的感染目前尚无特异性预防方法,预防主要是注意个人卫生,避免直接或间接接触感染。经性接触传播的衣原体感染,应广泛开展性传播疾病防治知识的宣传,积极治疗病人和携带者。治疗可用多西环素、罗红霉素、阿奇霉素、加替沙星等药物。

(二)肺炎衣原体

人是肺炎衣原体的唯一宿主。其感染途径为飞沫或呼吸道飞沫传播。成人的感染率约为 50%,大部分为隐性感染。肺炎衣原体感染人体,引起肺炎、支气管炎、咽炎和鼻窦炎等,起病缓,临床症状为咽痛、咳嗽、发热等,一般情况症状较轻。

肺炎衣原体感染机体后,建立的免疫以细胞免疫为主,体液免疫为辅,免疫力维持时间不长,可重复感染。

（二）鹦鹉热衣原体

鹦鹉热是由鹦鹉热衣原体引起的一种自然疫源性疾病。人类经呼吸道吸入病鸟粪便、分泌物或羽毛的气雾或尘埃而感染，也可经破损皮肤、黏膜或眼结膜感染。潜伏期5~21天。临床表现多为非典型肺炎，症状为发热、头痛、干咳、间质性肺炎，并可并发心肌炎。

肺炎衣原体感染机体后，建立的免疫以细胞免疫为主，同时产生中和性抗体，对清除细胞内衣原体和抵抗再次感染具有重要作用。

预防鹦鹉热衣原体的感染，最重要的是严格控制传染源，加强对鸟类和禽类的管理。治疗鹦鹉热应及早使用大环内酯类或喹诺酮类等抗生素。

第四节　螺旋体

螺旋体是一类细长、柔软、弯曲呈螺旋状、运动活泼的原核细胞型微生物。其基本结构和生物学性状与细菌相似（见彩页2），以二分裂方式繁殖，对抗生素敏感等。

螺旋体在自然界和动物体内广泛存在，种类很多，对人致病的主要有3个属：①钩端螺旋体属：对人致病的主要是钩端螺旋体；②密螺旋体属：对人致病的主要有梅毒螺旋体等；③疏螺旋体属：对人致病的主要有回归热螺旋体等。

一、钩端螺旋体

钩端螺旋体引起人或动物钩端螺旋体病（简称钩体病）。此病呈世界分布，我国以南方农村多见。

（一）生物学性状

1. 形态结构与染色　大小为长6~12 μm，宽为0.1~0.2 μm，螺旋排列细密而规则，一端或两端弯曲呈钩状，常呈S或C形。运动活泼。革兰染色阴性，但不易着色，镀银染色成棕褐色。在暗视野显微镜下可直接观察悬液标本中钩端螺旋体的形态和运动方式。

2. 培养特性　需氧或微需氧。营养要求较高，在含10％兔血清或牛血清的柯索夫培养基中生长良好。适宜生长温度为28~30 ℃，最适pH7.2~7.4。生长缓慢，培养1~2周后，在液体培养基中半透明云雾状生长。固体培养基上形成透明、不规则、直径小于2 mm的扁平菌落。

3. 分类　根据钩端螺旋体的抗原不同，目前钩端螺旋体至少可分25个血清群、273个血清型。我国发现的至少有19个血清群、75个血清型。

4. 抵抗力　钩端螺旋体对热、干燥、理化因素的抵抗力较弱。加热60 ℃ 1分钟死亡，0.2％煤酚皂溶液、1％苯酚10~30分钟即可被杀死。在酸碱度中性的潮湿土壤中可存活数月，对青霉素、多西环素等药物敏感。

（二）致病性与免疫性

1. 致病物质　主要是内毒素样物质、溶血素、细胞毒性因子。钩端螺旋体细胞壁中含有类似革兰阴性菌的脂多糖物质，其致病机制与细菌的内毒素相似，但毒性较低；溶血素能破坏红细胞膜而致溶血；细胞毒性因子注入小鼠，可出现肌肉痉挛和呼吸困难。

2. 所致疾病　钩端螺旋体病是一种人畜共患病，是我国农村某些地区常见的急性传染病之一。鼠类和猪为主要传染源和储存宿主。动物感染钩端螺旋体后大多不发病，但钩端螺旋体在感染动物的肾小管中长期生长繁殖，并不断从尿液排出体外污染水和土壤。人与污染的水和土壤接触而被感染。钩端螺旋体亦可通过胎盘垂直感染胎儿。钩端螺旋体经皮肤、黏膜侵入人体,在局部迅速繁殖,并经淋巴系统或直接进入血液循环引起钩端螺旋体血症,出现全身中毒症状,临床表现有发热、头痛、乏力、全身肌肉酸痛、眼结膜充血、浅表淋巴结肿大、腓肠肌压痛等典型症状。由于钩端螺旋体血清型别不同、毒力不同及宿主免疫水平的差异,临床表现相差很大。轻者仅出现感冒样症状及轻微的自限性发热,重者可出现黄疸、出血、休克、DIC、心肾功能不全、脑膜炎,甚至死亡。病后对同型钩端螺旋体可产生持久的免疫力。

（三）实验室检查

1. **标本采集**　根据病人的发病情况和病程不同,分别采集血液、尿液、脑脊液等标本。通常于发病 7～10 天取外周血;两周后可取尿液。有脑膜刺激征患者取脑脊液。

2. **病原检查**　取标本差速离心集菌暗视野镜检或镀银染色后镜检,也可分离培养与鉴定,进一步涂片染色镜检,必要时进行动物实验。

3. **免疫检查**　用显微镜凝集试验、间接凝集试验等免疫学检查方法,检测病人血清中的抗体以作出诊断。一般在病初及发病后 2～3 周各采血一次,双份血清标本凝集价升高 4 倍以上有诊断意义。

（四）防治原则

钩端螺旋体病是一种自然疫源性疾病,所以防鼠、灭鼠、做好带菌家畜的管理工作是预防的关键;对易感人群接种含有当地流行血清型的多价死疫苗。目前,我国新近研制的钩端螺旋体外膜疫苗,因人体接种后效果好,副作用小,可成为新一代预防钩端螺旋体病的理想疫苗。及时发现和治疗病人,治疗药物首选青霉素,青霉素过敏者,可用庆大霉素或多西环素等药物治疗。

二、梅毒螺旋体

梅毒螺旋体是引起梅毒的病原体。梅毒是性传播疾病中危害较严重的一种。

（一）生物学性状

1. **形态结构与染色**　大小为长 6～20 μm,宽 0.1～0.2 μm,螺旋致密而规则,两端尖直,运动活泼。螺旋体表面有荚膜样物质,其化学成分为黏性多糖。普通染色不易着色,常采用镀银染色法,染成棕褐色且菌体变粗。也可用暗视野显微镜直接观察标本中梅毒螺旋体的形态和运动方式。

2. **培养特性**　梅毒螺旋体至今尚不能用人工培养基培养。

3. **抵抗力**　抵抗力极弱,对冷、热、干燥特别敏感。加热 50 ℃ 5 分钟或离体后干燥 1～2 小时死亡。血液中的螺旋体 4 ℃环境放置 3 天后死亡,故血库冷藏 3 天以上的血液无传染梅毒螺旋体的危险。对常用化学消毒剂敏感,10～20 g/L 苯酚内数分钟死亡。对青霉素、四环素、红霉素或砷剂敏感。

（二）致病性与免疫性

1. **致病因素**　梅毒螺旋体的致病因素尚不十分清楚,目前尚未证实梅毒螺旋体具有内毒素和外毒素,但具有很强的侵袭力,可能与其表面的黏多糖和唾液酸有关。黏多糖可干扰补体的激活,阻止补体的杀菌作用;唾液酸能刺激巨噬细胞的抑制活性,从而降低机体的抵抗力,有利于病原体在宿主内存活和扩散。此外还发现梅毒螺旋体能产生透明质酸酶,该酶株)有利于病原体吸附侵土细胞外,还能分解组织、细胞基质内和血管基底膜的透明质酸,有利于病原体扩散至血管周围组织,导致组织坏死、溃疡,形成梅毒特征性的病理损害。

2. 所致疾病 人是梅毒唯一的传染源。主要通过性接触传播,引起后天性梅毒;也可经胎盘由母体传染给胎儿,引起先天性梅毒。

(1) 先天性梅毒 梅毒螺旋体由患病的孕妇通过胎盘传染给胎儿。通常容易导致流产、早产或死胎;也可导致先天畸形,出生后被称为梅毒儿,常呈锯齿形牙齿、间质性角膜炎、神经性耳聋等症状。

(2) 后天性梅毒按病程分为三期,具有反复、潜伏和再发的特点。

1) 一期梅毒:梅毒螺旋体感染机体 3 周后,在侵入局部出现无痛性、直径约 1 cm 的硬结及溃疡,称为硬性下疳。多见于外生殖器,其溃疡渗出物中含有大量梅毒螺旋体,传染性极强。一般 4～8 周后,下疳自然愈合。进入血液中的梅毒螺旋体可潜伏体内,经 2～3 个月无症状的潜伏期后进入第二期。

2) 二期梅毒:全身皮肤黏膜出现梅毒疹,全身淋巴结肿大,有时亦可累及骨、关节、眼及其他脏器。在梅毒疹和淋巴结中含有大量梅毒螺旋体。如不治疗,一般 1～3 个月后体征可自行消退,但常发生复发性二期梅毒。此期传染性极强,但破坏程度较小。

3) 三期梅毒:亦称晚期梅毒。发生于感染后 2 年,少数可在 10～15 年后出现。此期病变不仅出现皮肤黏膜溃疡性坏死病灶,而且侵犯内脏器官或组织,出现慢性肉芽肿的病变。重症患者引起心血管及中枢神经系统病变,出现梅毒瘤、动脉瘤、骨髓瘤等。由于梅毒螺旋体破坏多种组织器官,严重者可危及生命。此期病灶不易查到螺旋体,故传染性小。

3. 免疫性 梅毒螺旋体感染机体产生的免疫为传染性免疫,建立的免疫以细胞免疫为主。机体产生两种抗体:一是特异性抗体,在补体参与下可溶解梅毒螺旋体;另一种是反应素,能与生物组织中的类脂结合,对机体无保护作用,但可利用其进行血清学诊断。

(三) 实验室检查

1. 标本采集 采集下疳渗出液、梅毒疹渗出液、局部淋巴结穿刺液或血液等标本。

2. 病原检查 取下疳渗出液、梅毒疹渗出液、局部淋巴结穿刺液直接在暗视野显微镜下检查,或者直接染色镜检。

3. 免疫检查 血清学诊断有非梅毒螺旋体抗原试验和梅毒螺旋体抗原试验两类。前者是用正常牛心肌的心脂质作为抗原,测定患者血清中的反应素。适用于梅毒患者的初筛。后者是用 Nichols 株梅毒螺旋体或重组蛋白作为抗原,测定患者血清中特异性抗体。由于特异性较强,可辅助诊断梅毒。

(四) 防治原则

梅毒是性传播性疾病,预防的重点是加强卫生宣教,严格社会管理,取缔娼妓。早期诊断和彻底治疗病人。

梅毒确诊后,首选青霉素治疗,治疗时剂量要足,疗程要够,并要定期动态观察患者血清中抗体的变化,直至血清抗体转阴。

第五节 放线菌

放线菌是一类丝状、呈分枝状生长的原核细胞型微生物。在生物学特性上介于细菌和真菌之间。放线菌广泛分布于自然界,种类繁多,大多不致病。放线菌属是人体的正常菌群,可引起内源性感染;诺卡菌属为腐物寄生菌,广泛分布在土壤中,引起外源性感染。另外,放线菌属中的一些细菌是生产抗生素的主要菌种。放线菌属与诺卡菌属的比较见表 10 - 4。

表 10 - 4　放线菌属与诺卡菌属的比较

特　征	放线菌属	诺卡菌属
培养特性	厌氧菌或微需菌	专性需氧
	35～37 ℃生长,20～25 ℃不生长	37 ℃或 20～25 ℃均生长
抗酸性	非抗酸性丝状菌	弱抗酸性
分布	寄生在人和动物口腔、上呼吸道、胃肠道、泌尿生殖道	存在于土壤等自然环境中,多为腐生菌
感染性	引起内源性感染	引起外源性感染
代表菌种	衣氏放线菌、牛型放线菌、龋齿放线菌	星型诺卡菌、巴西诺卡菌

（一）放线菌属

放线菌为革兰阳性,丝状,菌丝直径为 0.5～0.8 μm。以裂体增殖方式繁殖,形成分枝状无隔菌丝。放线菌生长缓慢,在血琼脂平板上培养 4～6 天可长出灰白色或淡黄色、粗糙、微小圆形菌落,不溶血。从患者病灶组织和瘘管流出的脓液中,能找到肉眼可见的黄色小颗粒(颗粒直径一般不超过 1 mm),称硫黄样颗粒,此颗粒是放线菌在组织中形成的菌落。将颗粒压片,在显微镜下可见放射状排列的菌丝,形似菊花状。

对人致病的放线菌主要有衣氏、牛型、龋齿放线菌。其中衣氏放线菌对人的致病性较强。放线菌为人体正常菌群,当机体抵抗力下降、口腔卫生不良、拔牙或口腔黏膜受损时,可引起内源性感染,导致软组织化脓性炎症,如果没有继发感染则多呈慢性肉芽肿,常伴有多发性瘘管形成,脓液中可找到特征性的硫黄样颗粒。感染的部位有面颈部、胸部、腹部、盆腔和中枢神经系统,其中以面颈部最为常见,约占患者的 60%。另外,放线菌与龋齿及牙周炎也有关。星型诺卡菌经呼吸道进入机体,引起原发性化脓性肺部感染;经皮肤创伤感染,引起慢性化脓性肉芽肿,并可形成瘘管。

预防放线菌病的主要方法是注意口腔卫生,及时治疗龋齿和牙周炎。及时处理皮肤创伤,对脓肿和瘘管应及时清创,同时应大量、长期使用抗生素治疗。治疗首选青霉素,也可用克林达霉素、红霉素和林可霉素等药物治疗。

（二）诺卡菌属

诺卡菌为革兰阳性杆菌,但染色着色不均,形似放线菌。专性需氧,营养要求不高。在 22 ℃或 37 ℃下生长良好。生长缓慢,1 周左右长出黄、白色、表面干燥或呈蜡样的菌落。

诺卡菌分布在土壤中,对人致病的主要有星形诺卡菌和巴西诺卡菌。引起的感染为外源性感染。星形诺卡菌主要经呼吸道或创口侵入机体,引起化脓性感染。免疫力低下的患者,如 AIDS、肿瘤和长期使用免疫抑制剂的患者,感染后可引起肺炎、肺脓肿。巴西诺卡菌经创口侵入皮下组织引起慢性化脓性肉芽肿。感染好发于腿部和足。

预防诺卡菌的感染主要是切断传播途径,对脓肿和瘘管可手术清创。治疗药物为抗生素或磺胺类,治疗疗程一般不少于 6 周。

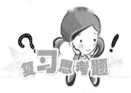

一、名词解释

1. 支原体　2. 衣原体　3. 螺旋体　4. 外斐反应

二、选择题（A 型题）

1. 关于支原体下列哪项是错误的　　　　　　　　　　　　　　　　　　　　（　　）

A. 能通过滤菌器　　　　　　　　　B. 多形态性

C. 无细胞壁　　　　　　　　　　　D. 有独特的发育周期

E. 胞膜中胆固醇含量高

2. 引起原发性非典型性肺炎的病原体是　　　　　　　　　　　　　　　　（　　）

A. 肺炎支原体　　B. 肺炎衣原体　　C. 肺炎链球菌　　D. 立克次体　　E. 螺旋体

3. 通过虱、蚤、螨等媒介昆虫传播的病原体是　　　　　　　　　　　　　（　　）

A. 衣原体　　　　B. 支原体　　　　C. 立克次体　　　D. 螺旋体　　　E. 放线菌

4. 以下哪项是衣原体与病毒相同的特点　　　　　　　　　　　　　　　　（　　）

A. 对抗生素敏感　　　　　　　　　B. 二分裂法繁殖

C. 严格胞内寄生　　　　　　　　　D. 有两种核酸

E. 革兰染色阴性

5. 污染的物品采用以下哪种方法不能有效的杀灭衣原体　　　　　　　　　（　　）

A. 高压蒸汽灭菌法　　　　　　　　B. 75％乙醇浸泡 1 分钟

C. 煮沸法　　　　　　　　　　　　D. －20 ℃冷冻 24 小时

E. 0.5％苯酚溶液浸泡 5 分钟

6. 外斐反应可辅助诊断以下哪种疾病　　　　　　　　　　　　　　　　　（　　）

A. 立克次体病　　　　　　　　　　B. 风湿热

C. 伤寒　　　　　　　　　　　　　D. 放线菌病

E. 原发性非典型性肺炎

7. 可以通过垂直传播引起先天性感染的病原体是　　　　　　　　　　　　（　　）

A. 溶脲脲原体　　　　　　　　　　B. 沙眼衣原体

C. 立克次体　　　　　　　　　　　D. 梅毒螺旋体

E. 衣氏放线菌

8. 以下哪项不是钩端螺旋体的特点　　　　　　　　　　　　　　　　　　（　　）

A. 可人工培育　　　　　　　　　　B. 鼠和猪是主要传染源

C. 通过破损的皮肤黏膜侵入机体　　D. 病后可获得对同型钩体牢固的免疫力

E. 人感染后,血中钩端螺旋体消失后肾内可存留较长时间

9. 放线菌常用于　　　　　　　　　　　　　　　　　　　　　　　　　　（　　）

A. 制造抗生素　　B. 食品生产　　　C. 农业生产　　　D. 工业生产　　E. 遗传工程

三、简答题

1. 简述支原体的主要生物学性状及肺炎支原体的致病性。

2. 简述衣原体的生物学特性、沙眼衣原体的致病性与防治原则。

3. 说出钩端螺旋体的主要生物学性状、致病性及防治原则。

4. 简述梅毒螺旋体的传播方式、所致疾病及防治原则。

（杨红梅）

第十一章 真 菌

导 学

真菌是一类真核细胞型微生物。细胞核高度分化,胞浆内有完整的细胞器。细胞壁由几丁质或纤维素组成,不含叶绿素,不分根、茎、叶。少数为单细胞结构,大部分为多细胞结构。本章主要介绍真菌的形态结构、培养特性、致病性与免疫性以及临床常见病原性真菌,重点掌握真菌的基本特性、致病性和常见病原性真菌所致疾病。

第一节 概 述

真菌在自然界中分布广泛,种类繁多,约有 10 万多种,多数对人类有益,如酿酒的酵母、食用菌类、中药灵芝等,也可用于生产抗生素和酶类药物制剂等;少数可引起人类疾病,称病原性真菌。近年来真菌感染有明显上升趋势,尤其是滥用抗生素引起菌群失调,应用激素、免疫抑制剂以及抗癌药物导致免疫功能下降而引起真菌的感染,应引起足够的重视。

一、基本性状

1. 形态与结构　真菌比细菌大几倍至几十倍,在放大几百倍的光学显微镜下清晰可见,按形态、结构不同可将真菌分为单细胞真菌和多细胞真菌两大类。

单细胞真菌呈圆形或卵圆形,常见于酵母菌或类酵母菌。对人类致病的主要有白假丝酵母菌和新生隐球菌。

多细胞真菌由菌丝和孢子组成,菌丝伸长并分支,交织成团,称为丝状菌,又称霉菌,如皮肤癣菌。

(1) 菌丝:真菌的孢子以出芽方式繁殖。在适宜的环境中,孢子长出芽管,逐渐延长呈丝状,称菌丝。菌丝可长出许多分支并交织成团,称菌丝体。

菌丝按功能可分为:①营养菌丝:菌丝向下生长,深入被寄生的物体或培养基中,吸收与合成营养以供生长。②气生菌丝:菌丝向空间生长。③生殖菌丝:为能产生孢子的气生菌丝。

菌丝按结构可分为有隔与无隔菌丝两类。①无隔菌丝:菌丝中无横隔分段,整条菌丝就是一个细胞,在一个细胞内含有许多核,是一个多核单细胞。②有隔菌丝:大部分真菌的菌丝在一定间距形成横隔,称隔膜,将菌丝分成一连串的细胞。隔膜中有小孔,可允许胞浆流通。

菌丝形态多样,不同种类的真菌有不同形态的菌丝,有助于鉴别真菌菌种(图11-1)。

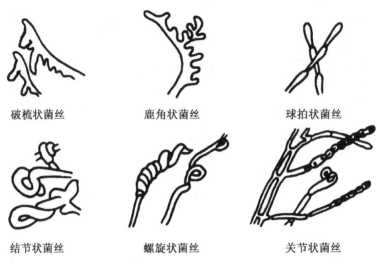

破梳状菌丝　　　　鹿角状菌丝　　　　球拍状菌丝

结节状菌丝　　　　螺旋状菌丝　　　　关节状菌丝

图11-1　真菌的各种菌丝

(2)孢子:孢子是真菌的繁殖结构,是由生殖菌丝产生的。一条菌丝上可长出多个孢子。在适宜的环境下,孢子又可发芽形成菌丝,并发育成菌丝体。真菌孢子与细菌芽胞不同,两者区别见表11-1。

表11-1　真菌孢子与细菌芽胞的区别

真菌孢子	细菌芽胞
抵抗力不强,60℃~70℃短时间死亡	抵抗力强,短时间煮沸不死
一条菌丝形成多个孢子	一个细菌只形成一个芽胞
是一种繁殖方式	不是繁殖方式

真菌孢子分有性孢子与无性孢子两类。有性孢子由两个细胞融合而成;无性孢子直接由菌丝上的细胞分化生成。病原性真菌多为无性孢子。无性孢子根据形态可分为叶状孢子、分生孢子和孢子囊孢子。叶状孢子分为芽生孢子、厚膜孢子和关节孢子;分生孢子分为大分生孢子与小分生孢子(图11-2)。

2. 培养特性　真菌营养要求不高,临床检查中常使用沙保(Sabouraud)培养基进行分离培养。真菌最适酸碱度为pH4.0~6.0,最适温度为22~28℃,但深部感染真菌则在37℃中生长最好。培养真菌时需要较高的湿度和氧气。丝状真菌生长缓慢,常需培养1~4周才能形成典型菌落,故常在培养基中加入一定量的抗生素抑制细菌生长,防止污染。真菌菌落有三种不同的类型:① 酵母型菌落:是多数单细胞真菌的菌落形式,与一般细菌菌落相似,酵母型真菌生长较快,一般经24~48小时可形成肉眼可见的菌落。②类酵母型菌落:亦称酵母样菌落,是单细胞真菌形成的菌落。菌落外观和酵母型菌落相似,但显微镜下可看到假菌丝。假菌丝是有的单细胞真菌出芽繁殖后,延长的芽管不与母细胞脱落而形成的,由菌落向下生长,伸入培养基中。白假丝酵母菌菌落属于此型。③丝状菌落:是多细胞真菌菌落形式,常形成棉絮状、绒毛状或粉末状的有色(白、黄、红)菌落。此类真菌有从中心向四周等距离生

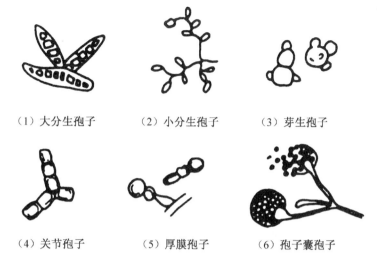

（1）大分生孢子　　　（2）小分生孢子　　　（3）芽生孢子

（4）关节孢子　　　（5）厚膜孢子　　　（6）孢子囊孢子

图 11－2　真菌的无性孢子

长形成圆形菌落的倾向,所以体癣、股癣等皮损表现为环形或多环形。

真菌繁殖方式多样,包括有性繁殖和无性繁殖两类。无性繁殖是真菌的主要繁殖方式。无性繁殖以出芽、裂殖、隔殖、菌丝分支与断裂等方式进行繁殖。

3. 抵抗力　真菌对干燥、日光、紫外线及一般消毒剂均有较强的抵抗力。对热抵抗力不强,60 ℃ 1 小时可被杀死。对 2.5％碘酊、1％升汞、1％～3％苯酚及 10％甲醛等比较敏感。对常用抗生素如青霉素、链霉素、四环素等不敏感。灰黄霉素、制霉菌素、克霉唑、酮康唑、二性霉素 B 等对多种真菌有抑制作用。

二、真菌与人类的关系

1. 对人类有益的真菌

（1）真菌在自然界的作用:真菌的种类多,数量大,繁殖快,适应性强,分布广,与人类关系密切,是一类丰富的生物资源。真菌具有高度分解和合成多种复杂有机物质的能力,它们与细菌等共同协力,进行着缓慢而持续不断的转化作用,将动物、植物,特别是植物的残体分解为简单的物质,重新归还给大自然,成为绿色植物的养料。

（2）真菌对近代工业的作用:真菌除了应用于酿酒、制酱和其他发酵食品外,在近代工业、农业和医药业等方面作用也很可观。例如,用其发酵作用,可以生产许多有机酸,其中最主要的有柠檬酸、乳酸、葡萄糖酸等。这些有机酸在食品、化工、医药等方面都有很多用处。现已发现 400 多种酶与真菌有关,工业上采用的重要真菌酶类有淀粉酶、蛋白酶、葡萄糖氧化酶、果胶酶、纤维素酶、脂肪酶和核糖核酸酶等。

（3）真菌在农林业中的作用:真菌在农业和林业生产,同样发挥极大的作用,它帮助植物吸收水分和养料;有的真菌则能消灭或抑制危害植物的其他生物,如昆虫、线虫和一些对植物有害的真菌等;有的能产生生长素和抗生素,以促进动物、植物的生长发育。

（4）真菌在制药业中的作用:早在本世纪 40 年代,人们就已经认识真菌是药业的好原料和助手。

1）抗生素:我们熟悉的青霉素,就是真菌的次生代谢产物。早在 20 世纪 40 年代已经用于治疗疾病。不仅如此,人们还从中悟出微生物能够产生抗生物质,从而揭开了抗生素研究的序幕,推出了一门新学科——抗生素学。

知 识 链 接

两个"偶然"之一

在科学史中有两个极为有名的"偶然",其一是苹果砸在牛顿头上,然后牛顿发现了万有引力定律,另一个则是青霉素的发现。1928 年 9 月的一天,英国细菌学家亚历山大·弗莱明在一间简陋的实验室里研究一种病菌——金黄色葡萄球菌。由于培养皿的盖子没有盖好,从窗口飘落进来一颗青霉孢子落到了培养细菌用的琼脂上。弗莱明惊讶地发现,青霉孢子周围的葡萄球菌消失了。他断定青霉会产生某种对葡萄球菌有害的物质,因此发现了神奇的抗菌药物——青霉素。经过一系列试验和研究,弗莱明认为青霉素可能成为一种可以全身应用的抗菌药物。

1929 年,弗莱明发表论文报告了他的发现。但是青霉素的提纯问题还没有得到解决,这使这种药物在大量生产上遇到了困难。1935 年,英国病理学家弗洛里和侨居英国的德国生物化学家钱恩合作,重新研究青霉素的性质、化学结构和分离,终于解决了青霉素的浓缩问题。当时正值二战期间,青霉素的研制和生产转移到了美国。青霉素的大量生产,拯救了千百万伤病员,成为第二次世界大战中与原子弹、雷达并列的三大发明之一。这一造福人类的贡献使弗莱明、钱恩和弗洛里共同获得了1945 年的诺贝尔生理学和医学奖。

---

2) 激素的生产:激素对许多疾病有特殊疗效。但最初是用化学合成方法生产,化学合成方法步骤多,效率低,价格贵。20 世纪 50 年代中期,人们相继发现许多微生物对激素有转换反应。在能转换化合物的微生物中,真菌要占 3/4,有 1 000 多种。利用真菌转换激素化合物,可称为 50 年代发酵工业的重大成就之一。60 年代才能直接利用真菌孢子进行激素化合物转换。

3) 维生素和麦角碱等生产:有许多种真菌具有合成多种维生素的能力。目前能用真菌合成的维生素有:β 胡萝卜素和维生素 B_2,合成 β 胡萝卜素的真菌有红酵母属、镰孢霉属、脉孢菌属、青霉属。

4) 真菌与中药:我国盛产许多名贵珍奇的药材,其中真菌占有重要地位,如茯苓、灵芝、马勃、雷丸、猪苓、虫草、木耳等数十种。

2. 对人类有害的真菌

(1) 引起人类疾病的真菌:引起人类疾病的真菌只占真菌的一小部分。致病真菌分为两大类,一类是病原性真菌,另一类是条件致病性真菌。后者平时不致病,在机体免疫力降低时才可致病。

(2) 真菌引起的霉腐:在温暖潮湿地区,有些真菌能引起粮食、饲料、食品、水果、蔬菜、肉类和蛋品等发霉变质,不仅造成经济损失,而且会引起人畜中毒或其他损害,有些还能使实验动物致癌。

(3) 真菌毒素:研究证明,少数真菌引起粮食、食品和饲料等霉变,产生有毒的次生代谢产物,即真菌毒素。真菌毒素是一种天然有机化合物,分子量小,具有生物活性。根据对实验动物损伤部位的不同,分为肝毒素、肾毒素、神经毒素、生殖毒素和其他毒素等五类。到目前为止,已知有 100 多种真菌毒素,它们的化学结构各不同。人或动物误食真菌毒素,会引起急性中毒,出现呕吐、腹胀和腹泻等症状。用含真菌毒素的食物饲养实验动物,或由从这些食物分离出真菌培养物进行慢性试验,发现有些真菌毒素可让实验动物产生肿瘤。

三、致病性与免疫性

1. 致病性　真菌性疾病主要包括以下几个方面:

(1) 病原性真菌感染:主要为外源性真菌感染,可引起皮肤、皮下和全身真菌感染。浅部真菌感染后,真菌在局部大量繁殖,通过机械性刺激和代谢产物的作用,引起局部炎症和病变,多有传染性,如皮肤癣菌。深部真菌感染后,真菌被吞噬并在吞噬细胞内繁殖,引起组织慢性肉芽肿性炎症和坏死,症状多不明显,且有自愈倾向,如荚膜组织胞浆菌、粗球孢子菌等所致的感染。

(2) 条件致病性真菌感染:主要为内源性真菌感染,与机体抵抗力降低及菌群失调有关,如肿瘤、糖尿病、各种营养不良及先天或获得性免疫缺陷患者,或长期使用广谱抗生素、皮质激素、免疫抑制剂、放射治疗等过程中易伴发这类真菌感染,治疗困难,预后较差。我国最常见的是白假丝酵母菌,其次是新生隐球菌,以及卡氏肺孢菌(过去称为卡氏肺孢子虫)、曲霉菌、毛霉菌等。

(3) 超敏反应性疾病:主要通过呼吸道、消化道或皮肤黏膜接触真菌孢子、菌丝或代谢产物而引起各种类型的超敏反应。如蘑菇菌孢子吸入后引起的过敏性间质性肺泡炎;曲霉、青霉、根霉、镰刀菌引起的过敏性鼻炎、支气管哮喘等。

(4) 真菌性中毒症:包括真菌中毒和真菌毒素中毒,如食用毒菇或霉变的食物可引起急性中毒和慢性中毒。真菌毒素还可导致肝、肾、心、脑等器官受损,甚至影响神经系统功能以及造血功能损伤。

(5) 真菌毒素与肿瘤:现已证实真菌毒素有致癌作用,如黄曲霉毒素。玉米、花生等粮食作物易受黄曲霉污染。动物实验证明,少量的黄曲霉毒素即可诱发肝癌。另外,还有一些曲霉也可产生类似黄曲霉毒素的致癌物质,如烟曲霉、黑曲霉、红曲霉、棒状曲霉等。

2. 免疫性　机体抗真菌感染的免疫包括非特异性免疫和特异性免疫。

(1) 非特异性免疫:①皮肤黏膜屏障:皮肤黏膜一旦受损,真菌即可入侵。皮脂腺分泌的不饱和脂肪酸有杀菌作用,由于儿童的皮脂腺发育不够完善,故易患头癣。成人掌趾部缺乏皮脂腺,且手、足汗多潮湿,故易患手足癣。人体的正常菌群对寄生部位(如口腔、肠道、阴道)的白假丝酵母菌等有拮抗作用,可防止其大量繁殖。若长期应用广谱抗生素,破坏了菌群的拮抗作用,则白假丝酵母菌大量繁殖而引起机会性感染。②吞噬细胞:中性粒细胞与巨噬细胞在抗真菌感染中起重要作用。中性粒细胞通过其髓过氧化物酶、卤化物系统可有效杀伤白假丝酵母菌、曲霉等,防止播散性感染的发生。IFNγ、TNF 等细胞因子能增强中性粒细胞、巨噬细胞对真菌的杀灭作用。

(2) 特异性免疫:①细胞免疫:一般认为,真菌感染的恢复主要依赖细胞免疫。Th_1 细胞产生 IFNγ、IL2 等激活巨噬细胞,增强其对真菌的杀伤力。$CD4^+$ Th_1 细胞还可诱发迟发型超敏反应,控制真菌感染的扩散。患恶性肿瘤、艾滋病或长期应用免疫抑制剂导致细胞免疫功能低下者,均易发生真菌感染,甚至发生播散性真菌感染。②体液免疫:真菌感染也能刺激机体产生抗体,但抗体的抗真菌作用尚难肯定,即使有补体存在也不能将真菌完全杀灭。已有研究证明抗体可阻止某些深部真菌(如白假丝酵母菌)的再感染。

四、实验室检查

1. 标本采集　浅部真菌感染可取病变部位皮屑、毛发、指(趾)甲屑等标本检查,深部真菌感染可根据具体病情取痰、脑脊液等标本检查。

2. 检查方法

(1) 直接镜检:皮屑、毛发、指(趾)甲屑等标本经 10%KOH 微加温处理,使标本软化,加盖玻片,置显微镜下检查,低倍或高倍镜下如看见菌丝和成串的孢子可初步诊断为真菌感染。液体标本须先离心沉淀,取沉渣直接镜检,或染色后检查。如疑为新生隐球菌感染,则取脑脊液沉淀物做负染色后镜检,镜下见有肥厚荚膜的酵母型细胞即可诊断。

(2) 分离培养:皮肤、毛发等标本先经杀死杂菌处理后,接种于含抗生素的沙保弱培养基进行培养,根据菌落以及镜下菌丝、孢子的特征进行鉴定。液体标本需先行增菌;脑脊液则取沉淀物培养。

五、防治原则

真菌性疾病目前无特异性预防方法,故应重视一般性预防。皮肤癣菌感染的预防,应以避免和去除诱因,提高机体免疫力为主要措施,如:①避免与患者直接或间接接触,以切断传播途径;②保持皮肤清洁,注意皮肤卫生;③保持皮肤黏膜完整性,阻止皮肤癣菌感染致病。深部感染的真菌多为条件致病菌,常在机体免疫力低下或使用抗生素不当等情况下致病,故应去除各种诱发因素,增强机体免疫力,合理使用抗生素。

治疗癣病以局部治疗为主,可用水杨酸、苯甲酸、咪康唑霜、克霉唑软膏等进行治疗。深部真菌感染治疗的常用药物有二性霉素 B、酮康唑、咪康唑等。这些药物副作用较大,其有效剂量与中毒剂量接近。而抗真菌新药酮康唑、伊曲康唑具有抗菌谱广,尤其对曲霉疗效好、毒副作用低。

第二节　常见病原性真菌

由真菌引起的疾病统称为真菌病。按发病部位不同,临床一般将真菌病分为浅部真菌病和深部真菌病,并相应地将引起疾病的真菌分为浅部感染真菌和深部感染真菌。目前发现,对人有致病性的真菌有近 300 种,常见的有 100 种左右。

知　识　链　接

脚癣≠脚气病

脚癣俗称"脚气"或"香港脚",中医学称为"脚湿气",是一种浅部真菌感染的皮肤病。它可分为干性和湿性两种类型。干性主要表现是脚底皮肤干燥、粗糙、变厚、脱皮,冬季易皲裂;湿性主要表现是脚趾间有小水泡、糜烂、皮肤湿润、发白,破皮后见潮红并渗出黄水。两者均奇痒。干性和湿性脚癣可同时存在,反复发作,春夏加重,秋冬减轻。可用抗真菌药物内服或外用治疗。

脚气病是一种因人体缺乏维生素 B_1 而引起的全身性疾病。临床症状有：四肢感觉异常、过敏、迟钝，触觉、痛觉减退，肌肉酸痛、肌力下降、行走困难等。可通过口服或注射维生素 B_1 治疗。

一、皮肤癣菌

皮肤癣菌又称皮肤丝状菌，属浅部感染性真菌，分为三个菌属，即表皮癣菌属、毛癣菌属和小孢子癣菌属（表 11-2），多引起慢性感染。

表 11-2　皮肤癣菌侵害部位及孢子、菌丝形态

菌属	侵害部位			孢子、菌丝形态		
	皮肤	指（趾）甲	毛发	大分生孢子	小分生孢子	菌丝体
毛癣，菌属	+	+	+			
表皮癣，菌属	+	+	−			
小孢子，菌属	+	−	+			

传播方式为直接或间接接触传播，如直接接触癣病患者或染病动物；间接接触如接触污染的毛巾、帽子、拖鞋、理发工具等。

癣菌能产生角质蛋白酶，具有嗜角质蛋白的特性，主要侵犯皮肤、毛发、指（趾）甲等角化组织，在局部增殖，由于真菌的机械性刺激和增殖过程中产生的代谢产物对组织的作用，引起各种癣病，如头癣、体癣、甲癣（俗称"灰指甲"）、脚癣等。皮肤癣，特别是手足癣是人类最多见的真菌病。

表皮癣菌属中只有絮状表皮癣菌对人致病，是人类体癣、股癣、足癣和甲癣的主要病原菌，不侵犯毛发。

毛癣菌属在我国常见的有红色毛癣菌、许兰毛癣菌、紫色毛癣菌、断发毛癣菌及石膏粉状毛癣菌，可引起皮肤、毛发和甲板感染。如黄癣主要由许兰毛癣菌引起。

小孢子癣菌属在我国常见的有铁锈色小孢子癣菌和犬小孢子癣菌等，主要侵犯毛发和皮肤，引起头癣与体癣，如头癣中的白癣主要由铁锈色小孢子癣菌引起。

二、白假丝酵母菌

白假丝酵母菌俗称白色念珠菌，属假丝酵母属。其中 10 个种有致病性，以白假丝酵母菌

临床感染最常见。该菌常存在于人体的口腔、上呼吸道、肠道及阴道黏膜等处，当机体免疫力下降或菌群失调时引起人体皮肤、黏膜和内脏的念珠菌病。

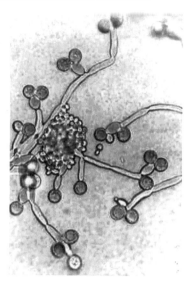

菌体呈圆形或卵圆形，直径 3～6 μm。革兰染色阳性。以出芽方式繁殖，称芽生孢子。孢子嫩芽伸长成芽管，不与母细胞脱离，形成假菌丝，芽生孢子多集中在假菌丝的连接部位。在组织内易形成芽生孢子和假菌丝。白假丝酵母菌的芽生孢子伸长成假菌丝和厚膜孢子，有助于诊断(图 11-3)。

本菌在普通琼脂平板、血平板及沙保弱培养基上生长良好，37 ℃培养 2～3 天形成有酵母气味的灰白色酵母样菌落。在 1‰吐温-80 玉米粉琼脂培养基上可形成丰富的假菌丝。

本菌为人体正常菌群之一，主要引起内源性感染。机体抵抗力减弱是本菌引起感染的主要原因，也可为外源性感染，如性接触传播或经产道感染。本菌常引起以下感染：①皮肤黏膜感染：好发于皮肤潮湿、皱褶处，如腋窝、腹股沟、肛门周

图 11-3 白假丝酵母菌

围、会阴及指(趾)间，形成湿疹样皮炎，也可引起甲沟炎及甲床炎。最常见的黏膜感染有新生儿鹅口疮、口角炎及阴道炎。②内脏感染：常可引起支气管炎、肺炎、食管炎、肠炎、膀胱炎、肾盂肾炎、心内膜炎及心包炎等，偶尔也可引起败血症。③中枢神经系统感染：可引起脑膜炎、脑膜脑炎、脑脓肿等，常由呼吸系统及消化系统病灶播散所致，预后不良。

机体抗念珠菌感染免疫以细胞免疫为主。对本菌过敏者，皮肤上可出现超敏反应性念珠菌疹，症状酷似皮肤癣菌疹或湿疹。

三、新生隐球菌

新生隐球菌又名溶组织酵母菌，属隐球菌属。隐球菌属包括 17 个种和 8 个变种，其中仅新生隐球菌及其变种具有致病性，主要侵犯中枢神经系统。新生隐球菌广泛分布于自然界及动物体内，也可存在于人体的体表、口腔及肠道。正常人发病者极少，当机体抵抗力降低时，才易侵入人体而致病。

本菌为圆形或卵圆形酵母型真菌，直径 5～12 μm，致病菌株外周有宽厚的荚膜，折光性强。一般染色法不被着色难以发现，故称隐球菌。常用墨汁负染色法染色，镜检时可见背景呈黑色，菌体发亮并可见宽厚透明的荚膜(图 11-4)，荚膜比菌体大 1～3 倍。本菌多以单向

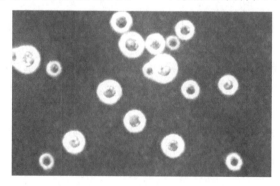

图 11-4 新生隐球菌(墨汁染色)

芽生方式繁殖,芽颈细,母子细胞间无明显胞浆沟通,无假菌丝。在沙保弱培养基上,经37℃3~5天培养后形成乳白色酵母型菌落。

当机体免疫力降低时,新生隐球菌经呼吸道吸入而感染,引起肺部轻度炎症,并可播散至全身其他部位,包括皮肤、骨、心脏等组织,最易侵犯中枢神经系统,引起隐球菌性脑膜炎。临床表现类似结核性脑膜炎,预后不良。近年,由于肿瘤及化疗药物的使用、艾滋病的流行、移植术后免疫抑制药物的使用等原因,新生隐球菌的感染率越来越高。

四、肺孢子菌

肺孢子菌属分布于自然界、人及多种哺乳动物肺内,当机体免疫力下降时引起内源性感染,即肺孢子肺炎。常见的有卡氏肺孢子菌和伊氏肺孢子菌。肺孢子菌过去被称为肺孢子虫。

肺孢子菌为单细胞真菌,兼具酵母菌及原虫的特点。发育过程经历滋养体、囊前期、孢子囊几个阶段(图11-5)。

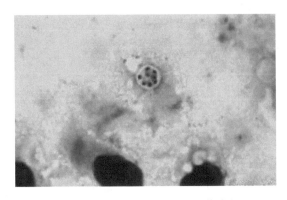

图 11-5 卡氏肺孢子菌(吉姆萨染色)

肺孢子菌经呼吸道吸入肺内,大多数情况下为隐性感染。当宿主免疫力下降时,肺内的肺孢子菌大量繁殖,引起肺孢子肺炎。此病多见于营养不良和身体虚弱的儿童、接受免疫抑制剂或抗癌化疗以及免疫缺陷病的患者。近年来成为艾滋病患者常见的并发症,据调查,美国有90%的艾滋病患者合并本病。该病发病初期为间质性肺炎,病情迅速发展,重症患者因呼吸窒息在2~6周内死亡,未经治疗的患者病死率几乎为100%。肺孢子菌也可引起中耳炎、肝炎、结肠炎。

肺孢子菌引起的疾病无有效的预防方法。长期大量应用免疫抑制剂的患者应注意肺孢子菌的感染,对肺孢子肺炎患者及时隔离、及早治疗。该菌对多种抗真菌药物不敏感。治疗的首选药物为复方磺胺甲噁唑,喷他脒气雾吸入效果较好,也可联合应用克林霉素和伯氨喹。

五、曲霉

曲霉种类繁多,广泛分布在自然界。少数属于条件致病菌,主要致病菌有烟曲霉、黄曲霉、黑曲霉、土曲霉和构巢曲霉,以烟曲霉最常见。

曲霉为多细胞真菌。在沙保弱培养基上生长良好,在室温或37~45℃温度下均能生长,形成绒毛状或絮状丝状菌落。

曲霉能侵犯机体多个部位,引起曲霉病,类型有直接感染、超敏反应及曲霉毒素中毒等。

①肺曲霉病:分为三种。真菌球型肺曲霉病(又称局限型肺曲霉病),是在器官早已有空腔存在的基础上发生。肺炎型曲霉病,曲霉在肺内扩散,引起坏死性肺炎或咯血,并可继发播散到其他器官。过敏性支气管肺曲霉病。②全身性曲霉病:原发病灶主要在肺,多数是由败血症引起的全身性感染。③中毒与致癌:有些曲霉合成的毒素,可引起急、慢性中毒。黄曲霉素与人类肝癌的发生有密切关系。

呼吸系统曲霉病可试用两性霉素 B 治疗。据报道,伊曲康唑亦适于曲霉病的治疗。

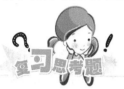

一、名词解释

1. 真菌　2. 菌丝　3. 真菌性中毒症

二、选择题(A 型题)

1. 以下哪种不是真菌的繁殖方式　　　　　　　　　　　　　　　　　　　　　　( )

A. 出芽　　　　　B. 菌丝断裂　　　　C. 形成菌丝　　　　D. 产生孢子　　　　E. 二分裂

2. 以下哪项不是真菌的特点　　　　　　　　　　　　　　　　　　　　　　　( )

A. 对常用抗生素敏感　　　　　　　　B. 耐受干燥

C. 对热抵抗力不强　　　　　　　　　D. 耐受紫外线的照射

E. 形成丝状菌落

3. 关于白假丝酵母菌错误的是　　　　　　　　　　　　　　　　　　　　　　( )

A. 单细胞真菌　　　　　　　　　　　B. 为条件致病菌

C. 菌体外可形成宽厚的荚膜　　　　　D. 可形成假菌丝

E. 是婴幼儿鹅口疮的病原体

4. "鹅口疮"的病原体是　　　　　　　　　　　　　　　　　　　　　　　　　( )

A. 皮肤癣菌　　　　　　　　　　　　B. 新生隐球菌

C. 白假丝酵母菌　　　　　　　　　　D. 曲霉

E. 肺孢子菌

5. "脚气"的病原菌是　　　　　　　　　　　　　　　　　　　　　　　　　　( )

A. 皮肤癣菌　　　　　　　　　　　　B. 白假丝酵母菌

C. 新生隐球菌　　　　　　　　　　　D. 曲霉

E. 肺孢子菌

6. 以下哪种药物不能治疗真菌性疾病　　　　　　　　　　　　　　　　　　　( )

A. 青霉素　　　B. 灰黄霉素　　　C. 制霉菌素　　　D. 克霉唑　　　E. 二性霉素 B

7. 以下哪种真菌与肝癌的发生有密切关系　　　　　　　　　　　　　　　　　( )

A. 烟曲霉　　　B. 黄曲霉　　　C. 黑曲霉　　　D. 土曲霉　　　E. 构巢曲霉

三、简答题

1. 简述临床常见单细胞真菌与多细胞真菌所致的疾病。

2. 真菌的繁殖方式有哪些?

3. 真菌的致病性主要包括哪几个方面?

(杨红梅)

第十二章　病毒概论

导　学

病毒属非细胞型微生物。人类的传染病约有 75% 是由病毒引起的。本章主要介绍病毒的基本特性以及病毒感染的致病性、免疫性、检查与防治原则。学习时重点掌握病毒的结构与化学组成、干扰现象、感染方式与途径、感染类型；熟悉病毒大小的测量单位、抵抗力、致病机制、抗病毒免疫及病毒感染的防治原则。

病毒（virus）是一类体积微小，结构简单，只含一种类型核酸（DNA 或 RNA），专性活细胞内寄生，以复制方式增殖的非细胞型微生物。

病毒在自然界中广泛存在，是许多动植物传染病的重要病因。由病毒引起的感染性疾病，一直严重威胁着人类的健康与生命。

知 识 链 接

最小的微生物在悄悄地威胁着人类

1918 年世界性流感大流行，夺去生灵 2 000 多万，竟超过第一次世界大战死亡人数。据联合国艾滋病规划署 2010 年底报告：2009 年全球新增艾滋病感染者 260 万人，180 万人死于艾滋病，截止到 2009 年底，全球共有艾滋病感染者 3 330 万人。病毒性肝炎的病原体现今至少已有 7 种，其中我国是世界上感染乙肝病毒人数最多的国家，据 2006 年开展的我国人群乙型肝炎血清流行病学调查数据统计显示，全国约有 9 300 万例乙肝病毒携带者，其中慢性乙肝患者约 2 000 万人，每年近 30 万人死于与乙肝相关的肝硬化和肝癌等。近年来，世界各地又出现了新的病毒性感染，包括埃博拉出血热、禽流感、严重急性呼吸综合征（SARS）等。它们在一步步向人类逼近，威胁着人们的生命。

人类最早认识病毒是在 1892 年，俄国的伊万诺夫斯基（Ivanowski）发现引起植物烟草花叶病的病原体可以通过细菌滤器。1898 年德国细菌学家洛夫勒（Loeffler）和费施（Frosch）证实了引起动物口蹄疫的病原体也可以通过细菌滤器。同年，荷兰学者贝杰林克（Beijerinck）提出 virus（病毒）一词。随着电子显微镜的发明和现代生物学的发展，人们不但可以看见病毒颗粒，而且对病毒的基因也有了深入研究，对病毒的本质有了更深刻的认识。

病毒与其他微生物的比较参见表 12 - 1。

表 12 - 1 病毒与其他微生物的比较

特 性	病 毒	细 菌	支原体	立克次氏体	衣原体
大小（μm）	0.01～0.3	0.5～3.0	0.2～0.3	0.2～0.5	0.3～0.5
结构	非细胞	单细胞	类似细菌	近似细菌	介于细菌和病毒之间
细胞壁	－	＋	－	＋	＋
核酸	D 或 R	D＋R	D＋R	D＋R	D＋R
无生命培养基生长	－	＋	＋	－	－
增殖方式	复制	二分裂	二分裂	二分裂	二分裂
核糖体	－	＋	＋	＋	＋
抗生素敏感	－	＋	＋	＋	＋
干扰素敏感	＋	－	－	－	－

注：D：表示 DNA；R：表示 RNA。

第一节 病毒的基本特性

一、病毒的大小与形态

1. 病毒的大小　通常指病毒体的大小。一个完整成熟的病毒颗粒称为病毒体，是病毒在细胞外的典型结构，具有感染性。病毒体的大小用纳米（1 nm＝1/1 000 μm）作为测量单位。各种病毒体的大小相差很大，多数病毒体的大小在 100 nm 左右。较大的病毒如痘病毒约300 nm，在普通光学显微镜下勉强可以看出其轮廓；小的病毒如微小 DNA 病毒和微小 RNA 病毒直径仅为 20 nm 左右（图 12 - 1）。

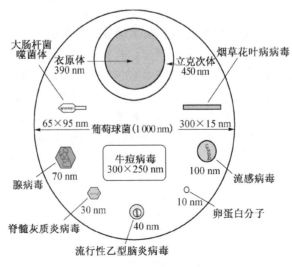

图 12 - 1 微生物大小的比较

2. 病毒的形态　多数病毒体形态呈球状或近似球状,少数为杆状、丝状或子弹状,痘病毒呈砖块状,细菌病毒(噬菌体)则呈蝌蚪状(图 12-2、图 12-3)。

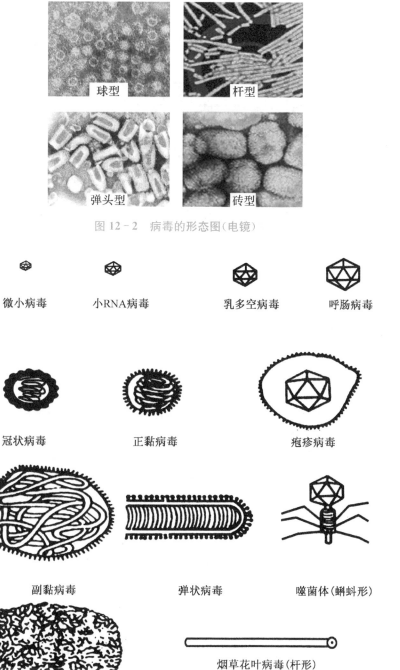

图 12-2　病毒的形态图(电镜)

图 12-3　病毒的大小与形态示意图

二、病毒的结构与化学组成

病毒的基本结构包括核心和衣壳,两者合称为核衣壳。有些病毒在衣壳外还有包膜结构(图12-4),人和动物病毒多数具有包膜。仅由核衣壳构成的病毒称为裸病毒;带有包膜的病毒称为包膜病毒。

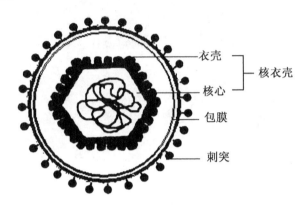

图 12-4　病毒结构模式图

1. **核心**　核心位于病毒体中心,由一种类型核酸(DNA 或 RNA)及少量功能性蛋白质如病毒核酸多聚酶、转录酶或逆转录酶等组成。核酸构成病毒的基因组,是病毒感染、增殖、遗传和变异等的物质基础。

病毒核心的主要功能有:①与病毒增殖有关:病毒以复制方式增殖,以基因组为模板,经过转录、翻译等过程合成病毒的前体,如子代核酸、衣壳蛋白,然后再组装成子代病毒体。②决定病毒的特性:病毒基因组编码病毒形态结构、致病性、免疫原性等信息,若基因密码发生改变,则会引起病毒某些特性发生变异。③具有感染性:除去衣壳蛋白的核酸进入宿主细胞内仍具有感染性,称为感染性核酸。感染性核酸不受衣壳和宿主细胞表面受体的限制,易感细胞范围较广,但核酸易被体液中核酸酶等因素破坏,故感染性要比完整的病毒体低。

2. **衣壳**　包围在核心外面的蛋白质外壳,称衣壳,是由一定数量的蛋白质壳粒组成。壳粒又由一个或多个多肽分子组成,每个壳粒被称为形态亚单位。不同的病毒体衣壳所含的壳粒数目不同,可作为病毒鉴别和分类的依据之一。根据壳粒排列方式的不同,衣壳结构有以下 3 种对称型:①螺旋对称型:如黏病毒、丝状病毒及弹状病毒等;②二十面体立体对称型:大多数球状病毒呈这种对称型;③复合对称型:既有立体对称又有螺旋对称,仅见于痘病毒和噬菌体(图12-5)。

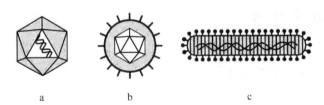

　　a　　　　　　　b　　　　　　　　c

图 12-5　病毒二十面体立体对称型和螺旋对称型的模式图

a:无包膜二十面体立体对称型病毒;b:有包膜二十面体立体对称型病毒;c:有包膜螺旋对称型病毒

病毒衣壳的功能主要包括:①保护作用:蛋白质衣壳包绕核酸外侧,可使核酸免遭环境中核酸酶和其他理化因素的破坏。②参与感染：病毒特异地吸附在易感细胞表面是感染发生的前提，裸病毒靠衣壳吸附于细胞表面。③具有免疫原性：衣壳蛋白是一种良好抗原，能引起机体产生特异性体液免疫和细胞免疫。

3. 包膜　为包绕在病毒核衣壳外面的双层膜，是某些病毒在成熟过程中以出芽方式穿过宿主细胞的核膜、胞质膜及空泡膜等所获得。包膜主要含有脂类、蛋白质、多糖等成分。有些病毒包膜表面常有不同形状的突起，称为包膜子粒或刺突，其化学成分是糖蛋白，多由病毒基因组编码产生。

包膜的主要功能有：①维护病毒体结构的完整性：包膜脂类的主要成分为磷脂、胆固醇和中性脂肪，能加固病毒体的结构。②参与感染：包膜中的脂类与宿主细胞膜的脂类成分同源，易于亲和及融合，因而起到辅助病毒感染的作用。③具有免疫原性：包膜含有的脂蛋白或糖蛋白具有免疫原性，可作为病毒分类的依据。此外，因包膜主要成分是脂类，对脂溶剂敏感，如乙醚能破坏包膜可灭活病毒，使其失去感染性，常用来鉴定病毒有无包膜。

三、病毒的增殖

病毒缺乏增殖所需的酶系统，只能在易感的活细胞内进行增殖。病毒增殖的方式是以其基因为模板，先合成互补的核酸或信使核糖核酸，再以后者为模板，合成与原来相同的基因。这种以病毒核酸分子为模板进行复制的方式称为自我复制。

1. 复制周期　从病毒进入宿主细胞开始，经过基因组复制，最后释放出来，称为一个复制周期。人和动物病毒的复制周期主要包括吸附、穿入、脱壳、生物合成及组装、成熟和释放等步骤(图12-6)。

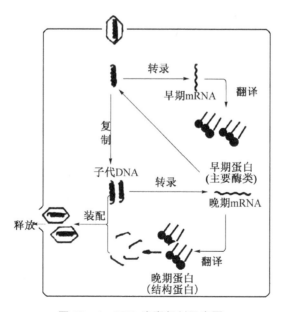

图 12-6　DNA 病毒复制示意图

（1）吸附：病毒必须首先吸附在易感细胞上，然后才能穿入易感细胞内。吸附主要通过病毒表面的吸附蛋白与易感细胞表面特异性受体结合，不同细胞表面有不同受体，决定了病毒的细胞亲嗜性。如人类免疫缺陷病毒（HIV）的包膜糖蛋白（gp120）受体是 Th 细胞表面 $CD4^+$ 分子，HIV 侵入机体能与 Th 细胞表面 $CD4^+$ 分子结合；EB 病毒则能与 B 细胞 CD21

受体结合。病毒体吸附细胞的过程可在几分钟到几十分钟内完成。病毒不能吸附于无受体细胞。

（2）穿入：病毒吸附在易感细胞膜后，主要是通过吞饮、融合、直接穿入等方式进入细胞内。无包膜的病毒多以吞饮形式进入细胞；有包膜的病毒，如正黏病毒、副黏病毒、疱疹病毒等，都以融合的形式穿入细胞；有的病毒与易感细胞结合后，由细胞表面的酶类协助病毒脱壳，使病毒核酸直接进入细胞内。

（3）脱壳：病毒体必须脱去蛋白质衣壳后，核酸才能发挥作用。多数病毒穿入细胞后，在细胞溶酶体酶的作用，使衣壳蛋白质水解，释放出核酸。但痘病毒特殊，需分两步脱壳，先由溶酶体酶脱去外壳蛋白质，病毒核心（含内层衣壳和核酸）释放于细胞质中，然后再经病毒编码产生的一种脱壳酶，脱去内层衣壳释放出核酸。

（4）生物合成：病毒基因组一旦从衣壳中释放，就进入病毒复制的生物合成阶段，即病毒利用宿主细胞提供的低分子物质合成大量病毒核酸和结构蛋白。不同类型的病毒，其生物合成过程不同。根据病毒基因组转录 mRNA 及翻译蛋白质的不同，病毒合成过程可归纳为 7 大类型：双股 DNA 病毒、单链 DNA 病毒、单正链 RNA 病毒、单负链 RNA 病毒、双链 RNA 病毒、逆转录病毒和嗜肝 DNA 病毒。人类和动物病毒多数是双股 DNA 病毒，其在细胞核内合成 DNA，在细胞质内合成病毒蛋白。

（5）组装、成熟和释放：病毒核酸与蛋白质合成后，病毒的种类不同，在宿主细胞组装的部位及方式也不同。除痘病毒外，DNA 病毒均在细胞核内组装；RNA 病毒与痘病毒则在细胞质内组装。有包膜病毒还需在核衣壳外加一层包膜。包膜中的蛋白质是由病毒编码合成的，脂质及糖类来自于宿主的细胞膜，个别病毒如疱疹病毒则来自细胞核膜。

裸露病毒和 RNA 病毒在组装完成后，随宿主细胞破裂而把病毒全部释放到周围环境中；而有包膜的 DNA 病毒和 RNA 病毒，则以出芽的方式释放到细胞外，宿主细胞通常不死亡。包膜蛋白质向胞浆移动过程中经糖基转移酶与糖结合为糖蛋白，若与脂类结合则成为脂蛋白。

有些病毒如巨细胞病毒，很少释放到细胞外，而是通过细胞间桥或细胞融合，在细胞之间传播。此外，致癌病毒基因组则以整合方式随细胞的分裂出现在子代细胞中。

2. 异常增殖　病毒在宿主细胞内复制时并非所有的病毒成分都能组装成完整的病毒体，而常有异常增殖类型。

（1）顿挫感染：病毒进入宿主细胞后，如细胞不能为病毒增殖提供所需的酶、能量及必要的成分，则病毒在其中不能合成自身成分，或者虽合成部分或全部病毒成分，但不能组装和释放，称为顿挫感染。这类不能为病毒复制提供必要条件的细胞称为非容纳细胞，而能为病毒提供条件，可产生完整病毒的细胞被称为容纳细胞。

（2）缺陷病毒：是指因病毒基因组不完整或者因某一位点改变，不能进行正常增殖，常常需要另一种病毒的帮助才能完成正常增殖的病毒，也就是现在所称的卫星病毒。具有辅助作用的病毒称为辅助病毒。如丁型肝炎病毒（HDV）就是缺陷病毒，必须依赖于乙型肝炎病毒（HBV）才能复制。缺陷病毒虽然不能复制，但却具有干扰同种成熟病毒体进入细胞的作用，又称其为缺陷干扰颗粒（defective interfering particle，DIP）。

四、病毒的干扰现象

两种病毒感染同一细胞时，可发生一种病毒抑制另一种病毒增殖的现象，这种现象称为病毒的干扰现象。干扰现象可发生在不同种病毒之间，也可发生在同种、同型、同株病毒之间,甚至灭活病毒也能干扰活病毒。发生干扰的主要机制是:①一种病毒诱导细胞产生的干扰素(IFN)抑制另一种病毒的增殖;②病毒吸附时与宿主细胞表面受体结合而改变了宿主细胞的代谢途径,阻止了另一种病毒的吸附和穿入等复制过程;③DIP所引起的干扰。在预防接种病毒疫苗时,应避免由于疫苗病毒间的干扰或野毒株的干扰而影响疫苗的免疫效果。

五、病毒的变异性

病毒的变异,可自然发生,亦可人工诱导。当病毒基因组发生改变或基因组重组时,病毒则表现为变异。外界环境发生一定改变(如宿主种类和细胞变化)或理化因素作用(如温度、紫外线等)可增加病毒的突变率。在医学实践中重要的有以下几种:

1. 抗原变异　在自然界中,有些病毒易发生抗原变异,如甲型流感病毒的血凝素(HA)和神经氨酸酶(NA)均较容易发生变异,每一次大的变异都引起一次流感的大流行,给病毒的预防(如变异监测、疫苗制备等)带来困难。乙型肝炎病毒在抗病毒治疗后往往因其表面抗原(HBsAg)发生变异,导致临床实验室检测出现假阴性。

2. 毒力变异　指的是病毒对宿主致病性的变化,从强毒株变为无毒株,或从无毒株变为强毒株。在自然条件下或用人工方法将某种病毒通过一定的动物体或组织培养后,可使毒力下降。如1884年法国微生物学家巴斯德从自然感染动物犬分离出的狂犬病病毒(野毒株),对人和犬的致病力强,经过在家兔体内连续传代后,其对人和犬的致病力减弱,不再引起人和犬发病,依据此原理制备了狂犬病疫苗。而有的病毒在人群中传播引起流行病时,致病力往往由弱变强,以致引起广泛流行。

3. 耐药性变异　病毒与其他微生物一样,在药物长期使用的选择性压力下,会发生耐药性变异。如治疗乙型肝炎长期应用拉米夫定,会产生耐药性;对抗流感药物"达菲"的使用,会出现抗药性的甲型H1N1流感病例等。

六、病毒的抵抗力

病毒受理化因素作用后失去感染性,称为灭活。灭活后的病毒仍保留其免疫原性、红细胞吸附、血凝和细胞融合等特性。

1. 物理因素

(1)温度:大多数病毒耐冷不耐热,在0℃以下,特别是在干冰(−70℃)和液氮温度(−196℃)下,可长期保持其感染性。大多数病毒50～60℃ 30分钟被灭活。但有些病毒如乙型肝炎病毒耐热,加热100℃ 10分钟以上才被灭活。因此,病毒标本的保存应尽快低温冷冻,并且避免不必要的冻融。

(2)pH:大多数病毒在pH6～8的范围内比较稳定,而在pH5.0以下或pH9.0以上迅速灭活,但不同病毒对pH的耐受能力有很大不同。

(3)射线:γ射线和X射线以及紫外线都能使病毒灭活。有些病毒(如脊髓灰质炎病毒)经紫外线灭活后,若再用可见光照射,因激活酶的原因,可使灭活的病毒复活,故不能用紫外线来制备灭活病毒疫苗。

2. 化学因素　病毒对化学因素的抵抗力较一般细菌强,可能是由于病毒缺乏酶的缘故。

(1)脂溶剂:包膜病毒(如流感病毒、流行性乙型脑炎病毒等)的包膜含脂质成分,易被乙醚、氯仿、去氧胆酸盐等脂溶剂溶解。因此包膜病毒进入人体消化道后即被胆汁破坏。在脂溶剂中,乙醚对病毒包膜的破坏作用最大,故可用乙醚灭活实验鉴别有包膜和无包膜病毒。

（2）酚类：酚及其衍生物可使蛋白变性，故可用以灭活病毒。

（3）氧化剂、卤素及其化合物：大多数病毒易被过氧乙酸、戊二醛、高锰酸钾、碘等灭活。

（4）对甘油抵抗力强：常用50％甘油盐水保存送检的病毒材料。

3.抗生素和中草药　现有的抗生素对病毒无抑制作用，但可以抑制待检标本中的细菌，有利于分离病毒。近年来研究证明，有些中草药如板蓝根、大青叶、大黄、贯众等对某些病毒有抑制作用。

第二节　病毒的感染

一、病毒感染的方式与途径

病毒传播方式有水平传播和垂直传播两种方式。

1.水平传播　病毒在人群不同个体间的传播方式称为水平传播。病毒水平传播侵入机体的途径有：

（1）通过黏膜表面：多数病毒从呼吸道、消化道黏膜侵入机体，少数病毒通过接触经眼结膜、生殖道黏膜感染。如流感病毒、麻疹病毒等经呼吸道感染；脊髓灰质炎病毒、甲型肝炎病毒等经消化道感染，人类免疫缺陷病毒可经泌尿生殖道感染等。

（2）通过皮肤表面：有些病毒可经注射、输血、动物咬伤、昆虫叮咬或机械性损伤等方式侵入宿主体内引起感染。如乙型肝炎病毒、人类免疫缺陷病毒等经注射、输血感染；狂犬病病毒经动物咬伤感染；流行性乙型脑病毒经蚊叮咬感染。

2.垂直传播　病毒通过胎盘或产道，由亲代直接传给子代的方式称为垂直传播。这种传播方式是病毒感染的特点之一，其他微生物少见。现已知至少12种病毒可经胎盘传播，其中乙型肝炎病毒、风疹病毒、巨细胞病毒以及人类免疫缺陷病毒较为多见，可引起死胎、早产或先天畸形等。故护理实践中，应加强孕妇孕期（尤其妊娠期前三个月）以及围产期卫生保健宣传教育，以免病毒在母婴之间传播。

知 识 链 接

母亲体内的病原体经何途径传染给胎儿

母亲在分娩时，胎儿因接触到母亲血液内或产道内病原菌而被感染，或出生后吸吮含病原体的母乳感染，这两种方式较易理解。胎儿在母体内是如何被病原体感染的呢？其感染途径可有三种：

一是病原体通过血液循环经胎盘感染胎儿，如乙型肝炎病毒、风疹病毒、梅毒螺旋体等。

二是母亲阴道或子宫颈病原体逆行而上感染胎儿，如巨细胞病毒、单纯疱疹病毒等。

三是母亲生殖道病原体上行污染羊水，被胎儿吸入或咽下，引起感染，如李斯特菌、大肠埃希菌感染。

无论哪种母婴垂直感染,均会给胎儿造成危害。一般来说,发生在妊娠早期的感染,可致胚胎发生多器官畸形而致流产;发生在妊娠中晚期多导致胎儿宫内发育迟缓、早产或死产。有宫内感染的胎儿出生后,发现先天性缺陷的情况远高于正常儿,若为产时或产后感染,则可能引起新生儿肺炎、新生儿窒息、新生儿脑炎等严重疾病,增加新生儿死亡率。可见加强孕妇孕期(尤其妊娠期前三个月)以及围产期卫生保健宣传教育多么重要。

二、病毒感染的类型

根据病毒感染后有无临床症状,可分为隐性感染和显性感染。

1. 隐性感染　当机体免疫力较强,或入侵的病毒毒力较弱,病毒进入机体不能大量复制,对组织细胞损伤不明显,或病毒不能到达靶细胞,不表现临床症状,称为隐性感染。如脊髓灰质炎病毒和流行性乙型脑炎病毒的大多数感染者为隐性感染,发病者仅 0.1%。隐性感染者可向体外播散病毒而成为传染源,在流行病学上具有重要意义。

2. 显性感染　病毒在宿主细胞内大量增殖导致细胞破坏、死亡,引起临床症状即为显性感染。显性感染可为局部感染,也可为全身感染。依据病毒在机体感染过程、滞留时间及出现症状长短,显性感染又分为急性感染和持续性感染。

(1)急性感染:一般潜伏期短,发病急,病程数日至数周,恢复后机体不再存在病毒。如流行性感冒、甲型肝炎等。

(2)持续性感染:病毒在体内持续存在数月、数年甚至终身,可出现明显症状,也可不出现明显症状而长期携带病毒,成为重要的传染源。持续性感染根据疾病过程又可分为 4 种类型:①慢性感染:经隐性或显性感染后病毒未完全从体内清除,可持续存在于血液或组织中,血中可持续检测出病毒,能经输血、注射等传播。患者表现轻微或无临床症状,但常反复发作,迁延不愈,病程长达数月至数十年,如乙型肝炎、丙型肝炎。②潜伏感染:急性或隐性感染后,病毒基因存在于一定组织或细胞内,但不增殖,在某些条件下病毒被激活,发生增殖可引起临床症状,病毒仅在临床出现间歇性急性发作时才能被检出。如水痘-带状疱疹,儿童时期初次感染水痘病毒引起水痘病愈后,病毒潜伏于脊髓后根神经节或脑神经节,以后可因机体免疫力下降,或受冷、热、药物等因素的刺激,潜伏的病毒被激活,病毒沿神经轴突到达所支配的皮肤细胞内增殖,发生带状疱疹。③慢发病毒感染:经隐性或显性感染后,病毒有很长的潜伏期,数月、数年,甚至数十年。一旦出现临床症状,多呈进行性加重,最终导致死亡。如人类免疫缺陷病毒(HIV)引起的艾滋病,朊粒引起的人克雅病、库鲁病都属于慢发病毒感染。④急性病毒感染的迟发并发症:急性感染一年或数年后,发生致死性病变。如麻疹病毒引起的亚急性硬化性全脑炎(subacute sclerosing panencephalitis, SSPE),该病是儿童期感染麻疹病毒后,到青春期才发作,表现为中枢神经系统疾病。

三、病毒的致病机制

1. 病毒对宿主细胞的直接作用　不同种类的病毒与宿主细胞相互作用,可表现出不同的结果。

(1)杀细胞效应:病毒在宿主细胞内增殖造成宿主细胞破坏与死亡,称杀细胞效应。多见于无包膜病毒,如脊髓灰质炎病毒、腺病毒等。其机制是:病毒感染细胞后可产生病毒核酸编码的早期蛋白,阻断宿主细胞的核酸、蛋白质合成,从而导致细胞死亡;病毒能使宿主细胞溶酶体膜功能改变,释放溶酶体酶,可引起细胞溶解;病毒在细胞内复制成熟,并于很短时间内大量增殖,导致细胞裂解,释放出病毒。

(2) 核酸整合:有些病毒的核酸可整合到宿主细胞的染色体上,导致宿主细胞遗传特性发生变化,即细胞转化。此转化作用可引起肿瘤的发生,如 EB 病毒可能与恶性淋巴瘤及鼻咽癌的发生有关;单纯疱疹病毒Ⅱ型可能与宫颈癌有关。

(3) 形成包涵体:有些病毒感染宿主细胞后,可在宿主细胞胞浆内和细胞核内形成普通显微镜下可观察到的嗜酸性或嗜碱性、圆形或椭圆形或不规则的团块结构,称为包涵体。这些包涵体成分可对宿主细胞的结构和功能产生影响,也可导致宿主细胞损伤。包涵体可能是病毒在宿主细胞内增殖留下的反应痕迹,故检查包涵体可辅助诊断病毒感染。

(4) 细胞膜改变:病毒在感染宿主细胞时,可发生宿主细胞膜受体被破坏,细胞膜成分发生变化等。其中以出现细胞融合及细胞表面产生新抗原更具有特征。①细胞融合:某些病毒感染人体可导致感染细胞与邻近细胞的融合,形成多核巨细胞,并借此促成病毒扩散。如麻疹病毒、副流感病毒、疱疹病毒等。②细胞膜出现新抗原:病毒在细胞内复制过程中,可以引起宿主细胞膜组分的改变,形成自身抗原,或者由病毒基因编码的抗原表达在宿主细胞膜上,构成新的抗原。两者均可诱发免疫应答,致宿主细胞损伤或破坏。

2. 病毒感染的免疫病理作用　免疫病理导致的组织损伤在病毒感染中常见。诱发免疫病理反应的抗原,除病毒外还有因病毒感染而出现的自身抗原。此外,有些病毒可以直接侵犯免疫细胞,破坏其免疫功能。

(1) 体液免疫病理作用:有些病毒如狂犬病毒、单纯疱疹病毒、流感病毒等侵入细胞后,能诱发细胞表面出现新抗原,这种抗原与相应抗体结合后,在补体的参与下可引起Ⅱ型超敏反应,导致细胞溶解;有些病毒如乙型肝炎病毒感染后,病毒抗原与相应抗体结合形成免疫复合物可长期存在于机体血循环中,当免疫复合物沉积于肾毛细血管基底膜,激活补体,可引起Ⅲ型超敏反应,造成组织损伤,出现蛋白尿、血尿等症状,若沉积在关节滑膜部位则引起关节炎。

(2) 细胞免疫病理作用:由病毒抗原致敏的 T 细胞,可通过直接杀伤或释放淋巴因子等作用,破坏病毒感染的靶细胞,引起Ⅳ型超敏反应。

(3) 免疫耐受:当机体在胚胎期或初生期感染某些病毒,可以诱导机体对此病毒抗原产生免疫耐受性,机体既不能有效清除病毒,也不能产生有效的免疫应答杀伤靶细胞,形成无症状携带者,如乙型肝炎病毒。

(4) 免疫抑制:许多病毒感染能引起宿主免疫功能的抑制,如风疹病毒、麻疹病毒、巨细胞病毒均可在淋巴细胞或经激活的淋巴细胞中增殖,从而导致机体免疫低下。人类免疫缺陷病毒感染 T 细胞,可使受染者形成获得性免疫缺陷状态,易并发机会致病菌感染和恶性肿瘤的发生,造成死亡。

四、抗病毒免疫

机体抗病毒免疫由非特异性免疫和特异性免疫组成,两者协同发挥作用。

1. 非特异性免疫　非特异性免疫是抗病毒感染的第一道防线,包括屏障结构、吞噬细胞、干扰素及 NK 细胞等,其中干扰素和 NK 细胞起主要作用。

(1) 干扰素(IFN):是由病毒或其他干扰素诱生剂刺激人或动物细胞,产生的一类糖蛋白,具有抗病毒、抗肿瘤和免疫调节等多种生物学活性。人类细胞产生的干扰素,根据其不同的免疫原性可分为 α、β、γ 三种。α 干扰素主要由人白细胞产生,β 干扰素主要由人成纤维细胞产生。α、β 干扰素属于 Ⅰ 型干扰素。γ 干扰素由 T 细胞产生,也称免疫干扰素,属于 Ⅱ 型干扰素。Ⅱ 型干扰素对免疫细胞的调节作用比 Ⅰ 型干扰素强,抗病毒作用则 Ⅰ 型干扰素比 Ⅱ 型干扰素强。目前三种干扰素都有基因工程产品,已用于临床治疗病毒感染性疾病。

干扰素抗病毒作用不是直接作用于病毒,而是由干扰素与宿主细胞膜上特异性受体结合,通过调控宿主细胞的基因,使之合成抗病毒蛋白,抑制病毒蛋白质的合成,发挥抗病毒的作用(图 12-7)。

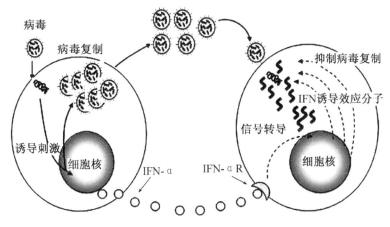

图 12-7 IFNα 抗病毒感染作用

(2) 巨噬细胞的杀病毒作用:巨噬细胞的杀病毒作用主要表现为:①吞饮及灭活病毒作用。②产生 IFN 及补体、白介素-1 等因子参与免疫作用。③巨噬细胞的产物作用于邻近细胞,防止病毒扩散。

(3) NK 细胞的杀病毒作用:NK 细胞能非特异性杀伤受病毒感染的细胞,在感染早期,抗病毒特异性免疫应答未形成之前,发挥重要作用。作用方式主要是直接与靶细胞接触,通过释放穿孔素破坏靶细胞,也可通过释放 TNFα、TNFγ 等细胞因子发挥抗病毒效应。

2. 特异性免疫　病毒感染过程中,病毒的各种结构蛋白均为良好的抗原,能引起机体产生特异性免疫应答,包括体液免疫和细胞免疫。前者对胞外病毒起作用,后者主要作用于胞内病毒。病毒具有严格的细胞内寄生性,因此机体特异性抗病毒免疫主要依赖于细胞免疫。

(1) 体液免疫:①中和抗体:针对病毒表面抗原的抗体 IgG、IgM、IgA 均有中和抗体的活性。中和抗体与病毒的表面抗原结合,使病毒失去吸附和穿入的能力,但不能直接灭活病毒。中和抗体与病毒形成的免疫复合物易被巨噬细胞吞噬清除。有包膜的病毒表面抗原与中和抗体结合后,激活补体,可导致病毒的溶解。②血凝抑制抗体:表面含有血凝素的病毒感染后,血液中出现抑制血凝现象的抗体,主要为 IgM、IgG。乙型脑炎病毒、流感病毒等血凝抑制抗体还能中和病毒的感染性,具有保护作用。③补体结合抗体:由病毒内部抗原或表面非中和性抗原所诱发产生,不能中和病毒的感染性,但可增强巨噬细胞的吞噬功能。检测补体结合抗体可协助诊断病毒性疾病。

(2) 细胞免疫:病毒进入宿主细胞后,抗病毒免疫主要依赖细胞免疫发挥作用。免疫细胞主要有细胞毒性 T 细胞、迟发型超敏反应 T 细胞以及巨噬细胞和 NK 细胞。受病毒抗原作用而分化成熟的细胞毒性 T 细胞,能特异性地识别病毒感染细胞并使之裂解,从而阻断病毒的复制过程,终止感染。迟发型超敏反应 T 细胞产生细胞因子,增强 NK 细胞和吞噬细胞功能,诱导局部炎症反应,有利于控制和消除病毒感染。

五、病毒感染的检查方法

病毒感染十分常见,病毒性感染的检查不仅用于临床疾病的评估,也用于流行病学的调查,为病毒性疾病的预防和治疗提供科学依据。

1. 标本的采集、处理、送检与保存　病毒感染检查结果的成败关键,取决于标本的正确采集和运送。为此作为临床护理人员必须掌握有关知识,指导病人正确留取标本、合理送检。

(1) 标本采集:根据临床评估及病期采集不同的标本。呼吸道感染一般采集鼻咽洗漱液或痰液;肠道感染采集粪便;中枢神经系统感染采集脑脊液;病毒血症期采集血液。进行病毒分离或抗原检查的标本,应在发病初期或急性期采集,因此时病毒大量增殖,检出率高。血清学检查的标本应采取双份血清送检,发病初期和病后 2～3 周各采一份,抗体效价升高 4 倍以上才有诊断意义。

(2) 标本处理:标本采集必须严格无菌操作。本身带有杂菌的标本如粪便、痰液等,应加入高浓度的青霉素、链霉素、庆大霉素等处理。送检组织、粪便等标本可置于含抗生素的 50％甘油盐水中,低温保存送检。

(3) 标本送检与保存:病毒在室温下很快灭活,标本采集后应立即送检。如实验室距离较远,应将标本放入冰壶内,最好在 1～2 小时内送检。暂时无法送检的,应将标本存放于 −70 ℃低温冰箱保存。

2. 病毒的形态学检查

(1) 光学显微镜检查:用光学显微镜可直接观察痘类病毒等大型单个病毒体,也可直接检查被某些病毒感染的组织细胞中的包涵体。

(2) 电子显微镜检查:①电镜直接检查:用于从疱疹液、粪便或血清标本中直接检查相关的病毒颗粒,如疱疹病毒、甲型肝炎病毒、乙型肝炎病毒颗粒等。②免疫电镜检查:将病毒标本制成悬液,加入特异性抗体混合,使标本中的病毒颗粒凝集成团,再用电镜检查,可提高检出率。

3. 病毒的分离培养　病毒必须在活细胞中才能增殖,因此进行病毒分离培养时,首先要保证活细胞的生长条件,然后将待检标本接种到活细胞中培养。实验室分离培养病毒的方法主要有三种:组织细胞培养、动物接种和鸡胚培养。

(1) 细胞培养:是目前分离培养病毒的主要方法。常用人胚肾细胞、人胎盘羊膜细胞、人胚二倍体细胞、鸡胚等原代细胞以及传代细胞(HeLa 细胞、Hep2 和 κB 细胞)等制备单层细胞培养。病毒感染细胞后,多数无需染色即可直接在光学显微镜下观察细胞病变。部分细胞不产生病变,但能改变培养液的 pH 或出现红细胞吸附及血凝现象,有时还可用免疫荧光技术检查细胞中的病毒和细胞变化。细胞培养多用于病毒分离培养、检测中和抗体、制备疫苗等。

(2) 动物接种:常用的动物有小鼠、大鼠、豚鼠、家兔和猴。接种途径主要有鼻内、皮内、皮下、脑内、腹腔、静脉等。根据病毒的不同,选择敏感动物的适宜接种部位。如嗜神经病毒(乙脑病毒、狂犬病毒)可选用小鼠脑内接种,使病毒增殖,并根据动物出现的症状辅助诊断。

(3) 鸡胚培养:一般采用孵化 9～12 天的鸡胚,根据病毒特性将病毒标本接种于鸡胚的不同部位。如疱疹病毒接种于鸡胚绒毛尿囊膜上,流感病毒初次分离接种于羊膜腔,传代培养接种于尿囊腔内。

4. 其他检查方法

（1）病毒抗原抗体检查：利用抗原抗体能特异性结合的原理，用已知的病毒抗原或抗体检查病人血清中有无相应的抗体或抗原。常用的方法有中和试验、血凝抑制试验、免疫扩散试验以及荧光素、酶、放射性核素等标记技术检测。

（2）病毒核酸杂交技术：病毒核酸杂交技术是近几年迅速发展的一种敏感性高、特异性强、应用面广的诊断技术和研究手段。根据双股 DNA 具有解离和重新组合的特点，用一条已知的单链 DNA，标记上放射性核素作探针与固定在硝酸纤维膜上的待测单股 DNA 进行杂交，再用放射自显影技术检测，以确定有无病原体存在。

（3）聚合酶链反应（PCR）：是一种快速体外扩增特异性 DNA 片断的技术，能在几小时内通过简单的酶促反应使待测的 DNA 扩增至几百万倍，然后取反应产物进行琼脂凝胶电泳，即可观察到核酸带。

六、病毒感染的防治原则

目前对大多数病毒感染缺乏特效药物治疗，因此进行人工免疫是预防病毒感染最有效的手段。

1. 病毒感染的特异性预防

（1）人工主动免疫：目前主要通过接种各种灭活疫苗或减毒活疫苗进行人工主动免疫。常用的疫苗有：①灭活疫苗：是用甲醛灭活剂灭活病毒核酸，但不影响病毒的免疫原性。常用的有流行性乙型脑炎灭活疫苗、人用狂犬疫苗、流感全病毒灭活疫苗等。②减毒活疫苗：是用自然或人工方法选择对人无毒或弱毒的变异株所制备。常用的有脊髓灰质炎减毒活疫苗糖丸、麻疹减毒活疫苗、腮腺炎减毒疫苗等。③活疫苗：免疫效果好，但可能返祖，恢复毒力而致病，也可激活潜伏病毒引起持续感染，故有潜在危险性。为提高疫苗的安全性，目前已研制出亚单位疫苗（如流感病毒、腺病毒、乙肝病毒疫苗等）、多肽疫苗（如乙肝病毒疫苗）和基因工程疫苗（如乙型肝炎疫苗）等。

（2）人工被动免疫：常用的人工被动免疫制剂有免疫血清、胎盘球蛋白、血清丙种球蛋白以及与细胞免疫有关的转移因子等，注入机体立即获得特异性免疫力。例如怀孕的母体或诊断出有乙型肝炎病毒感染的妇女在怀孕前，注射高效价的含乙肝病毒表面抗体的人免疫球蛋白（HBIg）有显著的保护作用。注射人免疫球蛋白可对甲型肝炎、脊髓灰质炎、麻疹、狂犬病、疱疹等病毒感染进行紧急预防和治疗。

2. 病毒感染的治疗

（1）干扰素：干扰素具有广谱的抗病毒作用。干扰素制剂及干扰素诱生剂已试用于一些病毒感染的治疗，如慢性乙型肝炎、疱疹性角膜炎、带状疱疹等，并取得了较好的疗效。

（2）化学药物：由于病毒只能在活细胞内增殖，故对病毒有效的化学疗剂多数对机体有一定的损伤作用，因此尚不能广泛应用于临床。常见的有盐酸金刚烷胺、阿糖腺苷、无环鸟苷、丙氧鸟苷以及碘苷（疱疹净）等。

（3）中草药：近年来，国内开展了很多中草药抗病毒作用的实验研究，也有不少临床报道。如板蓝根、大青叶等能抑制多种病毒。

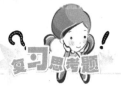

一、名词解释

1. 病毒体　2. 干扰现象　3. 病毒灭活　4. 持续性感染

二、选择题（A 型题）

1. 对病毒特性叙述错误的是　　　　　　　　　　　　　　　　　　　（　　）

A. 以复制方式繁殖　　　　　　　　　B. 只含有一种核酸

C. 测量单位为 μm　　　　　　　　　D. 是专性细胞内寄生物

E. 对现有的抗生素不敏感

2. 可直接测量病毒体大小的方法是　　　　　　　　　　　　　　　　（　　）

A. X 线衍射法　　　　　　　　　　　B. 光学显微镜观察法

C. 电子显微镜观察法　　　　　　　　D. 超速离心法

E. 超微滤过法

3. 病毒的结构蛋白不包括　　　　　　　　　　　　　　　　　　　　（　　）

A. 酶蛋白　　　　B. 包膜蛋白　　　　C. 核蛋白　　　　D. 基质蛋白　　　　E. 衣壳蛋白

4. 对病毒体最正确的叙述是　　　　　　　　　　　　　　　　　　　（　　）

A. 有感染性的病毒颗粒　　　　　　　B. 脱壳后仍有感染性的病毒核酸

C. 有刺突的包膜病毒颗粒　　　　　　D. 可独立存在于细胞外的病毒颗粒

E. 成熟的、完整的、具有感染性的病毒颗粒

5. 灭活病毒仍保留的特性不包括　　　　　　　　　　　　　　　　　（　　）

A. 抗原性　　　　B. 红细胞吸附性　　　　C. 感染性　　　　D. 血凝性　　　　E. 细胞融合

6. 欲行病毒学检查的组织标本应该　　　　　　　　　　　　　　　　（　　）

A. 孵箱保存　　　　　　　　　　　　B. 室温保存

C. 冷藏速送　　　　　　　　　　　　D. 加 50％甘油缓冲盐水和抗生素,冷藏速送

E. 加防腐剂

7. 病毒标本如需长期保存,应选择的存放温度为　　　　　　　　　　（　　）

A. 4 ℃　　　　B. 0 ℃　　　　C. −20 ℃　　　　D. −70 ℃　　　　E. −196 ℃

8. 病毒的致病因素　　　　　　　　　　　　　　　　　　　　　　　（　　）

A. 内毒素　　　　B. 外毒素　　　　C. 荚膜　　　　D. 侵袭力　　　　E. 以上都不是

9. 对病毒包膜的错误叙述是　　　　　　　　　　　　　　　　　　　（　　）

A. 化学成分为蛋白、脂类及多糖　　　B. 表面凸起称为壳微粒

C. 具有病毒的种、型抗原特异性　　　D. 包膜溶解可使病毒灭活

E. 可以保护病毒

三、简答题

1. 简述病毒核衣壳的结构及化学组成。

2. 病毒的复制周期包括哪几个过程?

3. 解释干扰素的概念并简述其生物学作用。

4. 病毒性标本采集与送检注意事项有哪些?

5. 简述病毒性疾病的预防原则。

（蒋　斌）

第十三章 呼吸道病毒

呼吸道病毒是指以呼吸道为侵入途径,在呼吸道黏膜上皮细胞中增殖,引起呼吸道局部感染或呼吸道以外组织器官病变的病毒。据统计,急性呼吸道感染中90%以上由病毒引起,具有传染性强、传播快、潜伏期短、发病急等特点。由于病后不易产生牢固的免疫力,所以呼吸道感染常反复发生。本章主要介绍流感病毒、麻疹病毒、腮腺炎病毒、风疹病毒等常见呼吸道病毒的生物学特性、致病性、微生物学检查及防治原则。学习时要重点掌握每种病毒与致病和免疫有关的生物学特性、所致疾病及特异性预防措施。

第一节　流行性感冒病毒

知　识　链　接

抗流感:面对病毒的"反恐战争"

2009年3月全球暴发了甲型H1N1流行性感冒(简称"甲流")疫情,世界卫生组织称,这次引发甲型H1N1流感的病毒是禽流感和人类流感经过"洗牌效应"产生的新病毒,人类对其缺乏免疫力。在全球健康部门眼中,抗击流感的战斗俨然如同"反恐战争",它很难避免,没有根治的良方,并且会时不时地出现。两针麻疹预防针就能使一名儿童一生远离麻疹,但流感预防针却需要年年注射,即便如此,也不一定完全有效,原因就在于流感病毒的变异比其他病毒要迅速。流感疫苗的成分每年都在变,接种疫苗无法做到一劳永逸。因此抗击流感将是一场持久的战争。

流行性感冒病毒简称流感病毒,是引起流行性感冒的病原体。流感病毒有甲、乙、丙三型。除引起人类感染外,还可以引起多种动物(猪、马、禽等)感染,引起人类感染的病毒和引起动物感染的病毒在生物学性状上基本一致。

一、生物学性状

1. 形态与结构　流感病毒是单股 RNA 病毒,多形态型,以球形和丝状常见。球形直径为 80～120 nm,内有高电子密度的核心,直径约为 70 nm。病毒体的结构从内向外依次为核衣壳、包膜和刺突三部分(图 13-1)。

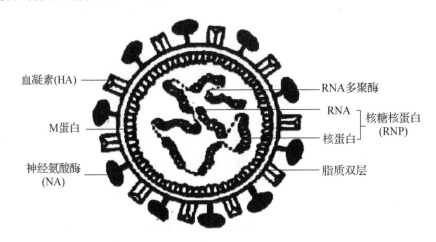

图 13-1　流感病毒模式图

(1) 核衣壳:位于病毒体的最内层,由核酸和核蛋白组成。核酸为分节段的单股负链 RNA,甲型和乙型有 8 个节段,丙型有 7 个节段,每个节段为一个基因,分别编码不同的蛋白质。因为核酸分节段,故病毒复制中易发生高频率基因重组,出现新的病毒株。包绕在核酸外面的衣壳蛋白称核蛋白(nucleoprotein,NP),抗原结构稳定,很少发生变异,具有型特异性。

(2) 包膜:包膜由两层组成,内层为基质蛋白,具有保护病毒核心及维持病毒形态作用,免疫原性稳定,具有型特异性。外层为脂蛋白,来源于宿主细胞膜。

(3) 刺突:流感病毒的包膜上镶嵌着两种突出于病毒表面的刺突,一种为血凝素(hemagglutinin,HA),呈柱状,另一种为神经氨酸酶(neuraminidase,NA),呈蘑菇状。这两种均为病毒基因编码的糖蛋白,具有免疫原性,是划分流感病毒亚型的主要依据。

HA 主要功能有:①凝集红细胞:流感病毒能使鸡、豚鼠等动物和人的红细胞发生凝集,称为血凝现象;②吸附宿主细胞:病毒颗粒借助于 HA 与细胞表面受体结合而吸附到宿主细胞上,构成病毒感染细胞第一步;③免疫原性:HA 可刺激机体产生抗体,可中和相同亚型流感病毒,为保护性抗体。因其能抑制血凝现象,亦称其为血凝抑制抗体。

NA 主要功能有:①参与病毒释放:NA 具有水解受感染细胞表面糖蛋白末端的 N-乙酰神经氨酸的作用,有助于病毒的释放;②促进病毒扩散:NA 可破坏细胞膜表面的病毒特异受体,使病毒从细胞上解离,有利于病毒的扩散;③具有免疫原性,但其刺激机体产生的抗体不能中和病毒,仅能抑制该酶的水解作用。

2. 分型与变异　根据核蛋白和基质蛋白免疫原性不同,可将流感病毒分为甲、乙、丙三型。甲型流感病毒又根据表面 HA 及 NA 的免疫原性不同分为若干亚型,迄今发现 HA 有 16 种(1～16),NA 有 9 种(1～9)。目前,在人间流行的甲型流感病毒亚型主要有 H1、H2、H3 和 N1、N2 等抗原构成的亚型。自 1997 年以来,发现 H5N1、H7N2、H7N7、H9N2、H7N9 等型禽流感病毒也可以感染人。乙型和丙型流感病毒的免疫原性比较稳定,但甲型病毒的表面抗原(HA 和 NA)极易发生变异。流感病毒的变异与流行关系甚为密切,如果变异幅度小,系量变,只造成中小规模的流行,称为抗原漂移;如果变异幅度大,则可形成新的亚型,系质变。由于人群对新的亚型病毒缺少免疫力,故可引起大规模的流行,甚至世界范围的大流行,称为抗原转变。流感病毒在历史上曾引起多次世界性大流行(表 13-1)。

表 13-1 甲型流感病毒抗原变异与流感大流行

亚型名称	抗原结构	流行年代	分离地
原甲型	H1N1	1918～1957	西班牙
亚洲甲型	H2N2	1957～1968	亚洲(新加坡)
香港甲型	H3N2	1968～1977	香港
香港甲型与新甲型	H3N2,H1N1	1977	俄罗斯
新甲型	H1N1	2009	美国(加利福尼亚)

3. **培养特性** 流感病毒最适宜在鸡胚中增殖,但它在鸡胚中不引起明显病变,需进行红细胞凝集试验以确定鸡胚中病毒的存在。组织培养时,一般用猴肾、狗肾传代细胞,但不引起明显的细胞病变,需用红细胞吸附试验判定有无病毒的增殖。易感动物是雪貂。

4. **抵抗力** 流感病毒不耐热,56 ℃30 分钟被灭活,-70 ℃以下或真空冷冻干燥可长期保存。对干燥、紫外线以及乙醚、甲醛等化学试剂敏感。

二、致病性与免疫性

传染源主要是患者,其次为隐性感染者。流感病毒随飞沫和气溶胶传播,侵入易感者呼吸道黏膜上皮细胞,引起宿主细胞变性、坏死、脱落以及黏膜充血水肿、分泌物增多等症状。潜伏期一般 1～4 天。流感病毒一般不引起病毒血症,但在代谢过程中产生的毒素样物质,进入血流可引起发热、畏寒、头痛及全身肌肉酸痛等症状。少数抵抗力弱的患者易继发细菌感染,导致肺炎,死亡率较高。儿童流感除高热外,还可发生抽搐、谵妄、呕吐、腹痛、腹泻等症状。

人类对流感病毒普遍易感,流感病毒可诱发机体产生特异性细胞免疫和体液免疫。抗 HA 抗体为中和抗体,在预防感染和阻止疾病发生中有重要作用,对同型病毒有牢固免疫力,但亚型间无交叉免疫。

三、实验室检查

1. **分离培养与鉴定** 通常采取发病 3 天内患者的咽漱液或鼻咽拭子,经抗生素处理后接种于 9～11 日龄的鸡胚羊膜腔或尿囊腔中,33～35 ℃孵育 3～4 天后,取羊水或尿囊液进行血凝试验,并测定其效价。若血凝试验阴性,须连续传代 3 次,仍不出现血凝反应,方可判定阴性。

2. **血清学诊断** 取患者急性期和恢复期双份血清,用血凝抑制试验或补体结合试验检测抗体。若效价升高 4 倍以上，可作出初步诊断。

3. **快速诊断** 主要是采用间接或直接免疫荧光法、ELISA 法检测患者鼻甲黏膜或咽漱液及呼吸道脱落细胞中的病毒抗原。用单克隆抗体经免疫酶标法可快速检测出甲、乙型流感病毒在感染细胞内的病毒颗粒或病毒相关抗原。

四、防治原则

流感病毒传染性强，播散快，容易引起流行。预防流感的一般措施主要是加强自身锻炼增强免疫力，流行期间应尽量避免人群密集，公共场所要注意空气流通，可用醋酸蒸气进行空气消毒。

流感疫苗的接种可降低发病率，但必须与流行毒株型别基本相同。

金刚烷胺是用于预防和治疗流感的常用药物，发病 24～48 小时内服用，可减轻全身中毒症状。

知 识 链 接

流感和心脏疾病的关系

有研究报告，流感可以使心脏疾病恶化，尤其在流感流行季节里，死于心脏病发作的人数明显增多。而冬季流感则使心脏病以及中风的概率增加一倍。在呼吸道疾病发生的第一周内，心脏病及中风概率甚至会增至两倍。

英国的一项研究显示，流感能导致冠心病人死亡增加。人们在感染流感后，死于心脏病的风险上升了 1/3。流感病毒感染引起的急性肺炎能破坏动脉粥样硬化斑块的稳定性。当斑块分裂时，可释放出凝块，引起心脏病的发作。

美国的一项研究结果发现，流感疫苗不仅能增强接种者对感冒病毒的免疫能力，还有预防心脏病和中风的功效。研究人员指出，注射流感疫苗有助于减少心脏病发作的风险。

第二节 麻疹病毒

麻疹病毒是麻疹的病原体。麻疹是儿童最为常见的急性传染病，传染性强，易感人群接触后发病率几乎达到 100%。我国自 1965 年广泛应用麻疹减毒活疫苗后，发病率大为下降。

一、生物学性状

麻疹病毒颗粒较大，呈球形，直径为 120～250 nm，核心为完整的不分节段的单股 RNA。有包膜，其上有血凝素（HA）和溶血素（haemolysin, HL）构成的刺突。免疫原性较稳定，只有一个血清型。该病毒在人胚肾、猴肾和人羊膜细胞中能增殖，并可使宿主细胞融合成多核巨细胞，核内和胞浆中可出现嗜酸性包涵体。麻疹病毒对理化因素抵抗力较弱，加热 56 ℃ 30 分钟可被灭活，一般消毒剂均可使病毒破坏，对紫外线以及脂溶剂如乙醚、氯仿等均敏感。

二、致病性与免疫性

病人是唯一传染源,主要通过飞沫或鼻腔分泌物直接传播,亦可通过污染的玩具、衣物等间接传播。出疹前后 4~5 天传染性最强,易感者接触后几乎全部发病。

病毒先在上呼吸道上皮细胞内增殖,然后进入血流,形成第一次病毒血症。病人可出现发热、上呼吸道炎症、结膜炎等临床症状。大多数患者可在口腔颊部黏膜处出现灰白色、外绕红晕的黏膜斑,称为柯氏斑,对临床早期诊断有一定意义。血流中的病毒继而侵入全身淋巴组织和单核吞噬细胞系统进一步增殖,3~5 天后,细胞内大量增殖的病毒再次进入血液,引起第二次病毒血症。此时全身皮肤出现丘疹,并有高热、频繁咳嗽等临床症状,少数患者可出现出血性皮疹。无并发症的患者大多可自愈,但少数免疫力低下者易并发细菌感染,引起中耳炎、支气管炎及肺炎等,是麻疹患儿死亡的主要原因之一。少数儿童感染后,病毒潜伏体内,到青年期潜伏的病毒被激活,可引起亚急性硬化性全脑炎(subacute sclerosing panencephalitis,SSPE)。SSPE 为麻疹病毒急性感染后的迟发并发症,表现为渐进性大脑衰退,最终可发生痉挛、昏迷、死亡。

近年来,由于广泛接种麻疹减毒活疫苗,麻疹发病年龄有后移现象,致使成年人感染较为多见。临床表现也不同于儿童,如个别不发热,卡他性症状不明显,皮疹稀疏不典型。在临床上要引起注意。

麻疹病后机体可获得牢固免疫力,一般很少再感染。

三、实验室检查

典型麻疹病例根据临床症状即可诊断,对轻症和不典型病例则需进行微生物学检查。

1. 病毒分离 取患者发病早期的咽洗液、咽拭子标本或血液,接种于人胚肾、猴肾或人羊膜细胞培养。7~10 天后可见有多核细胞,感染细胞的胞浆内和核内有嗜酸性包涵体。可用荧光抗体法检测培养物中的麻疹病毒抗原进行鉴定。

2. 血清学检查 常用血凝抑制试验或中和试验检测急性期和恢复期双份血清,效价升高 4 倍以上有诊断意义。也可直接用荧光抗体或酶联免疫吸附试验检测特异性 IgM 抗体。

四、防治原则

预防麻疹的主要措施是对儿童进行人工自动免疫,提高机体免疫力。接种麻疹减毒活疫苗预防麻疹,已纳入我国计划免疫,初种在 8 个月龄,学龄前再加强免疫一次,保护率达 90% 以上。

对接触麻疹的易感儿童,可紧急采用人工被动免疫,注射麻疹患者恢复期血清或丙种球蛋白,进行紧急预防,可防止发病或减轻症状。

第三节 腮腺炎病毒

腮腺炎病毒是引起流行性腮腺炎的病原体。在世界各国均有流行,主要侵犯儿童。

病毒颗粒呈球形,核心为单股 RNA,有包膜,包膜上含有血凝素-神经氨酸酶刺突(HN)和融合因子刺突(F)。腮腺炎病毒易在鸡胚细胞内增殖,并可出现细胞融合,但细胞病变不明显,须用血凝素凝集试验证实有无病毒的增殖。此病毒只有一个血清型。对紫外线和脂溶剂均敏感,56 ℃ 30 分钟可使病毒灭活。

人是腮腺炎病毒的唯一宿主。病毒通过飞沫或唾液污染食具或玩具等进行传播。潜伏期一般为 2~3 周,病毒首先侵入呼吸道上皮细胞和面部淋巴结内增殖,然后进入血流并侵入腮腺及其他器官,引起一侧或两侧腮腺肿大、疼痛,持续 1 周左右,若无合并感染大多可自愈。13 岁以上男性可引起睾丸炎(约 15%),女性引起卵巢炎(15%),偶可引发无菌性脑膜炎及获得性耳聋。腮腺炎是导致男性不育和儿童获得性耳聋的常见病因。腮腺炎病后可获得持久免疫力。

对典型病例很容易作出诊断,但不典型病例需进行病毒分离和血清学诊断。鉴于流行性腮腺炎并发症多,故应重视预防。及时隔离患者,防止传播,对易感儿童接种腮腺炎减毒活疫苗。流行期间可注射丙种球蛋白。

第四节　风疹病毒

知 识 链 接

风疹病毒——孕妇及胎儿的"双重杀手"

风疹对一般人影响不大,但孕妇一旦感染则危害很大。孕妇感染风疹病毒可导致先天性风疹综合征的发生,生育出带有各种先天性损害的畸形儿,严重的感染还可直接导致胎儿的死亡。我国每年有上百万例的流产与感染风疹病毒有关。

那么现阶段我们有能力控制风疹病毒吗?答案是肯定的。人类已经找到了对抗风疹的有效"生物武器",它就是风疹疫苗。孕前只需上医院做相关检查,如显示风疹抗体阴性,最好注射疫苗,使体内产生抗体,避免感染。需要注意的是,注射疫苗后三个月内不能怀孕。怀孕期间也不能注射风疹疫苗,孕期注射疫苗反而会引起子宫内感染。

风疹病毒是引起风疹的病原体。风疹病毒呈不规则球形,核心为单股 RNA,有包膜。大多数病毒颗粒的包膜上有血凝素刺突,可凝集人 O 型血和某些禽类的红细胞。能在人羊膜细胞、兔和猴肾细胞内增殖,引起细胞病变。只有一个血清型。

人是风疹的唯一传染源。病毒经呼吸道传播,潜伏期 2~3 周,病毒在上呼吸道黏膜上皮细胞增殖后进入血流引起病毒血症,临床表现类似麻疹,但症状轻、持续时间短、并发症少。人群对风疹病毒普遍易感,但有 25% 可不出现症状。孕妇若在妊娠 4 个月内感染风疹病毒,病毒可通过胎盘感染胎儿,致使胎儿先天畸形或引起先天性风疹综合征,如先天性心脏病、耳聋、失明、智力低下等。

风疹病后可获得牢固免疫力。

对怀疑被风疹病毒感染的孕妇及胎儿,为减少畸形儿的出生,常用血清学方法检测母亲或胎儿血中风疹病毒特异性 IgM 抗体;检测胎儿绒毛膜中有无风疹病毒的特异性抗原;或取羊水进行病毒分离培养,以确定风疹病毒感染,终止妊娠。

对非孕期未患过风疹的育龄妇女可接种风疹减毒活疫苗,孕妇禁用。对与风疹患者接触的孕妇,应立即大剂量注射丙种球蛋白作为应急预防。

第五节 冠状病毒和 SARS 冠状病毒

一、冠状病毒

冠状病毒在分类上属于冠状病毒科,因其病毒包膜上有向四周伸出的刺突,形如太阳帽状而得名。病毒呈多形性,直径 80～160 nm。核酸为单股正链 RNA,不分节段,核衣壳呈螺旋对称。病毒对理化因素耐受力较差,37 ℃数小时便丧失感染性。对乙醚、氯仿、酸及紫外线均敏感。

冠状病毒感染呈世界性分布,可感染各年龄组人群,引起普通感冒和咽喉炎。某些冠状病毒株还可引起成人腹泻或胃肠炎。

微生物学检查一般采用鼻分泌物、咽漱液混合标本分离病毒。通常用人胚器官及鼻甲黏膜进行器官培养,或用人胚肾、肺或肠原代细胞培养。也可取双份血清做中和试验等进行血清学诊断。快速诊断可用荧光抗体技术和酶免疫技术检测病毒抗原,PCR 技术检测病毒核酸。目前尚无疫苗预防,也无特效药物治疗。

二、SARS 冠状病毒

SARS 冠状病毒是严重急性呼吸综合征(severe acute respiratory syndrome,SARS)的病原体。SARS 是一种急性呼吸道传染病,2002 年底至 2003 年上半年曾在世界上流行,有 32个国家和地区发生疫情,发病人数 8 465 人,死亡 919 人,平均死亡率达 11%。我国内地发病人数为 5 327 人,死亡 349 人,死亡率 6.7%。2003 年 4 月 16 日 WHO 宣布 SARS 的病原体为一种新的冠状病毒,称为 SARS 冠状病毒。

SARS 冠状病毒是单股正链 RNA 病毒,有包膜,病毒表面覆盖着许多规则的刺突,形如一个丰满的圆形花球(图 13 - 2)。对乙醚等脂溶剂敏感,不耐酸,可采用 0.2%～0.5%过氧乙酸或氯制剂消毒。该病毒对热抵抗力比普通冠状病毒强,56 ℃30 分钟方可被灭活,在 4 ℃条件下活性仅下降 10%,在粪便和尿中至少存活 1～2 天。

传染源主要是 SARS 患者,传染性极强,病毒主要经过紧密接触传播,以近距离飞沫传播为主,也可通过接触病人呼吸道分泌物,经口鼻眼传播。起病急、传播快,潜伏期2～10 天,临床以发热为首发症状,体温高于 38 ℃,伴有头痛乏力、关节痛等,继而出现干咳、胸闷、气短等症状。严重者可表现有呼吸窘迫、休克、DIC、心律失常等症状,死亡率很高。

机体感染 SARS 冠状病毒后可产生特异性抗体。在 2003 年 SARS 流行期间有人用恢复期血清治疗患者得到疗效,说明特异性抗体有中和保护作用。

核酸检测是目前对 SARS 冠状病毒进行快速诊断的最好方法。

预防 SARS 的主要措施是隔离病人、切断传播途径和提高机体免疫力。目前尚无疫苗进行特异性预防。治疗主要采用支持疗法,如早期氧疗及适量激素疗法等。给予抗病毒类药物和大剂量抗生素,可防止病情发展及并发症的发生。

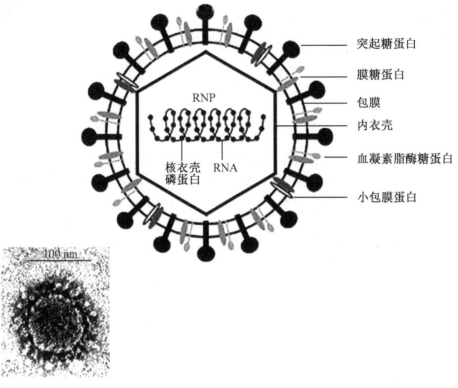

图 13－2　SARS 冠状病毒结构模式图

知 识 链 接

中东呼吸综合征冠状病毒（MERS-CoV）

　　这一特定冠状病毒毒株以前从未在人间发现过,有关病毒传播、严重程度和临床影响方面的信息十分有限。2012 年 9 月,英国向世卫组织通报了一起急性呼吸道综合征并伴有肾衰竭的病例,病人具有去沙特阿拉伯和卡塔尔的旅行史。尽管这是一种与严重急性呼吸道综合征(SARS)存有很大不同的病毒,考虑到确诊病例的严重程度,需要进一步确定这一新型冠状病毒的特征。世卫组织于 2013 年 5 月 28 日,正式使用"中东呼吸综合征冠状病毒"这一名称命名此病毒。截至 2014 年 10 月底,全球向世卫组织通报了 883 例中东呼吸综合征冠状病毒感染实验室确诊病例,包括至少 319 例相关死亡病例。

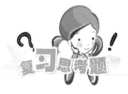

一、名词解释

1. 抗原漂移　　2. 抗原转变

二、选择题(A 型题)

1. 造成流感世界性大流行的主要原因是　　　　　　　　　　　　　　　　　（　　）

A. 甲型流感病毒易发生抗原漂移

B. 流感病毒的型别多、毒力强

C. 甲型流感病毒易形成新的亚型

D. 甲型流感病毒包膜上的 NA 易发生突变

E. 甲型流感病毒包膜上的 HA 易发生突变

2. 对流感病毒再感染具有保护作用抗体是　　　　　　　　　　　　　　　　（　　）

A. 神经氨酸酶抗体　　　　　　　B. 血凝素抗体

C. 干扰素　　　　　　　　　　　D. 核蛋白抗体

E. 中和抗体各亚型之间的交叉免疫

3. 引起亚急性硬化性全脑炎的病毒是　　　　　　　　　　　　　　　　　　（　　）

A. 流感病毒　　B. 麻疹病毒　　C. 腮腺炎病毒　　D. 风疹病毒　　E. 冠状病毒

4. 青春期感染腮腺炎常见的并发症是　　　　　　　　　　　　　　　　　　（　　）

A. 脑膜炎　　　B. 肺炎　　　C. 肝炎　　D. 睾丸炎和卵巢炎　　E. 肾炎

5. SARS 冠状病毒是下列哪种疾病的病原体　　　　　　　　　　　　　　　（　　）

A. 严重急性呼吸综合征　　　　　B. 溃疡性结肠炎

C. 大叶肺炎　　　　　　　　　　D. 流行性感冒

E. 普通感冒

6. 经垂直感染导致畸胎的病毒主要是　　　　　　　　　　　　　　　　　　（　　）

A. 麻疹病毒　　B. 风疹病毒　　C. 流感病毒　　D. 乙脑病毒　　E. 甲肝病毒

7. Koplik 斑用于诊断哪种病毒的感染　　　　　　　　　　　　　　　　　　（　　）

A. 麻疹病毒　　B. 风疹病毒　　C. 流感病毒　　D. 乙脑病毒　　E. 甲肝病毒

三、简答题

简述流感病毒的抗原变异性与流行性之间的关系。

（雷　红）

第十四章 肠道病毒

　　肠道病毒是一类生物学性状相似、形态最小的单正链RNA病毒,以消化道为入侵门户,并在肠道细胞内增殖。主要包括脊髓灰质炎病毒、埃可病毒、柯萨奇病毒、轮状病毒等。它们具有以下共同特性:①球形,衣壳呈20面体立体对称,无包膜。②核酸为单股RNA,具有传染性。③在宿主细胞内增殖复制,有较强的杀细胞作用。④耐乙醚和酸,56℃30分钟可使病毒灭活,对紫外线、干燥敏感,在污水和粪便中可存活数月。⑤主要以粪-口途径传播,隐性感染多见。⑥病毒在肠道细胞内增殖,但所致疾病多在肠道外,包括中枢神经、心肌损害及皮疹等。

　　本章主要介绍上述病毒的生物学性状、致病性及防治原则,学习时重点掌握各病毒的致病性和特异性预防措施。

第一节　脊髓灰质炎病毒

　　脊髓灰质炎病毒是脊髓灰质炎的病原体。该病毒可侵犯脊髓前角的运动神经细胞,引起暂时性或迟缓性肢体麻痹,多见于儿童,故该病又称小儿麻痹症。1988年以来,全球脊灰病例数减少了99%以上,从当时估计的35万例减至2013年的406例报告病例。

一、生物学性状

　　脊髓灰质炎病毒为RNA病毒,球形,无包膜,核心致密。脊髓灰质炎病毒有三个血清型,即Ⅰ型、Ⅱ型和Ⅲ型,型间很少有交叉免疫。目前国内外发病与流行多以Ⅰ型居多。

　　脊髓灰质炎病毒仅能在灵长类来源的细胞中增殖,常用猴肾、人胚肾或人羊膜细胞进行培养。病毒在感染细胞质内复制,产生典型的细胞病变作用。若将病毒注入猴或猩猩的脊髓或脑内,动物可出现典型症状,发生肢体麻痹。脊髓灰质炎病毒抵抗力较强。在污水和粪便中可存活数月,能耐胃酸、胃蛋白酶和胆汁的作用,紫外线和55℃湿热条件下可迅速灭活病毒。

二、致病性与免疫性

患者、隐性感染者都可以成为传染源。主要经粪-口途径传播。发病初期鼻咽分泌物可带病毒，但时间较短，粪便排毒时间长，贯穿整个病程，病后两周传染性最强。脊髓灰质炎病毒易感人群主要是五岁以下儿童。

脊髓灰质炎病毒感染后，先在咽部、肠道下段上皮细胞、肠系膜淋巴结内增殖。90%以上的感染者表现为隐性感染或轻症感染等，病人只出现发热、头痛、乏力、咽痛和呕吐等非特异性症状，并迅速恢复。仅1%～2%的感染者，病毒侵入中枢神经系统和脑膜，产生非麻痹型脊髓灰质炎或无菌性脑膜炎。患者除有上述非特异性症状外，还有颈项强直、肌痉挛等症状。有0.1%～0.2%的患者产生最严重的后果，可发生暂时性肢体麻痹，永久性迟缓性肢体麻痹，极少数患者发展为延髓麻痹，导致呼吸、心脏衰竭死亡。

脊髓灰质炎病毒感染后，机体可获得对同型病毒的牢固免疫力，以体液免疫为主。主要有SIgA、IgG、IgM发挥作用。SIgA能清除咽喉部和肠道内病毒，防止病毒入血。血清中抗体可阻止血流中病毒向中枢神经系统扩散。

三、实验室检查

脊髓灰质炎的麻痹型病例易于诊断，但因其他肠道病毒的某些型也可引起麻痹，所以仍须进行病毒分离或血清学诊断，方能作出准确的病原学诊断。

1. 病毒分离与鉴定　患者从粪便排出的病毒可持续生存数周，因此粪便分离病毒阳性率较高。标本经抗生素处理后，低速离心，取上清液接种猴肾、人胚肾或人羊膜细胞，培养数日后，用中和试验进一步鉴定其血清型。

2. 血清学诊断　取病程早期和恢复期双份血清做中和试验，恢复期血清效价升高4倍以上有诊断意义。

四、防治原则

脊髓灰质炎的一般预防措施应包括隔离病人、消毒排泄物以及加强饮食卫生管理、保护水源等。流行期间，应避免对易感儿童做扁桃体摘除手术或其他各种疫苗的接种，减少麻痹型病例的发生。

用脊髓灰质炎灭活疫苗或减毒疫苗进行人工自动免疫是预防本病的最佳措施。我国采用口服脊髓灰质炎减毒疫苗糖丸进行计划免疫，2月龄开始连续3次，间隔1个月，4岁时加一次。由于疫苗的广泛应用，脊髓灰质炎发病急剧下降，绝大多数发达国家已消灭了脊髓灰质炎野毒株。2001年世界卫生组织宣布，我国为亚太地区消灭脊髓灰质炎的第二批国家之一。

第二节　轮状病毒

轮状病毒分类上属呼肠病毒科，是1973年澳大利亚学者Bishop等在急性非细菌性胃肠炎儿童十二指肠黏膜超薄切片中首次发现，因病毒颗粒形似车轮而得名。轮状病毒是全世界范围内致婴幼儿重症腹泻最重要的肠道病毒，迄今发现A～G七个血清群。能引起人类疾病的只有A、B、C三群，其中A群是引起婴幼儿腹泻并致死亡的主要病原体。

轮状病毒呈球形，直径 60～80 nm，二十面体立体对称，双层衣壳，从内向外呈放射状排列，形似车轮辐条，故称轮状病毒。

轮状病毒抵抗力较强，室温中其传染性能保持 7 个月。对酸较耐受，故能耐胃的酸性环境，加热 50 ℃耐受。但在加入 $MgCl_2$ 的溶液中，50 ℃可破坏其传染性。

轮状病毒主要经粪-口途径传播。发病多见于 6～24 个月的婴幼儿。病毒侵入人体后在小肠黏膜绒毛细胞内增殖，使细胞渗透压发生改变，导致电解质平衡失调，大量水分进入肠腔，引起严重水样腹泻，常伴有呕吐、腹痛、发热等症状。严重者可发生脱水、酸中毒而导致死亡。

病后机体很快产生多种抗体，起主要保护作用的是肠道 SIgA。由于抗体只对同型病毒具有中和作用，故病后可重复感染。

患者发病时，粪便中存在大量病毒颗粒，用电镜、ELISA 或胶乳凝集试验很容易检出病毒或其抗原。

轮状病毒的特异性疫苗目前仍在研究中。治疗主要是及时输液以纠正电解质紊乱，防止脱水及酸中毒的发生，以降低婴幼儿的死亡率。

第三节　埃可病毒和柯萨奇病毒

一、埃可病毒

埃可病毒是 20 世纪 50 年代初在脊髓灰质炎流行期间，偶从健康儿童的粪便中分离出来的。

埃可病毒的细胞培养与脊髓灰质炎病毒相似，对猴肾和人胚肾细胞敏感，但对猴和黑猩猩不引起明显感染。

埃可病毒的传播途径以接触、呼吸道和消化道为主。埃可病毒的型别多，引起的疾病谱复杂，这给判断由埃可病毒引起的感染造成困难，仅从临床症状不能诊断埃可病毒的感染。但在下列流行情形时须考虑有埃可病毒感染：①无菌性脑膜炎在夏季流行时；②有红疹的发热病（尤其是幼儿）夏季流行时；③暴发性婴幼儿腹泻，但不能发现致病性肠道菌时。

二、柯萨奇病毒

知 识 链 接

手足口病——不可等闲视之

手足口病（hand-foot-and-mouth disease，HFMD）是一种常见的儿童疾病，是由柯萨奇 A 组 16 型（CoxA16）、新肠道病毒 71 型（EV71）引起的急性传染病，以夏秋季多见，冬季较少见。病毒存在于患儿的咽部、唾液、疱疹和粪便中，可通过人群间的密切接触及空气飞沫传播，也可通过手、生活用品及餐具等间接传染。该病症状表现为发热、手足皮肤和口舌出现水疱性损伤，故称为手足口病。少数患儿可引起心肌炎、肺水肿、无菌性脑膜脑炎等并发症。重症者病情发展快，可导致死亡。手足口病经多途径传播，做好儿童个人、家庭和托幼机构的卫生是预防本病的关键。手足口病虽可防、可治、可控，但也绝不能掉以轻心。

柯萨奇病毒是 1948 年在美国纽约州柯萨奇镇,从一名脊髓灰质炎患者的粪便中首次分离出的,故而得名。柯萨奇病毒与脊髓灰质炎病毒的区别在于对乳鼠有无致病性。

柯萨奇病毒型别多、分布广,人类感染的机会较多,主要经粪-口途径,亦可由呼吸道传播。病毒在体内的扩散方式与脊髓灰质炎病毒相似,但因可侵犯呼吸道、胃肠道、肌肉、关节、皮肤、心脏或中枢神经系统等多种组织器官,导致临床症状多样化。

人体感染柯萨奇病毒后,血清中较早出现特异性中和抗体,对同型病毒有持久免疫力。因临床症状多样,微生物学检查有重要意义。检查程序与脊髓灰质炎病毒基本相同。双份血清抗体检测结果时,恢复期效价高出 4 倍才有诊断意义。

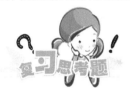

一、名词解释

1. 脊髓灰质炎病毒　2. 轮状病毒

二、选择题(A 型题)

1. 脊髓灰质炎的传播途径是 　　　　　　　　　　　　　　　　　　　　　( )

A. 呼吸道　　　　　　　　　　　　　B. 消化道

C. 性接触　　　　　　　　　　　　　D. 节肢动物叮咬

E. 直接接触传播

2. 脊髓灰质炎病毒的特征是 　　　　　　　　　　　　　　　　　　　　( )

A. 病毒只有一个血清型　　　　　　　B. DNA 病毒

C. 不能获得牢固的免疫性　　　　　　D. 不引起病毒血症

E. 局部分泌型抗体有重要意义

3. 主要引起婴幼儿秋季腹泻的病毒是 　　　　　　　　　　　　　　　( )

A. 脊髓灰质炎病毒　　　　　　　　　B. 埃可病毒

C. 柯萨奇病毒　　　　　　　　　　　D. 轮状病毒

E. 甲肝病毒

4. 常引起病毒性心肌炎的病毒主要是 　　　　　　　　　　　　　　　( )

A. 脊髓灰质炎病毒　　　　　　　　　B. 风疹病毒

C. 柯萨奇病毒　　　　　　　　　　　D. 轮状病毒

E. 甲型肝炎病毒

5. 常引起手足口病的病毒主要是 　　　　　　　　　　　　　　　　　( )

A. 脊髓灰质炎病毒　　　　　　　　　B. 麻疹病毒

C. 柯萨奇病毒　　　　　　　　　　　D. 轮状病毒

E. 甲型肝炎病毒

三、简答题

1. 试述肠道病毒有哪些共同特性。

2. 简述脊髓灰质炎的防治原则。

(蒋　斌)

第十五章 肝炎病毒

导　学

肝炎病毒是指以侵害肝脏细胞为主、引起病毒性肝炎的一组病原体。目前已被公认的至少有 5 种：甲型肝炎病毒（HAV）、乙型肝炎病毒（HBV）、丙型肝炎病毒（HCV）、丁型肝炎病毒（HDV）和戊型肝炎病毒（HEV）。HAV 和 HEV 经消化道传播，引起急性肝炎；HBV 和 HCV 均可通过输入血液、血制品或注射器污染等传播，可引起急性肝炎、慢性肝炎，并与肝硬化和肝癌有关；HDV 是一种缺陷病毒，必须在 HBV 的辅助下才能复制，故其传播途径与 HBV 相同。

近年来不断发现新的肝炎病毒，如庚型肝炎病毒（HGV）和 TT 病毒（TTV），但目前对这两种病毒的致病性仍有争议，是否是肝炎病毒尚需进一步确认。因此，本章主要介绍已公认的 5 种肝炎病毒。肝炎病毒对人类危害性较大，尤其是 HBV 和 HDV。

学习时要重点掌握其生物学性状、致病性、微生物学检查及防治原则，为以后学习病毒性肝炎内容奠定基础。

第一节　甲型肝炎病毒

甲型肝炎病毒（hepatitis A virus，HAV）是引起甲型肝炎的病原体，经消化道传播，常因患者粪便污染食物或水源引起流行。主要感染青少年，大多数表现为隐性或亚临床感染，不会发展成慢性肝炎或长期带毒者。

一、生物学性状

1. 形态与结构　HAV 属于小 RNA 病毒科的一种新属即肝病毒属，形态、大小与肠道病毒相似。病毒呈球形，直径约为 27 nm，呈二十面立体对称体。无包膜，病毒核酸为单股正链 RNA。

2. 培养与动物模型　黑猩猩、绒猴及红面猴对 HAV 易感，经口或静脉注射感染 HAV 可发生肝炎，可在粪便中查出病毒颗粒，血清中出现相应的抗体。

3. 免疫原性　HAV 的衣壳蛋白具有免疫原性，可诱生机体产生抗体。HAV 有 6 个基因型，但免疫原性稳定，只有一个血清型。

4. 抵抗力 HAV 抵抗力较强,对乙醚、酸(pH3)、氯仿有抵抗力,60 ℃加热 1 小时不被灭活,但经高压蒸汽(121 ℃,20 分钟)、煮沸(100 ℃,5 分钟)可将其灭活。乙醇、苯酚、漂白粉、甲醛等消毒剂可消除 HAV 的感染性。由于 HAV 抵抗力强,在临床工作中,处理患者的排泄物时应防止污染。

二、致病性

1. 传染源与传播途径 甲型肝炎的主要传染源是病人和隐性感染者。潜伏期为 15～50 天,平均 28 天。在感染 10～12 天后,血液和粪便中可检出病毒。一般来说,出现症状前 14～21 天到出现症状后 1 周传染性最强,并可持续 3～4 周。随着特异性抗体的出现,血清及粪便中的病毒才逐渐消失。

HAV 主要通过粪-口途径传播,传染性极强。病毒通过污染的食具、饮食、海产品(毛蚶)及水源等传播。

知 识 链 接

贵阳不洁桶装水引发甲肝疫情

2008 年 3 月底,贵阳发生数百人感染甲肝事件,经中国疾病预防控制中心专家组核查,饮用某品牌桶装水是造成疫情暴发的主因。在此事件中共确诊甲肝病人 330 例,其中某学院学生达 200 多人。经调查,生产该品牌桶装水公司的水源曾受到严重污染,同时该公司在生产过程中消毒不严,导致灌装后的桶装水达不到卫生标准要求,造成了甲肝疫情的暴发。事发后,当地相关部门对该公司实施了停产整顿、查封生产水源等措施,并公告召回相关产品。

讨论:

1. 甲型肝炎病毒传染源有哪些,经何途径感染?

2. 此事件发生提示我们应如何开展甲肝病毒的防治工作。

---

2. 致病机制 HAV 经口进入人体,先在口咽或唾液中增殖,再进入肠黏膜和局部淋巴结增殖,而后进入血流,形成短暂病毒血症,最后到达肝细胞。HAV 本身不引起细胞病变,肝细胞损害是由细胞介导的免疫反应所致。

甲型肝炎临床以倦怠、恶心和无食欲等为特征,恢复过程缓慢。并发症有复发性肝炎、胆汁淤积性肝炎和急性重型肝炎。约 0.01％的临床病例会出现急性重型肝炎,肝功能迅速恶化,病死率很高。目前无特异性抗病毒治疗方法。HAV 的显性感染和隐性感染均可诱导机体产生抗体,并可维持多年,对 HAV 的再感染有保护作用。

三、实验室检查

1. 免疫电镜 直接检测患者粪便中甲型肝炎病毒颗粒,病毒出现于疾病早期,尤其是在潜伏期粪便中病毒颗粒最多,于急性黄疸后 2 周消失。

2. RIA 或 ELISA 法 检测病人血清中的抗- HAV IgM。抗- HAV IgM 出现早,消失

快,是甲型肝炎早期诊断最可靠的血清学指标。抗-HAV IgG 的检测主要用于了解既往感染史或进行流行病学调查。

四、防治原则

HAV 主要通过粪便污染食品和水源经口传播,因此做好卫生宣教工作,加强食品、水源和粪便管理是预防甲型肝炎的重要环节。丙种球蛋白注射对甲肝有非特异性被动免疫作用,可用于高危人群或接触者的紧急预防。

我国现用甲型肝炎减毒活疫苗(H_2 株)进行甲型肝炎的特异性预防。目前国内外正在研制基因工程亚单位疫苗和基因工程载体疫苗等新型疫苗。

第二节 乙型肝炎病毒

知 识 链 接

用人单位要查乙肝,你可以说不!

在向全社会征求意见的基础上,2010 年 2 月 10 日国家三部委(人力资源和社会保障部、教育部、卫生部)联合发文规定,学校和用人单位要维护乙肝病毒携带者的入学、就业权利,不得开展乙肝项目检测。这一规定有助于消除我国数以亿计乙肝病毒携带者们的"心病",也将为消除根深蒂固的"乙肝歧视"清障。

"兴奋! 社会在进步,我们看到了希望!"有网友看到规定后,在公益网站论坛上写下自己的第一感受。

乙型肝炎病毒(hepatitis B virus,HBV)是乙型肝炎的病原体。HBV 在世界范围内传播广泛,估计全世界约有 20 亿人感染乙型肝炎病毒,其中约 3.5 亿人患有慢性感染,每年约有 60 万慢性患者死于肝癌和肝硬化。在已知的人类致癌因子中,乙肝病毒仅次于烟草,占第二位。我国为乙型肝炎的高流行区,约有 1.2 亿人携带 HBV。HBV 感染后临床表现呈多样性,可表现为急性肝炎、重症肝炎、慢性肝炎或无症状携带者,部分慢性活动性肝炎可演变为肝硬化或肝癌,危害性远比甲型肝炎大。

案例 某患者,男,47 岁,乏力、食欲不振、厌油伴尿黄 1 月余。以"重型肝炎"收住入院。体格检查:慢性肝病面容,无肝掌及蜘蛛痣,全身皮肤、巩膜明显黄染。实验室检查:转氨酶明显增高,肝功能异常;HBsAg(+)、HBeAg(+)、抗-HBc IgG(+);甲肝、戊肝、丙肝抗体均阴性。

讨论:

1. 该患者可能的诊断是什么? 有哪些诊断依据?

2. 分析其可能感染的途径,并帮助判断预后。

3. 如何进行防治?

一、生物学性状

1. 形态与结构 电镜观察,乙型肝炎患者血清中存在三种形态的病毒颗粒,即大球形颗粒、小球形颗粒和管形颗粒(图 15 - 1)。

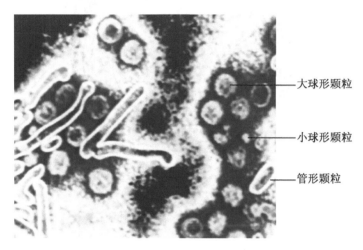

图 15 - 1 乙肝病毒形态

(1) 大球形颗粒:又称 Dane 颗粒,为完整的乙型肝炎病毒颗粒,具有感染性。直径 42 nm,具有双层衣壳。外衣壳相当于一般病毒的包膜,由脂质双层和蛋白质构成,含有 HBV 表面抗原(hepatitis B surface antigen,HBsAg)。内衣壳是二十面体立体对称结构,相当于一般病毒的核衣壳,直径约 27 nm,核心表面的衣壳蛋白为 HBV 核心抗原(hepatitis B core antigen,HBcAg)。病毒核心内部含有病毒的双链 DNA 和 DNA 多聚酶等。

(2) 小球形颗粒:直径 22 nm,不含 DNA 和 DNA 多聚酶,主要成分是 HBsAg,是病毒体复制组装过程中过剩的衣壳成分,大量存在于血液中,不具传染性。

(3) 管形颗粒:由小球形颗粒聚合而成,直径 22 nm,长度 100～700 nm 不等,存在于血液中。

2. 基因结构与功能 HBV 的 DNA 结构非常特殊,为双股未闭合的环状结构,其中一段为单股,不同病毒体之间单股的长短可不等,但一般不超过基因全长的一半。其长股是负链,有固定的长度,约含 3 200 个核苷酸;短股是正链。负链 DNA 有 4 个开放读码区,均为重叠基因,包括 S 区、C 区、P 区和 X 区。S 区中含 S 基因、前 S1 基因和前 S2 基因,分别编码 HBsAg、PreS1 和 PreS2 抗原。C 区包括前 C 基因和 C 基因,分别编码 PreC 蛋白和核心蛋白 HBcAg。PreC 蛋白经切割加工后形成 HBeAg 并分泌到血循环中。P 区最长,编码 DNA 聚合酶。X 区编码的蛋白称为 HBxAg,可反式激活细胞内的原癌基因,与肝癌的发生与发展有关(图 15 - 2)。

3. 抗原组成

(1) 表面抗原(HBsAg):HBsAg 是由 S 基因编码的糖蛋白。存在于大球形颗粒的外衣壳、小球形颗粒和管形颗粒上。HBsAg 免疫原性强,可刺激机体产生保护性抗体(抗- HBs)和细胞免疫反应,因此,HBsAg 是制备疫苗的最主要成分。HBsAg 有不同亚型,各亚型之间均含有共同的抗原决定簇 a,故亚型间有交叉免疫保护作用。此外还有两组互相排斥的抗原决定簇 d/y 和 w/r,按不同的组合方式构成四个基本亚型,即 adr、adw、ayr、ayw。HBsAg 亚型分布有明显的地区和种族差异,我国汉族以 adr 为主,少数民族以 ayw 多见。

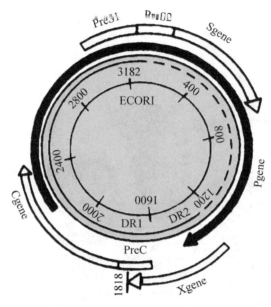

图 15－2　乙肝病毒基因结构模式图

HBsAg 大量存在于血液中,是 HBV 感染的主要指标。若血清中出现抗-HBs,则被认为是乙型肝炎恢复的标志,机体已对 HBV 产生免疫力。

(2) 核心抗原(HBcAg):存在于 Dane 颗粒核心结构的表面,是 HBV 内衣壳的成分,其外被 HBsAg 覆盖,故不易在血液中检出。HBcAg 免疫原性强,能刺激机体产生抗-HBc。抗-HBc 在血中存在时间较长,为非保护性抗体,它的存在(特别是抗-HBc IgM)常提示 HBV 处于复制状态。HBcAg 可被 T 淋巴细胞识别,诱发机体产生细胞免疫应答,在宿主对 HBV 的清除机制中起重要作用。

(3) e 抗原(HBeAg):HBeAg 是 PreC 蛋白翻译加工后的产物,为可溶性蛋白质,可游离存在于血清中。其消长与病毒颗粒及 DAN 多聚酶的消长基本一致,是体内 HBV 复制的指标之一,血液有较强的传染性。e 抗原刺激机体产生抗-HBe 抗体,该抗体能与受染肝细胞表面的 HBeAg 结合,通过补体介导的细胞毒作用破坏受染的肝细胞,对清除 HBV 有一定的作用,被认为是预后良好的征象。

(4) PreS1 和 PreS2:由 S 基因编码,被证明其具有吸附于肝细胞表面的决定簇,可以使 HBV 吸附于肝细胞表面,有利于病毒侵入细胞内。常在感染早期出现,一个月左右消失,若持续存在表示乙型肝炎转为慢性。

4. 抵抗力　HBV 对外界环境抵抗力较强,对低温、干燥、紫外线和一般消毒剂均有耐受性。高压蒸汽灭菌法或煮沸 100 ℃ 10 分钟可将其灭活。环氧乙烷、0.5% 过氧乙酸、5% 次氯酸钠及 2% 戊二醛等可消除其传染性,但仍保留其免疫原性。不能被 70% 乙醇灭活,故不能用 70% 乙醇消毒 HBV 污染的物品。

二、致病性与免疫性

1. 传染源　急性或慢性乙肝患者及 HBsAg 无症状携带者均可作为传染源,尤其 HBsAg无症状携带者作为传染源危害性更大。乙型肝炎的潜伏期为 30～160 天,期间病人血液具有传染性。

2. 传播途径 乙肝病毒的传播途径主要有三条：

（1）血液或血制品传播：输入血液、血浆和各种血制品均可传播乙型肝炎。据报道 $10^{-6} \sim 10^{-9}$ ml HBeAg 阳性血清即可引起感染。凡含有 HBV 的血液或液体（唾液、乳汁、羊水、精液、分泌物等）直接进入或通过破损的皮肤黏膜进入机体均可造成感染。因此，通过输血或血制品、手术、注射、采血、拔牙、内窥镜检查、针刺等均可传播乙肝病毒。在临床医疗工作中应严格消毒，防止医院内感染。

（2）母婴传播：也称垂直传播。母亲若为 HBV 患者或携带者，孕期可经血流通过胎盘致胎儿宫内感染；分娩时可经产道感染；长期与婴儿密切接触也可引起感染。故乙型肝炎可表现为以母亲为核心的家庭聚集倾向。

（3）性传播及密切接触传播：从 HBV 感染者的精液、阴道分泌物中可检出 HBV，HBsAg 阳性的配偶较其他家庭成员更易感染 HBV，表明 HBV 可以经性途径传播。

3. 致病机制 乙型肝炎的病理特征是肝细胞的损伤坏死与再生，并伴有单核、淋巴细胞的浸润。HBV 的致病机制尚未完全清楚，一般认为病毒对肝细胞的直接损害并不严重，其抗原成分诱发机体的免疫病理损害是导致肝细胞破坏的主要因素。其致病机制主要有以下三个方面：

（1）抗体介导的免疫病理损害：HBV 感染肝细胞后，肝细胞膜上出现了 HBV 特异性抗原，并可导致肝细胞膜表面自身结构的改变，暴露出肝特异性脂蛋白（liver specific protein，LSP）抗原。HBV 抗原和 LSP 抗原均可诱导机体产生抗体，这些抗体与肝细胞表面的抗原结合，通过激活补体、NK 细胞、巨噬细胞等破坏肝细胞。

（2）细胞介导的免疫病理损害：病毒抗原致敏的杀伤性 T 细胞（CTL）是彻底清除 HBV 的最重要一环。细胞免疫清除 HBV 的途径有：①特异性 CTL 的直接杀伤作用。活化的 CTL 通过识别肝细胞膜上的 HLA - Ⅰ 类分子和病毒抗原而与之结合，继而分泌穿孔素、淋巴毒素等直接杀伤靶细胞；②特异性 T 细胞通过产生和分泌多种细胞因子而发挥抗病毒效应；③CTL 诱导肝细胞凋亡作用。但 CTL 介导的细胞免疫效应在清除 HBV 的同时，也可导致肝细胞的损伤。

（3）免疫复合物引起的病理损害：在部分 HBV 患者中，可检出 HBsAg 和抗- HBs 的免疫复合物。免疫复合物可沉积于肾小球基底膜、关节滑液囊，激活补体，导致Ⅲ型超敏反应。近年还发现 HBeAg 与免疫球蛋白的免疫复合物引起膜性肾小球肾炎。免疫复合物大量沉积于肝细胞中，引起肝毛细血管栓塞，并可使肿瘤坏死因子增多导致急性肝坏死。

HBV 持续性感染可导致机体对病毒产生耐受，临床上表现为无症状 HBV 携带者或慢性肝炎。HBV 感染成为慢性者的可能性取决于受感染者的年龄。6 岁以下儿童转为慢性感染的可能性最大：在出生第一年感染病毒的，80%～90% 的婴儿可转为慢性感染；6 岁前受到感染的，30%～50% 的儿童可转为慢性感染。感染 HBV 的成年人中，转为慢性感染的不超过 5%；在童年期已成为慢性感染的成年人中，15%～25% 死于乙型肝炎引起的肝癌或肝硬化。

三、实验室检查

目前主要用血清学方法检测 HBV 的血清标志物，以 RIA 和 ELISA 最为敏感。检测项目主要有 HBsAg 和抗- HBs、HBeAg 和抗- HBe、抗- HBc（俗称"两对半"），必要时也可检测 PreS1 和 PreS2 的抗原和抗体。各项抗原抗体出现和消失的时间不同，其检出结果的分析和实际意义也不同。

1. HBsAg 和抗- HBs HBsAg 是机体感染 HBV 后最先出现的血清学指标,HBsAg 阳性见于急性肝炎、慢性肝炎和无症状携带者。急性肝炎患者血中出现抗- HBs,是肝炎恢复的标志,HBsAg 将随后消失。若 HBsAg 持续 6 个月以上,则考虑已向慢性肝炎转化。无症状携带者 HBsAg 可长期阳性,但肝功能检查正常。抗- HBs 是 HBV 的特异性中和抗体,见于乙型肝炎恢复期、既往 HBV 感染者或接种 HBV 疫苗后。抗- HBs 的出现表明机体对乙肝病毒已有免疫力。

2. HBeAg 和抗- HBe HBeAg 阳性是体内 HBV 复制的指标,传染性强,若持续阳性则表明有转化为慢性肝炎的可能。若 HBeAg 转阴,抗- HBe 出现,表示病毒停止复制,机体已获得一定的免疫力,HBV 复制能力减弱,传染性降低,患者预后好。但出现 PreC 区突变者例外。

3. 抗- HBc 抗- HBc IgM 是病毒在体内复制的指标,患者血液传染性很强。常出现于急性肝炎的早期,且滴度很高。而慢性肝炎时抗- HBc IgM 可持续阳性,但滴度低。抗- HBc IgG 出现较晚,且可持续多年,是既往感染的指标。检出高滴度抗- HBc IgG,表明急性感染。

HBV 抗原抗体的检测结果与临床关系复杂,需综合分析、判断(表 15 - 1)。除对 HBV 抗原抗体系统检测外,还可利用核酸杂交技术、PCR 技术检测血清中的 HBV DNA。检出 HBV DNA 是病毒存在和复制的最可靠的指标,已广泛用于乙型肝炎临床诊断和药物疗效的考核。

表 15 - 1 HBV 抗原抗体检测结果的临床分析

HBsAg	HBeAg	抗- HBs	抗- HBe	抗- HBc IgM	抗- HBc IgG	结果分析
+	−	−	−	−	−	HBV 感染者或无症状携带者
+	+	−	−	+	−	急性或慢性乙型肝炎,传染性强(大三阳)
+	−	−	+	−	+	急性感染趋向恢复(小三阳)
+	+	−	−	+	+	急性或慢性乙型肝炎或无症状携带者(传染性强)
−	−	+	+	−	+	乙型肝炎恢复期
−	−	−	−	−	+	既往感染
−	−	+	−	−	−	既往感染或接种疫苗

四、防治原则

1. 一般性预防 应以切断传播途径为主,加强传染源的检测和管理,严格筛选献血员,严格消毒,防止血液传播。

2. 人工主动免疫 接种乙型肝炎疫苗是最有效的预防方法,我国已纳入计划免疫,接种方案是:新生儿出生时、出生后 1 个月、6 个月各注射 1 次,共 3 次。采用肌肉注射,婴儿可以在大腿前外侧接种,大一点年龄的儿童可以在三角肌接种。标准的接种剂量为 0.5 ml。此外,乙型肝炎疫苗也可用于高危人群接种。目前应用的疫苗为基因工程乙型肝炎疫苗。

3. 人工被动免疫 紧急预防可用含高效价抗- HBs 的人血清免疫球蛋白(HBIg),一般在 1 周内注射有预防效果,一个月后重复注射 1 次。也可与乙肝疫苗联合使用以获得被动—主动免疫效应。

4. 治疗 目前治疗乙肝尚无肯定有效的药物,干扰素、某些核苷类药物、活血化瘀的中草药对 HBV 有一定疗效,如与免疫调节药物并用可能效果更好。治疗可延缓肝硬化进程,降低肝细胞癌发病率,提高长期存活率。

第三节 丙型肝炎病毒

丙型肝炎病毒(hepatitis C virus,HCV)是丙型肝炎的病原体,属于黄病毒科丙型肝炎病毒属。

丙型肝炎病毒感染呈全球性分布,主要经血或血制品传播。HCV 感染的重要特征是易于慢性化,急性期后期易于发展成慢性肝炎,部分病人可进一步发展为肝硬化或肝癌。全球有 1.3 亿~1.5 亿人患有慢性丙肝感染。

一、生物学性状

HCV 呈球形,有包膜,直径约 50 nm,为单股正链 RNA 病毒,主要在肝细胞内复制。人类是 HCV 的天然宿主,黑猩猩为敏感动物。体外培养至今仍很困难。对乙醚、氯仿等脂溶剂敏感,煮沸、紫外线、甲醛可使之灭活。

二、致病性

HCV 传染源主要是丙型肝炎病人和 HCV 隐性感染者。传播途径与 HBV 类似,主要通过输血或血制品、注射、性接触和母婴传播。大多数患者不出现症状或症状较轻,多为无黄疸型,发病时已成慢性过程,40%~50%的患者演变为慢性肝炎,约 20%可发展为肝硬化,并可导致肝癌。目前认为免疫病理损伤和细胞凋亡是导致肝细胞破坏的主要原因。

丙型肝炎患者恢复后,仅有轻度免疫力,且免疫力不牢固。在感染过程中,单核细胞的吞噬功能及 CTL 在细胞免疫应答中起着重要的免疫防御作用。体液免疫在抗 HCV 感染中作用不明。

三、实验室检查

用 ELISA、放射免疫检测感染者血清中抗- HCV IgG 或 IgM,若抗- HCV IgM 阳性对 HCV 感染有早期诊断意义。

检测 HCV RNA 是判断 HCV 感染及传染性的可靠指标,目前检测 HCV RNA 的常用方法有 RT - PCR、套式 RT - PCR 和荧光定量 PCR 法,这些方法敏感性和特异性好,可检测患者血清中极微量的 HCV RNA。

四、防治原则

预防主要是通过检测抗- HCV 或 HCV RNA 来筛选献血员,以降低输血后丙型肝炎的发病率。目前还无特异性防治对策,一般防治原则与乙型肝炎相同。

第四节 丁型肝炎病毒

丁型肝炎病毒（hepatitis D virus，HDV）是丁型肝炎的病原体。通过黑猩猩试验感染证明丁型肝炎病毒是一种缺陷病毒，必须依赖于 HBV 才能复制。

病毒为球形，直径 35～37 nm，核心为 RNA 基因组，只有 1.7 kb 长，是已知动物病毒中最小的基因组。不能独立进行复制，须在 HBV 或其他嗜肝 DNA 病毒辅助下才能增殖。丁型肝炎病毒抗原（HDAg）可刺激机体产生抗体。HDV 只有一个血清型。敏感动物为黑猩猩和土拨鼠等。

HDV 感染常可导致 HBV 感染者的症状加重与恶化，HDV 致病作用主要是病毒对肝细胞的直接损伤。HDV 的传播方式与 HBV 基本相同，主要经输血、注射或血制品等传播。但与 HBV 相比，HDV 母婴垂直传播少见，而性传播相对重要。HDV 为缺陷病毒，感染类型有两种：一种是联合感染，即 HDV 与 HBV 同时感染；另一种是重叠感染，即在慢性乙肝或 HBsAg 携带者的基础上再感染 HDV。重叠感染时可导致原有的乙型肝炎病情加重或恶化，成为致命因素。

用 ELISA 或 RIA 检测血清中 HDV 抗体是目前诊断 HDV 感染的常规方法，检出抗-HDV IgM 有早期诊断意义。用核酸分子杂交法检测血清中或肝组织中的 HDV RNA 也是诊断 HDV 感染的可靠方法。

预防原则与 HBV 相同，主要是严格筛选献血员和血制品，防止注射及其他医源性感染。开展卫生宣教工作，避免性传播。目前尚无特异性预防措施，接种乙型肝炎疫苗可预防 HDV 感染。

第五节 戊型肝炎病毒

戊型肝炎病毒（hepatitis E virus，HEV）是经消化道传播的一种肝炎病毒，引起戊型肝炎。全球每年大约有 2 000 万人感染戊型肝炎，约 5.7 万人死亡。HEV 主要经粪-口途径传播，常引起大流行。1986 年，我国新疆南部地区曾发生过戊型肝炎的大流行，约 12 万人发病，700 余人死亡。其临床及流行病学特点类似甲型肝炎。

老人频繁"下馆子"吃出戊肝

73岁的叶老爹,一人独居在家,平时喜欢去江边溜达,和老朋友打牌聊天,饿了就在附近小摊上随便吃点小吃,几乎餐餐都在小摊上解决。

近一周来,叶老爹突然发现自己吃不下去饭,还老感觉肚子胀,浑身无力,赶紧到医院就诊,经过抽血化验,医生确诊他患上了戊型肝炎,黄疸指数高出正常值15倍!戊型肝炎由HEV引起,多经粪-口途径传播,病毒随污染的饮食进入肠道是最主要感染途径。戊型肝炎喜欢"欺负"老年人和孕妇,这两类人群患病后,可造成严重后果。

HEV呈球形,病毒体直径27～34 nm,无包膜。核衣壳为20面体立体对称,核酸为单股正链RNA。HEV对氯仿、高盐等敏感。

戊型肝炎的传染源包括戊型肝炎患者、亚临床感染者以及感染HEV的动物(如猪、羊等)。主要通过粪-口途径传播,饮水被病毒污染可造成水源性暴发流行。临床病例主要见于青壮年和中老年人。HEV致病机制尚不明了,可能是病毒本身作用及机体免疫应答造成肝细胞损伤。感染HEV后,可表现为临床型和亚临床型,临床型可表现为急性黄疸型肝炎、急性无黄疸型肝炎、淤胆型肝炎和肝衰竭,多数患者于发病后6周即可好转并痊愈,不发展为慢性肝炎。孕妇感染后病情较重,常发生流产或死胎,胎死率高达10%～20%。

戊型肝炎病后有一定免疫力。发病后患者血清中可检出抗HEV抗体。

用ELISA检测血清中的抗-HEV,抗-HEV IgM阳性是近期HEV感染的标志。也可采用PT-PCR(反转录聚合酶链式反应)检测粪便或胆汁中的HEV RNA。免疫电镜可直接检查病人粪便。

预防措施与甲型肝炎相同,主要是保护水源,防止被粪便污染,保证安全用水,注意个人卫生和饮食卫生等。目前尚无有效的疫苗进行预防。

第六节 其他肝炎病毒

20世纪90年代以来,随着丙型和戊型肝炎病毒基因序列的阐明以及病毒性肝炎的特异性诊断方法和技术的快速发展,可以对一些过去认为原因不明的肝炎进行明确的病原学诊断。但临床上仍有10%左右的肝炎病人病因不明,大约20%的输血后肝炎病人,其供血者的各种肝炎病毒指标并无异常,提示在目前已知的5型肝炎病毒以外,很可能还存在新的肝炎病毒。近年来不断有发现新型肝炎病毒的报道,其中庚型肝炎病毒和TTV较为多见,但尚未最后确认其为肝炎的病原体。

一、庚型肝炎病毒

庚型肝炎病毒(hepatitis G virus,HGV)为单股正链RNA病毒,属黄病毒科。其临床特点有:①主要经输血等非肠道途径传播,也存在母婴传播及静脉注射吸毒和医源性传播等。②一般临床症状较轻,黄疸症状少见。③病毒血症持续时间长,存在HGV慢性携带者。

①发展成慢性肝炎的比例较丙型肝炎少见。⑤由于 HGV 与 HBV、HCV 有共同的传播途径,可与之同时或重叠感染。

二、输血传播肝炎病毒（TTV）

1997 年由日本学者从一例输血后非甲至庚型肝炎患者的血清中所发现,由于该患者的姓名字首为 TT,而且有大量输血史,因而称为 TTV。分子流行病学研究证实,该病毒与输血后肝炎有相关性,可能是一种新型的肝炎相关病毒。TTV 是单股负链环状 DNA 病毒,无包膜,呈球形,可与 HCV 重叠感染。TTV 主要通过血液或血制品、唾液、精液、乳汁传播,也可通过粪-口途径传播。致病机制尚不明确。

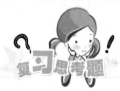

一、名词解释

1. Dane 颗粒   2. HBsAg

二、选择题（A 型题）

1. 甲型肝炎传染性最强的时期是 （　）

A. 黄疸期 　　　　　　　　　　　　B. 潜伏期晚期和黄疸期

C. 潜伏期中期 　　　　　　　　　　D. 恢复期

E. 潜伏期早期

2. 甲型肝炎病毒的主要传播途径是 （　）

A. 输血 　　　　　　　　　　　　　B. 粪-口

C. 注射 　　　　　　　　　　　　　D. 昆虫媒介

E. 母婴垂直

3. 关于 HAV 的叙述,错误的是 （　）

A. 经粪-口途径传播 　　　　　　　B. 只有一个血清型

C. 形态结构与肠道病毒相似 　　　　D. 感染易转变成慢性

E. 病后免疫力牢固

4. 关于 HBeAg,错误的是 （　）

A. 绝大多数见于 HBsAg 阳性血清中　B. 是一种可溶性抗原

C. 是 HBV 复制活跃的标志 　　　　D. 可刺激机体产生抗- HBe

E. 存在于 HBV 三种颗粒中

5. 乙型肝炎早期诊断的血清学指标是 （　）

A. HBeAg 　　　B. HBc 总抗体 　　C. HBsAg 　　　D. 抗- HBc IgG 　　E. 抗- HBc IgM

6. 对乙型肝炎患者具有保护作用的抗体是 （　）

A. 抗- HBs 　　B. 抗- HBc 　　　C. 抗- HBe 　　　D. 抗- HBc IgM 　　E. 以上均是

7. 属于缺陷病毒的是 （　）

A. HAV 　　　　B. HBV 　　　　C. HCV 　　　　D. HDV 　　　　　E. HEV

8. HEV 的传播和流行主要是通过 （　）

A. 血液、血制品传播 　　　　　　　B. 性接触传播

C. 密切接触传播 　　　　　　　　　D. 母婴传播

E. 水源或食物被粪便污染

9. 我国输血后肝炎的最主要病原体是 （ ）
A. HAV　　　B. HBV　　　C. HCV　　　D. HDV　　　E. HEV

10. 最易引起输血后肝炎的病毒是 （ ）
A. HAV　　　B. HCV　　　C. HEV　　　D. HDV　　　E. HBV

三、简答题

1. 试述乙型肝炎病毒的抗原构成。

2. 试述乙肝"两对半"检查中各指标的临床意义。

3. 引起人类肝炎的主要病毒有哪些？其传播方式是什么？

（蒋　斌）

第十六章　虫媒病毒

导　学

　　虫媒病毒也称节肢动物媒介病毒,是一大类通过吸血节肢动物叮咬易感的脊椎动物而传播疾病的病毒。该类病毒分布广泛,种类繁多,有500余种,能引起人类或动物感染的有130多种。

　　虫媒病毒的共同特点有:①病毒呈小球形,直径20～60 nm。②核心含单股RNA,有类脂包膜,包膜表面有血凝素。③最易感的动物是乳鼠。④病毒对温度、乙醚、酸等敏感。⑤自然状况下,病毒在节肢动物体内增殖但不发病,可在动物中传播,一旦节肢动物叮咬人,便可将病毒传给人。吸血节肢动物既是病毒的储存宿主又是传播媒介。⑥所致疾病具有明显的季节性和地方性,是自然疫源性疾病,也是人畜共患疾病。

　　目前我国流行的虫媒病毒主要有乙脑病毒、出血热病毒和森林脑炎病毒等。本章主要介绍乙脑病毒、出血热病毒的生物学性状、致病性、防治原则。

第一节　流行性乙型脑炎病毒

知 识 链 接

流行性乙脑　蚊子惹的祸

　　炎炎夏日给人们带来了难耐的高温,同时还带来了另一个小烦恼,那就是蚊子。蚊子的叮咬除了引起局部的红肿、瘙痒外,还可能引起疾病的传播。通过蚊虫吸血、叮咬传播的疾病主要有流行性乙型脑炎(乙脑)、疟疾、登革热、丝虫病等。流行性乙型脑炎是由乙脑病毒引起、经蚊传播的一种人畜共患中枢神经系统急性传染病。我国流行季节为蚊虫滋生的7～9月份。

流行性乙型脑炎病毒简称乙脑病毒,是流行性乙型脑炎的病原体。传播媒介为蚊。1934 年由日本学者首先自死亡的病人脑组织中分离得到,故亦称日本乙型脑炎病毒。

一、生物学性状

流行性乙脑病毒属 RNA 小型病毒,呈球形,直径为 35~50 nm,衣壳为 20 面体对称,有包膜。仅一个血清型。已知其结构蛋白有三种,即 M、C 和 E 蛋白,其中 E 蛋白是镶嵌在病毒包膜上的糖蛋白,具有血凝活性,可刺激机体产生中和抗体和血凝抑制抗体,能凝集雏鸡、鸽、鹅和绵羊的红细胞。病毒在动物、鸡胚及组织细胞内均能增殖,最敏感的动物是小鼠、乳鼠,脑内接种数日后出现耸耳、蜷伏、神经系统兴奋性增高、肢体痉挛等症状,不久转入麻痹死亡。

流行性乙型脑炎病毒抵抗力弱,不耐热,56 ℃ 30 分钟可被灭活。对乙醚、甲醛和氯仿等较敏感。低温能较长时间保存。

二、致病性与免疫性

1. 传播媒介　乙脑病毒通过蚊虫叮咬传播。在我国传播乙脑病毒的蚊种主要是三带喙库蚊。由于蚊体可携带乙脑病毒越冬并经卵传代,故蚊不仅是传播媒介,而且还是病毒的长期储存宿主。

2. 传染源　乙脑病毒的主要传染源是带病毒的猪、牛、羊、马、鸡、鸭、鹅等。猪、牛、羊、马等动物被蚊虫叮咬感染病毒,不出现明显的临床症状和体征,但可引起病毒血症。在我国,幼猪是最重要的传染源和中间宿主。病毒在蚊与动物之间不断循环。当带有病毒的蚊虫叮咬人时,则可引起人体感染。

病毒进入人体后,先在皮肤毛细血管内皮细胞和局部淋巴结等处增殖,释放病毒进入血液,引起第一次病毒血症。病毒随血液播散至肝、脾等处继续增殖,并释放入血,引起第二次病毒血症,临床表现为发热、寒冷、头痛等流感样症状。绝大多数感染者病情不再继续发展,成为隐性感染或轻型病例,并可获得牢固免疫力。少数机体免疫力低下感染者,病毒可穿过血脑屏障进入脑组织,损伤脑实质和脑膜,出现高热、头痛、呕吐、意识障碍、惊厥或抽搐、呼吸衰竭等严重的中枢神经系统症状,死亡率高。部分病人恢复后可能有后遗症,表现为偏瘫、失语、智力减退等。

乙脑病后或隐性感染机体均可获得持久免疫力,以体液免疫为主。

三、实验室检查

临床诊断可用血清学方法,常用的方法有血凝抑制试验、ELISA 或胶乳凝集试验等。通常检测急性期和恢复期双份血清,恢复期效价升高 4 倍以上时具有辅助诊断价值。应用PT-PCR 技术检测乙脑病毒特异性核酸片段,目前已广泛用于乙脑的早期快速诊断。

四、防治原则

防蚊和灭蚊是预防乙脑的重要环节,流行季节前采取对幼猪进行免疫接种等措施,可控制乙脑病毒的传播。

预防乙脑最根本的措施是对易感人群接种乙脑疫苗。我国目前采用的有灭活疫苗和减毒活疫苗两种。推荐的免疫程序为:①乙脑灭活疫苗:儿童 8 月龄接种 2 针,间隔 7~10 天;

18~24 月龄和 6 周岁各加强 1 针。②乙脑减毒活疫苗：儿童 8 月龄接种 1 针，18~24 月龄和 6 周岁各加强 1 针。疫苗安全有效，免疫保护率在 60%~90%。

第二节　出血热病毒

出血热病毒归类于不同的病毒科，种类较多，通常分属于 5 个病毒科，即沙粒病毒科（如 Junin 病毒、Lassa 病毒和马丘波病毒等）、布尼亚病毒科（汉坦出血热病毒、克里米亚-刚果出血热病毒、山谷热病毒等）、线状病毒科（埃博拉病毒和马尔堡病毒）、黄病毒科（黄热病病毒、登革病毒、鄂目斯克出血热病毒等）和披膜病毒科（基孔肯亚病毒）。目前我国已发现的出血热病毒主要有汉坦病毒、克里米亚-刚果出血热病毒和登革病毒等。此类病毒引起的出血热临床上以高热、出血、低血压为主要特征，主要由某些节肢动物或啮齿类等动物传播。

一、汉坦病毒

汉坦病毒是肾综合征出血热（hemorrhagic fever with renal syndrome，HFRS）的病原体。1978 年，韩国学者李镐汪从韩国汉坦河附近的黑线姬鼠肺组织中分离出汉坦病毒。该病毒在分类上归属于布尼亚病毒科的汉坦病毒属。

1. 生物学性状

（1）形态与结构：病毒呈球形、椭圆形或多形态性，直径约 120nm。核酸类型为单股负链 RNA，分长、中、短三个节段，有包膜，核衣壳为螺旋对称。

（2）培养特性：病毒可在多种培养细胞中增殖，如 A549（人肺癌细胞株）、VeroE6、R66（人胚肺细胞株）等，增殖缓慢，感染细胞仍可生长繁殖。常用免疫荧光法测定感染的细胞质内的病毒抗原作为病毒增殖的指标。易感动物有多种，主要为鼠类如黑线姬鼠。

（3）分型：根据汉坦病毒的免疫原性和基因结构特征的不同，目前已知汉坦病毒属至少有 20 多个不同的型别，我国流行的主要是汉坦病毒和汉城病毒。

（4）抵抗力：汉坦病毒对热（56 ℃ 30 分钟）、酸（pH<3）、γ 射线等敏感，对各种脂溶剂亦敏感。在 4~20 ℃较稳定，可长期维持其传染性，在鼠肺及肾内存活 150~200 天。

2. 致病性与免疫性　传染源为鼠类。在我国以黑线姬鼠和褐家鼠为主要传染源。病毒在鼠体内增殖，随唾液、尿、粪便大量排出而污染水、土壤和空气。通过呼吸道、消化道或接触病鼠排泄物等不同方式感染人。

人被病毒感染后，经 1~3 周潜伏期，出现以发热、出血及肾脏损伤为主的临床症状。典型临床病程可分为五期，即发热期、低血压期、少尿期、多尿期和恢复期。病死率在 3%~20%，一般在 5%左右。病死率高低除与病型不同、病情轻重有关外，还与治疗早晚、措施得当与否有很大关系。

病后可获得持久免疫力，以体液免疫为主。

3. 实验室检查和预防原则　实验室检查主要有病毒分离及血清学检测特异性抗体。

灭鼠、防鼠是预防的关键，同时要加强饮食、环境卫生的管理，注意个人防护。目前我国使用灭活疫苗进行预防接种，安全可靠，2 年保护率在 90%以上。

在抗病毒药物研究中发现，利巴韦林在体外能抑制汉坦病毒聚合酶活性。

二、克里米亚-刚果出血热病毒

在我国新疆部分地区曾发生过一种以急性发热伴严重出血为特征的急性传染病,当时定名为新疆出血热。该病是一种自然疫源性疾病,主要分布在有硬蜱活动的荒漠和牧场。现已知是由克里米亚-刚果出血热病毒所引起。该病毒的形态结构与汉坦病毒相似,但其传播方式和致病性与汉坦病毒完全不同。羊、牛、马和骆驼等家畜以及子午砂鼠和塔里木兔等动物为病毒的储存宿主,硬蜱(亚洲璃眼蜱)既是传播媒介又是储存宿主。病毒以动物↔蜱↔人的传播方式在疫区流行,4～5月份为流行高峰。人被蜱叮咬或通过皮肤伤口而感染,经5～7天的潜伏期而发病。以高热、皮肤黏膜出血点、便血、血尿和低血压休克等为主要临床症状。病后机体可获得较为持久的免疫力。

可采用不同方法分别检测患者血清中的病毒抗原、特异性 IgM 抗体等辅助诊断。主要预防措施为防止被硬蜱叮咬;皮肤破损处避免与患者血液、动物血液或脏器直接接触。

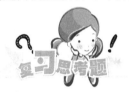

一、名词解释

1. 虫媒病毒　2. 流行性乙型脑炎病毒

二、选择题(A 型题)

1. 流行性乙型脑炎的病原体是　　　　　　　　　　　　　　　　　　　　　　(　　)

A. 登革病毒　　　　　　　　　　B. 流行性乙型脑炎病毒

C. 轮状病毒　　　　　　　　　　D. 汉坦病毒

E. ECHO 病毒

2. 流行性乙型脑炎的传播媒介是　　　　　　　　　　　　　　　　　　　　　(　　)

A. 蚊　　　　　B. 蝇　　　　　C. 蜱　　　　　D. 螨　　　　　E. 蚤

3. 流行性乙型脑炎最为重要的传染源是　　　　　　　　　　　　　　　　　　(　　)

A. 幼猪　　　　B. 家犬　　　　C. 羊羔　　　　D. 牛犊　　　　E. 鸡雏

4. 肾病综合征出血热的传染源是　　　　　　　　　　　　　　　　　　　　　(　　)

A. 幼猪　　　　B. 家犬　　　　C. 羊羔　　　　D. 鼠类　　　　E. 牛

5. 克里米亚-刚果出血热病毒的传播媒介是　　　　　　　　　　　　　　　　(　　)

A. 伊蚊　　　　B. 中华按蚊　　C. 白蛉　　　　D. 硬蜱　　　　E. 蝇

三、简答题

1. 何谓虫媒病毒? 虫媒病毒的共同特性有哪些?

2. 我国流行的虫媒病毒有哪些? 由何种虫媒传播? 可引起何种疾病?

(蒋　斌)

第十七章 疱疹病毒

导　学

　　疱疹病毒科是一类中等大小、结构类似、有包膜的 DNA 病毒。现已发现 100 种以上，广泛分布于哺乳动物、鸟类、两栖类、鱼类等动物中。与人类有关的疱疹病毒主要有单纯疱疹病毒、水痘-带状疱疹病毒、巨细胞病毒、EB 病毒和人类疱疹病毒 6、7、8 型等。它们的共同特点是：①为 DNA 球形病毒；②能引起细胞融合，形成多核巨细胞；③可引起溶细胞性感染、潜伏性感染、整合感染和先天性感染。本章主要介绍单纯疱疹病毒、水痘-带状疱疹病毒、巨细胞病毒、EB 病毒等相关内容，学习时重点掌握每种病毒的感染特性及引起的临床疾病。

第一节　单纯疱疹病毒

　　单纯疱疹病毒(herpes simplex virus，HSV)属疱疹病毒科，有包膜，核酸类型为双股线状DNA。有两个血清型，即 HSV1、HSV2，两者的核苷酸序列有 50％的同源性，因此，两型病毒既有共同的抗原成分，也有不同的型特异性抗原成分。

　　单纯疱疹病毒宿主范围广，体外培养可感染多种细胞。病毒复制周期短，数日内可见细胞肿胀、变圆，出现典型的核内嗜酸性包涵体。

　　本病毒以直接密切接触与性接触为主要传播途径，病毒经黏膜和破损的皮肤进入人体。典型的皮肤损伤为水痘，浆液中充满病毒颗粒和细胞碎片。临床感染类型分为：

　　1. 原发感染　原发感染的主要临床表现为黏膜与皮肤的局部疱疹。HSV－1 常引起腰以上部位的感染，HSV－2 则主要引起腰以下及生殖器疱疹。

　　2. 潜伏与再发感染　病毒可长期潜伏于侵入部位，并沿感觉神经上行蔓延到感觉神经节。HSV－1 潜伏于三叉神经节和颈上神经节；HSV－2 潜伏于骶神经节。当机体受发热、月经、感染等非特异性刺激或免疫功能降低时，潜伏病毒被激活转为增殖性感染引起复发性局部疱疹。

　　3. 先天性感染　HSV－1 可通过胎盘感染胎儿，引起胎儿畸形、流产、智力下降等，新生儿可通过产道感染引起新生儿疱疹。

HSV-1 感染人体引起的疾病主要有：①龈口炎：属儿童原发感染，以发热、口腔内水泡性损伤为主。②唇疱疹：多为复发性感染，常见于口唇、鼻腔黏膜皮肤交界处的成群水泡。③角膜结膜炎：以角膜溃疡为主，常伴有结膜上皮细胞损伤。④脑炎：原发和复发性感染均可引起脑炎。

HSV-2 感染人体引起的疾病主要有：①生殖系统疱疹：生殖道出现疼痛性水泡损伤，可伴有发热和腹股沟淋巴结肿大。②新生儿疱疹：严重者表现为全身症状或脑炎，轻者仅为局部损伤或无症状。③无菌性脑膜炎：临床表现轻微，后遗症较少。此外，研究认为 HSV-2 与子宫颈癌的发生有关。

病毒感染的诊断可采取炎症部位标本进行病毒分离及观察细胞病变，再根据中和试验进行鉴定。

至目前为止，尚未有 HSV 疫苗。其预防主要是做好卫生宣传工作，避免与患者接触等。用抗病毒药物碘苷、阿糖腺苷和阿昔洛韦等治疗均有较好的疗效，但不能完全清除潜伏的病毒或防止潜伏感染的复发。

第二节 水痘带状疱疹病毒

水痘带状疱疹病毒（varicella-zoster virus，VZV），在儿童初次感染时，病毒经血液散播至皮肤引起水痘，潜伏多年后，在青春期或成年后引起带状疱疹，故称为水痘带状疱疹病毒。

水痘带状疱疹病毒只有一个血清型，但与单纯疱疹病毒抗原有部分交叉反应。

人是水痘带状疱疹病毒的唯一自然宿主，皮肤细胞是病毒的主要靶细胞。病毒经呼吸道侵入人体，无免疫力的儿童初次感染后，约经 2 周潜伏期，全身皮肤出现斑丘疹、水痘疹，可发展为脓疱疹。皮疹分布呈向心性。水痘病情一般较轻，偶然并发病毒性脑炎和肺炎，但免疫缺陷或免疫力极度低下的儿童，易得重症水痘。成人首次感染，常发生病毒性肺炎，一般症状较重，病死率较高。孕妇感染，可引起胎儿畸形、流产或死亡。

带状疱疹仅发生于过去有过水痘病史者，成人和老年多发。初次感染后，病毒能长期潜伏于脊髓后根神经节或颅神经的感觉神经节中。当机体免疫力下降，或受冷、热、药物等刺激，潜伏的病毒被激活，沿感觉神经轴突到达所支配的胸腹或面部皮肤细胞增殖，引起疱疹。由于疱疹沿感觉神经支配的神经分布呈带状，故称带状疱疹。

水痘和带状疱疹的临床症状都较典型，一般可不依赖实验室诊断。必要时可从疱疹基底部取材进行涂片染色，检查嗜酸性包涵体，或用单克隆抗体免疫荧光染色法检查 VZV 抗原，有助于快速诊断。

预防 VZV 的感染，主要是对免疫力低下的儿童接种 VZV 减毒活疫苗。接触传染源 72～96 小时内，使用高效价免疫球蛋白，对预防 VZV 的感染或减轻临床症状有一定的效果。治疗可选用阿糖腺苷和阿昔洛韦等药物，大剂量的干扰素能限制水痘和带状疱疹的发展和缓解局部症状。

第三节 EB 病毒

EB 病毒（Epstein-Bar virus，EBV）是传染性单核细胞增多症的病原体。1964 年 Epstein 和 Barr 从非洲儿童的恶性淋巴瘤体外培养物中发现该类病毒。现已证实 EBV 与鼻咽癌有关系。

EBV 是一种有包膜的双链 DNA 病毒，形态结构与疱疹病毒科的其他病毒类似，但抗原性不同,尚不能用常规方法培养。一般用人脐血淋巴细胞或用含 EBV 基因组的类淋巴母细胞培养。

EBV 在人群中感染非常普遍,90% 以上的成人均有 EBV 病毒抗体,幼儿期感染 EB 病毒一般为亚临床感染,产生抗体并终身带病毒。病毒主要通过唾液传播,也可借输血传染。与 EBV 感染相关的疾病主要有三种:①传染性单核细胞增多症;②非洲儿童淋巴瘤(Burkitt);③鼻咽癌。

本病毒分离困难,可用原位核酸杂交法测标本中的 EBV DNA,或用免疫荧光法检查细胞中 EBV 核抗原。

第四节 人巨细胞病毒

人巨细胞病毒(human cytomegalovirus,HCMV),直径约 200nm,是最大的动物病毒之一。由于受染细胞肿胀并具有巨大的核内包涵体,因而得名。

人巨细胞病毒有种属特异性,体外培养只能在人成纤维细胞中增殖,复制周期长,典型的病变为细胞变圆、膨胀、核变大,并形成巨大的核内包涵体。

本病毒在人群中感染非常普遍,常呈隐性感染,并可长期间歇性地从唾液、乳汁、尿液、精液或宫颈分泌物中排出。传染源是病人和隐性感染者,通过多种途径传播:①先天性感染:宫内感染可导致胎儿先天畸形、早产、死胎等;②围产期感染:分娩时经产道及哺乳感染;③接触感染:包括性接触和密切接触;④经输血或脏器移植感染:可发生输血后单核细胞增多症和肝炎等。

儿童和成人原发感染多为隐性感染,感染后可长期携带病毒,表现为潜伏感染。少数感染者出现临床症状,表现为巨细胞病毒单核细胞增多症。机体免疫力低下者可引起严重的HCMV 感染。

此病毒的检测可采用细胞学检查的方法,取尿离心沉淀,用沉渣涂片染色镜检,观察巨大细胞及核内嗜酸性包涵体,可辅助诊断,但阴性者不能排除 HCMV 感染。也可用 ELISA检测 HCMV 的 IgM 类抗体。

知 识 链 接

孕妇的死敌——致畸五项(TORCH)

TORCH 一词是引起宫内胚胎(胎儿)感染,造成流产、先天缺陷或发育异常的数种病原体英文名词的第一个字母组合。它包括弓形虫(toxoplasma,TOX)、风疹病毒(rubella virus,RV)、巨细胞病毒(cytomegalo virus,CMV)、单纯疱疹病毒(herpes simplex virus,HSV)、O 指其他(other)。这五项称为致畸五项,又称优生五项。为了孕育一个完美宝贝,孕前必查致畸五项,包括:TPAb(抗弓形虫抗体)、RV IgM(抗风疹病毒抗体)、HSVⅡ IgM(抗单纯疱疹病毒抗体)、CMV IgM(抗巨细胞病毒抗体)、B19 IgM(抗人微小病毒 B19 抗体)。如果有一项有阳性,都会影响怀孕和孕后胎儿发育情况。

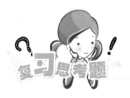

一、选择题（A 型题）

1. 疱疹病毒的感染类型有 （　　）

A. 显性感染　　　　　B. 潜伏感染　　　　　C. 整合感染　　　　　D. 先天性感染　　　　　E. 以上均是

2. 通过垂直感染具有致畸作用的疱疹病毒有 （　　）

A. 单纯疱疹病毒　　　B. EB 病毒　　　　　C. 巨细胞病毒　　　　D. A+B　　　　　E. A+C

3. 传染性单核细胞增多症的病原体是 （　　）

A. HSV-1　　　　　　B. HSV-2　　　　　　C. VZV　　　　　　D. EBV　　　　　E. CMV

4. 通过性传播的病毒是 （　　）

A. HSV　　　　　　　B. CMV　　　　　　　C. EBV　　　　　　D. A+B　　　　　E. B+C

5. 可引起带状疱疹的病毒是 （　　）

A. HSV-1　　　　　　B. HSV-2　　　　　　C. EBV　　　　　　D. CMV　　　　　E. VZV

二、简答题

1. 简述疱疹病毒的感染类型。

2. 简述水痘-带状疱疹病毒的感染特点。

（杨红梅）

第十八章 逆转录病毒

导　学

逆转录病毒是一大组具有逆转录酶的单正链 RNA 病毒。复制经过一个独特的逆转录过程,RNA 先逆转录为双链 DNA,然后整合到细胞染色体 DNA 中,构成前病毒。对人类致病的逆转录病毒主要有人类免疫缺陷病毒(HIV)和人类嗜 T 细胞病毒(HTLV)。本章着重介绍 HIV。

逆转录病毒具有以下共同特性:

1. 病毒为球形,直径 80～120 nm,外有包膜,表面有刺突,与病毒的吸附和穿入有关。

2. 基因组是两条相同的正链 RNA,与内层衣壳一起构成电子密度较深的中央位类核,类核呈圆形的病毒称 C 型病毒颗粒;呈圆柱形的称 D 型病毒颗粒。

3. 病毒核心中含逆转录酶、核酸内切酶和 RNA 酶等酶类,参与病毒核酸的逆转录和病毒的整合作用。

4. 病毒复制要通过 DNA 复制中间型。首先以病毒 RNA 为模板在逆转录酶作用下合成 cDNA,构成 RNA：DNA 中间体;然后中间体中的 RNA 由 RNA 酶 H 水解,在 DNA 聚合酶的作用下由 DNA 复制成双链 DNA。该双链 DNA 整合于宿主细胞的染色体中成为前病毒。前病毒受细胞的特定基因调控,可随细胞的分裂而传递至子代细胞中。

第一节　人类免疫缺陷病毒

人类免疫缺陷病毒(human immunodeficiency virus, HIV)是获得性免疫缺陷综合征(acquired immunodeficiency syndrome, AIDS)即艾滋病的病原体。HIV 主要有两型:HIV1 型和 HIV2 型,流行的 AIDS 多由 HIV1 型所致;HIV2 型只在西非呈地区性流行。

案例 患者,某男性,40岁,自感乏力,厌食一月余,并持续发热、头头、恶心、肌肉痛、夜间盗汗、持续腹泻、体重明显下降。体查:颈部和腋下淋巴结肿大,咽喉部红肿,面部、前胸部可见数个紫红色结节。实验室检查:HIV抗体阳性,CD$^+$T细胞总数低于200/mm^3。

讨论:

1. 可初步诊断患者患何种疾病,依据是什么? 该病病原体是什么? 有哪些感染途径?

2. 如何进行防治?

一、生物学性状

1. 形态与结构　HIV是球状有包膜病毒,直径为80~120 nm。包膜含有病毒编码的gp120和gp41两种黏附性糖蛋白,易发生抗原漂移。包膜内含有圆柱形的核衣壳核心,由衣壳蛋白、核衣壳蛋白、逆转录酶、整合酶、蛋白酶和病毒基因组组成。病毒基因组为两个相同的正链RNA。包膜与圆形核心之间有一层内膜蛋白(p17)(图18-1)。

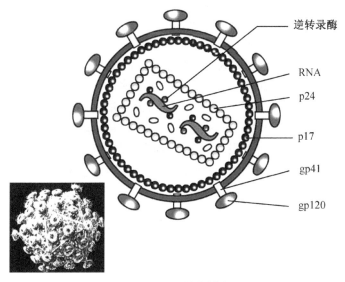

图18-1　HIV结构模式图

2. 病毒的复制　HIV为逆转录病毒,其复制过程复杂。HIV包膜上糖蛋白刺突gp120先与易感细胞上的特异性受体CD4结合,包膜糖蛋白分子构象发生改变,介导病毒包膜与细胞膜的融合,病毒核衣壳进入细胞内脱壳,释放出RNA进行复制。RNA基因组在逆转录酶的催化下,以病毒RNA为模板逆向合成负链DNA,形成RNA:DNA复制中间体,在整合酶作用下,形成前病毒DNA。前病毒复制时,在细胞RNA聚合酶的催化下,病毒DNA转录为RNA。成熟病毒以芽生方式释放。

HIV感染的宿主范围和细胞范围狭窄,仅感染表面有CD4受体的细胞。动物模型可用HIV感染恒河猴和黑猩猩,但发热过程与产生的症状与人的AIDS不同。

3. 抵抗力　HIV对理化因素的抵抗力较弱。在液体或血清中,56 ℃10分钟灭活,0.5%次氯酸钠、0.1%漂白粉、70%乙醇、50%乙醚、0.3%过氧化氢和2%戊二醛处理10~

30 分钟,可灭活病毒。高压灭菌 121 ℃ 20 分钟,煮沸 100 ℃ 20 分钟均使病毒灭活。但病毒在 20～22 ℃ 液体环境中可存活 15 天;37 ℃ 环境中可存活 10～15 天;在冻干血制品中,加热 68 ℃ 72 小时才能灭活病毒。

二、致病性与免疫性

1. 传染源和传播方式　AIDS 的传染源是 AIDS 患者和 HIV 无症状携带者,其血液、精液、阴道分泌物、乳汁、唾液、脑脊液、骨髓、皮肤和中枢神经组织等中均可有 HIV 存在。其传播方式主要有三种:

(1) 性传播:包括同性或异性的性行为,是 HIV 的主要传播途径。AIDS 是重要的性传播疾病之一。

(2) 血液传播:通过输血液和血制品、器官移植、注射、针刺、人工授精等方式传播。静脉毒品成瘾者是高危人群。

(3) 垂直传播:包括经胎盘、产道或经哺乳等方式传播。

2. 致病机制　HIV 侵入人体后,经 3～5 年或更长时间潜伏期后才发病。病毒通过 gp120 刺突与 Th 等细胞表面的 CD4 受体结合而侵入细胞,经逆转录合成的双链 DNA 整合至细胞 DNA 中呈前病毒形式,潜伏于细胞内,或以较低水平的慢性增殖、持续感染状态存在。当机体受到多种刺激,激发 HIV 大量增殖时,才引起临床症状。有丝分裂原刺激,细菌、真菌或其他病毒感染都可能作为刺激因素。HIV 被激活后,在 $CD4^+$ 细胞中大量增殖引起细胞变性、坏死,导致以 $CD4^+$ 细胞缺陷为主的严重免疫缺陷。Th 细胞大量减少,而 $CD8^+$ T 细胞相对增多,$CD4^+/CD8^+$ 比例倒置。此外,HIV 还可感染吞噬细胞系统,引起巨噬细胞功能下降,导致严重的细胞免疫功能缺陷,机体抗感染能力明显降低,从而诱发机会感染。常见的病原体有巨细胞病毒、乙型肝炎病毒、白假丝酵母菌、卡氏肺孢子菌和结核分枝杆菌等,常可造成致死性感染。部分病人可并发 Kaposi 肉瘤和恶性淋巴瘤等。

3. 临床分期　AIDS 的潜伏期长,自感染到发病约 10 年左右时间。临床上 HIV 的感染过程可分为四个时期。

(1) 急性感染期:HIV 感染后,在机体内大量复制,引起病毒血症,部分患者可出现发热、全身不适、头痛、厌食、关节疼痛、淋巴结肿大等类似流感的症状。一般持续 2～3 周后症状自行消退,进入无症状潜伏期。此期血液中可检测到 HIV 抗原(p24),抗体在 HIV 感染 4～8 周之后才能在血液中检出。

(2) 无症状潜伏期:此期持续时间长,可达 10 年左右。患者一般无临床症状,但血液中能检测出 HIV 的抗体,具有传染性。

(3) AIDS 相关综合征(AIDS-related complex,ARC):随着病毒在体内的大量复制,造成机体免疫系统进行性损伤,各种症状开始出现,如低热、盗汗、慢性腹泻、全身淋巴结持续肿大等,症状逐渐加重。

(4) 免疫缺陷期:为典型的 AIDS。此期患者血液中 $CD4^+$ T 细胞明显下降,导致严重免疫缺陷。机体合并各种机会感染和恶性肿瘤。患者临床可表现为体质性疾病如发热、乏力、厌食、体重下降、慢性腹泻等;神经系统症状如头痛、癫痫、下肢瘫痪、进行性痴呆等;各种机会感染如结核分枝杆菌、李斯特菌、白假丝酵母菌、弓形虫、卡氏肺孢子菌、巨细胞病毒、EB病毒等感染;继发恶性肿瘤如 Kaposi 肉瘤、Burkitt 淋巴瘤等。未治疗患者,通常在临床症状出现后 2 年内死亡。

4. 免疫性　HIV 感染可诱导特异性体液免疫和细胞免疫应答的产生。机体可针对多种病毒抗原产生抗体,大多数感染者可产生中和抗体,中和抗体能与 HIV 结合,介导 NK 细胞产生 ADCC 作用。细胞毒 T 细胞能够直接杀伤 HIV 感染的靶细胞,细胞因子可抑制 HIV 的复制。HIV 的免疫反应可限制病毒感染,但不能清除潜伏于细胞内的病毒。由于 HIV 感染能导致机体免疫功能缺陷,此外,HIV 变异株的出现,也能使病毒逃避机体免疫清除作用,故病毒能持续地在体内复制,形成慢性感染状态。

三、实验室检查

1. 病毒分离　从病人体内直接分离出 HIV 是诊断 HIV 感染的最直接证据。但所需时间较长,并要求极严格的工作条件,故不适宜临床诊断。

2. 病毒抗体检测　可用免疫荧光、免疫酶染色、ELISA 及 RIA 等方法检测病毒抗体,但 HIV 全病毒抗原与其他逆转录病毒有交叉反应,故可出现假阳性。因此阳性者还需再做确证试验。常用免疫印迹法检测针对 HIV 特异抗原决定簇的抗体作确证。

此外,还可用 ELISA 法检测外周血液中 HIV 的 p24 抗原。P24 抗原通常在急性感染期出现,潜伏期常为阴性,但感染后期可再现。用逆转录—多聚酶链反应(PT-PCR)等方法测定 HIV 核酸,不仅用于诊断,还可用于预测疾病的进展及药物疗效检测。

四、防治原则

对 HIV 感染的治疗,目前尚无特殊疗法,常使用多种药物的综合治疗,抑制病毒复制,推迟病情发展,延长病人的寿命。

对 HIV 预防主要采取综合预防措施:开展广泛的卫生宣教工作,认识艾滋病的传播方式和危害性;杜绝吸毒和性滥交;加强对艾滋病人和 HIV 携带者的管理,对高危人群实行监测;对血液、血液制品以及捐献器官、精液等严格检测确保安全;严格医疗器械消毒,防止医源性感染;建立全球和地区性 HIV 的监测网,及时掌握疫情等。

由于 HIV 突变率高,复制特殊,与宿主细胞的整合呈潜伏状态,可逃避免疫系统的清除,所以给疫苗研制带来很大困难。目前尚无有效疫苗上市。

第二节　人类嗜 T 细胞病毒

20 世纪 80 年代初,美国和日本科学家从人类 T 淋巴细胞白血病细胞分离出一种新的病毒,在体外可连续传代,并证实与人类 T 淋巴细胞白血病有病因学上的联系,命名为人类嗜 T 细胞病毒(HTLV)。HTLV 分 HTLV1 型和 HTLV2 型,其中 HTLV1 是成人 T 淋巴细胞白血病的病原体。

HTLV 在电镜下呈球形,直径约 100 nm。病毒包膜表面有刺突 gp120,能与细胞表面的 CD4 结合,内有电子密度较深的核衣壳核心。

HTLV1 型主要通过输血、注射、性接触等方式传播,亦可经胎盘、肠道和哺乳等途径传播。除可引起成人 T 细胞白血病外,亦能引起热带下肢痉挛性瘫痪和 B 细胞淋巴瘤。

可通过电镜直接观察患者淋巴细胞的培养物并检查培养液上清液的逆转录酶活性,最后用免疫血清或单克隆抗体进行病毒鉴定。或用 ELISA、免疫荧光法、胶乳凝集等方法检测患者血清中抗 HTLV 的抗体。

一、名词解释

1. HIV 2. AIDS

二、选择题（A型题）

1. HIV 通过 gp120 与受体结合侵入的细胞是   （ ）

A. 红细胞   B. Th 细胞   C. B 细胞   D. Tc   E. 以上均是

2. HIV 的感染特点是   （ ）

A. 造成严重的免疫系统损伤   B. 潜伏期长

C. 母婴传播   D. 出现机会感染和各种肿瘤

E. 以上均是

3. 以下哪项不是 HIV 的传播途径   （ ）

A. 性接触   B. 使用被 HIV 污染的注射器

C. 日常生活的一般接触   D. 输血

E. 器官移植

4. HIV 感染机体属于以下哪种类型   （ ）

A. 急性感染   B. 慢性感染   C. 潜伏感染   D. 慢发病毒感染   E. 内源性感染

5. 以下哪项不是预防 AIDS 的主要措施   （ ）

A. 接种 HIV 疫苗   B. 取缔暗娼、杜绝毒品

C. 加强宣传,普及预防知识   D. 加强国境检疫

E. 加强对供血者、血制品的严格检测

三、简答题

1. 简述 HIV 的复制方式。

2. 简述 HIV 的传染源与传播方式。

3. 简述 HIV 的防治原则。

（杨红梅）

第十九章 其他病毒及朊粒

导 学

本章主要介绍狂犬病病毒、人乳头瘤病毒、朊粒等。狂犬病病毒感染人引起狂犬病，表现为急性、进行性、几乎不可逆转的脑脊髓炎，临床表现为特有的恐水、怕风、兴奋、咽肌痉挛、流涎、进行性瘫痪，最后因呼吸、循环衰竭而死亡。狂犬病是迄今为止人类病死率最高的急性传染病，病死率高达100%。学习时重点掌握狂犬病病毒。通过学习，了解狂犬病病毒生物学性状、致病性及预防原则，为今后做好狂犬病预防工作打下基础。

第一节 狂犬病病毒

狂犬病病毒是一种嗜神经病毒，可引起家犬、猫和多种野生动物的感染，并通过动物咬伤等形式传染人类而引起狂犬病。狂犬病又称恐水症，该病是一种人畜共患传染病，在世界大部分地区都有流行。近年来，我国狂犬病死亡人数明显上升，成为一种对人类健康危害较大的致死性传染病。

一、生物学性状

狂犬病病毒形态似子弹状，一端钝圆，另一端扁平，平均大小为(60～85) nm×(130～300) nm。核心为单股负链RNA，外绕以螺旋对称排列的蛋白质衣壳，表面有脂蛋白包膜，其包膜上有许多糖蛋白刺突，与病毒的感染性和毒力有关。

病毒在易感动物和人的中枢神经细胞(主要是大脑海马回的锥体细胞)中增殖时，在胞质内形成嗜酸性包涵体，称内基小体，呈圆形或椭圆形，直径20～30 μm，可作为辅助诊断狂犬病的指标。

狂犬病病毒可以发生毒力变异。从感染动物的体内分离到的病毒毒力强，称为野毒株。将野毒株在家兔脑内连续传代后，对人或犬的致病性明显减弱，这种变异的狂犬病病毒被称为固定毒株。

狂犬病病毒抵抗力不强，对热敏感，60 ℃ 30分钟或100 ℃ 2分钟即可灭活，但在脑组织内的病毒,于室温或4℃条件下其传染性可保持1~2周。在中性甘油中置4℃可保存数月。易被强酸、强碱、乙醇、乙醚、碘、甲醛等灭活。肥皂水、离子型或非离子型去垢剂亦有灭活病毒的作用。

二、致病性与免疫性

狂犬病病毒能引起多种家畜和野生动物如狗、猫、牛、羊、猪、马、狼、狐狸、野鼠、松鼠、蝙蝠等的自然感染。人患狂犬病主要是被患病动物咬伤所致。动物在发病前5天,其唾液中可含有病毒。人被咬伤后,病毒通过伤口进入体内。潜伏期一般为1~3个月,但也有短至1周或长达数年的。其长短取决于被咬伤部位距头部的远近及伤口内感染的病毒量。进入机体的病毒在肌纤维细胞中增殖,通过传入神经末梢上行至中枢神经系统,在神经细胞内增殖并引起中枢神经细胞损伤,然后又沿传出神经扩散至唾液腺和其他组织。典型临床经过分为3期:前驱期,病人表现为低热、头痛、全身不适,继而恐惧不安,愈合的伤口及其神经支配区有痒、痛及蚁走等异样感觉;兴奋期,病人表现为神经兴奋性增高,吞咽或饮水时喉头肌肉发生痉挛,恐水、怕风,甚至闻水声或其他轻微刺激均可引起痉挛发作,故又称恐水症;经3~5天后,病人由兴奋期转入麻痹期,最后因昏迷、呼吸循环衰竭而死亡。病死率几乎达100%。

狂犬病病毒感染机体后,机体可产生细胞免疫和体液免疫,在抗狂犬病病毒感染中发挥重要作用。

三、实验室检查

人被犬或其他动物咬伤后,检查动物是否患有狂犬病,对采取防治措施很重要。一般将动物捕捉隔离观察,若经7~10天后不发病,可认为该动物不是狂犬病动物或咬人时唾液中尚无狂犬病病毒。若发病,即将其杀死,取海马回部位脑组织涂片,用免疫荧光抗体法检查病毒抗原,同时作组织切片检查内基小体。

对狂犬病患者的生前检查可取唾液沉渣涂片、眼睑及面颊皮肤活检,用免疫荧光抗体法检查病毒抗原,但阳性率不高。应用逆转录PCR法检测标本中的病毒RNA,敏感性和特异性均高。

四、防治原则

加强家犬管理、注射犬用狂犬病疫苗、捕杀野犬,是预防狂犬病的关键。人被动物咬后,应采取以下措施:

1. 及时并正确处理伤口　立即用20%的肥皂水、0.1%的苯扎溴铵或清水反复冲洗伤口,再用3%碘及70%乙醇涂擦。在伤口严重等特殊情况下,可用高效价抗狂犬病马血清或抗狂犬病人免疫球蛋白于伤口周围与底部行浸润注射及肌注,在48小时内使用,可减少发病。

2. 狂犬病的潜伏期较长,人被咬伤后应及早接种疫苗,可有效控制狂犬病的发生。我国目前采用的是用地鼠肾原代细胞或二倍体细胞制备的人用狂犬病疫苗,接种方法是第0、3、7、14、28天进行肌内注射。全程免疫后,可在7~10天获得中和抗体,并保持免疫力1年左右。

第二节 人乳头瘤病毒

人乳头瘤病毒(Human Papillomavirus,HPV)属于乳头瘤病毒科。HPV 为球形,直径 45～55 nm,核衣壳呈 20 面立体对称,无包膜。基因组为双股环状 DNA,由三个基因组成。

人类是 HPV 唯一自然宿主,通过直接接触传播,也可经共用毛巾、洗澡、游泳而传播。通过性接触传播引起生殖器感染。新生儿可通过产道感染。病毒感染仅停留于局部皮肤和黏膜处,导致该部位不同程度增生,引起良性疣和纤维乳头瘤,某些型别可引起组织癌变。

第三节 朊 粒

朊粒(prion)是一种由正常宿主细胞基因编码的、构象异常的朊蛋白(prion protein,PrP),是人和动物传染性海绵状脑病(transmissible spongiform encephalopathy,TSE)的病原体。

Prion 源于 proteinaceous infectious particle,译为传染性蛋白粒子或蛋白浸染颗粒,简称朊粒或朊病毒。1982 年美国学者 Prusiner 将其作为羊瘙痒病的病原体首次提出。1983 年在意大利召开的"植物和动物的亚病毒病原"国际学术会议上,正式将朊粒及类病毒(类病毒由单股闭合环状的核糖核酸分子组成,没有病毒通常都有的蛋白衣壳,大小只有病毒的 1/20 左右),与拟病毒(拟病毒由 300 个～400 个核苷酸、单股闭合环状的核糖核酸分子构成,在结构上与类病毒相似)通称为亚病毒。

朊粒是一种不含核酸和脂类的疏水性糖蛋白,由正常宿主细胞基因编码产生。与目前已知的蛋白质都无同源性,是一种特殊的蛋白质,具有传染性。其分子量为 27～30 kDa。朊粒对理化因素抵抗力很强。对蛋白酶有抗性,对热、辐射、酸碱及常用消毒剂均有很强的抵抗力。目前灭活朊粒的方法是室温 20 ℃、用 1 mol/L NaOH 或者 2.5% NaOH 溶液处理 1 小时以后,再高压蒸汽灭菌 134 ℃ 2 小时以上。

朊粒是一种完全不同于细菌、真菌、病毒等的病原因子,其致病机制尚未完全阐明。引起的 TSE 是一种人和动物的慢性退行性、致死性中枢神经系统疾病。人类 TSE 可分为传染性、遗传性和散发性三种类型,可通过消化道、血液、神经及医源性等多途径传播。主要的人和动物 TSE 有:

1. 羊瘙痒病 病羊以消瘦、脱毛、步态不稳等为临床特征,死亡率极高。

2. 牛海绵状脑病 俗称"疯牛病",是一种牛传染性海绵状脑病。病牛初期以体重减轻、奶量下降为主要症状,而后出现运动失调、震颤等神经系统症状。因出现感觉过敏、恐惧甚至狂躁而称为疯牛病。

3. 库鲁病 是一种人类的传染性海绵状脑病。此病是发生于大洋洲巴布亚新几内亚高原部落里土著人的一种中枢神经系统进行性、慢性、退化性疾病。临床症状以共济失调、颤抖等神经系统症状为主。晚期表现为痴呆、四肢瘫痪,最后多继发感染死亡。

4. 克雅病 又称为皮质纹状体脊髓变性病或亚急性海绵状脑病或传染性痴呆病,是人类最常见的海绵状脑病,好发年龄多在 50～75 岁之间,传播途径不明,其具有家族性常染色体的显性遗传。临床表现为进行性发展的痴呆、肌痉挛、小脑共济失调、运动性失语,并迅速发展为半瘫、癫痫,甚至昏迷,最终死于感染或中枢神经系统功能衰竭。

TSE 目前尚无疫苗预防，也缺乏有效药物治疗。主要针对该病可能传播的途径进行预防。

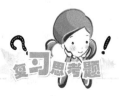

一、名词解释

1. 内基小体 2. 朊粒 3. 牛海绵状脑病 4. 克雅病

二、选择题

1. 以下哪种病毒可在细胞胞浆内形成内基小体 （　　）

A. 狂犬病毒　　　　B. HIV　　　　C. HBV　　　　D. VZV　　　　E. HPV

2. 被患病的动物咬伤可能感染的病原体是 （　　）

A. 水痘-带状疱疹病毒　　　　B. EBV

C. 腺病毒　　　　D. HIV

E. 狂犬病毒

3. 被狂犬咬伤后清洗伤口最好用 （　　）

A. 无菌水　　　　B. 生理盐水

C. 20％的肥皂水　　　　D. 3％过氧化氢溶液

E. 10％硝酸银溶液

4. 以下哪种疾病不是朊粒感染引起的 （　　）

A. 羊瘙痒病　　　　B. 牛海绵状脑病

C. 纤维乳头瘤　　　　D. 库鲁病

E. 克雅病

5. 以下哪种方法可有效灭活朊粒 （　　）

A. 煮沸消毒法　　　　B. 紫外线照射 30 分钟

C. 乙醇浸泡 30 分钟　　　　D. 高压蒸汽灭菌 20 分钟

E. 高压蒸汽灭菌 3 小时

三、简答题

1. 简述狂犬病防治原则。

2. 何谓亚病毒？

（杨红梅）

第二篇　人体寄生虫学

寄生虫是病原生物的重要组成之一,可引起寄生虫病或传播疾病。人体寄生虫学是一门研究与人体健康有关的寄生虫的形态结构、生活史、致病作用、实验诊断、流行因素及防治原则的科学,其内容包括医学蠕虫学、医学原虫学和医学节肢动物学三部分。概述部分重点介绍寄生虫的基本概念和基本理论。学好此部分内容将为学习各种寄生虫相关的知识打下基础。

一、寄生虫和宿主的概念

1. 寄生虫及其种类

(1) 寄生生活:两种生物生活在一起,一方获益、另一方受害,这种生活方式称寄生生活。如蛔虫在人体内的生活方式。

(2) 寄生虫:凡营寄生生活的单细胞原生生物和多细胞无脊椎动物称为寄生虫。寄生于人体的寄生虫称为人体寄生虫或医学寄生虫。

(3) 寄生虫类型:寄生虫种类繁多,按其与宿主的关系,可分为以下几种:

1) 专性寄生虫:指在生活史的各个时期或某个阶段必须营寄生生活,否则就不能生存的寄生虫。如钩虫、疟原虫等。

2) 兼性寄生虫:指主要在外界营自由生活,但在某种情况下侵入宿主体内也可过寄生生活的寄生虫。如粪类圆线虫。

3) 体内寄生虫:指寄生于体内器官或组织细胞内的寄生虫。如寄生于人体小肠内的蛔虫;寄生于人体肝细胞和红细胞内的疟原虫。

4) 体外寄生虫:指寄生于宿主体表的寄生虫,主要是一些节肢动物,如蚊、虱、蚤等。这些节肢动物在刺吸宿主血液时与宿主体表接触,吸血后便离开,因此体外寄生虫又可称为暂时性寄生虫。

5) 机会致病寄生虫:有些寄生虫在宿主免疫功能正常时处于隐性感染状态,当宿主免疫功能低下时,则虫体大量繁殖,致病力增强,导致宿主出现临床症状。这些寄生虫称机会致病寄生虫,如刚地弓形虫、微小隐孢子虫。

2. 宿主及类型

（1）宿主：被寄生虫寄生并遭受其损害的人或动物称为宿主。如蛔虫寄生于人体小肠内吸收营养并引起肠黏膜损伤，人则称为蛔虫的宿主。

（2）宿主类型：寄生虫在其生活史过程中所需宿主的数目不尽相同，有的只需一个宿主，有的则需两个或两个以上宿主。根据寄生虫不同发育阶段寄居宿主情况，可将宿主分为以下几种：

1）中间宿主：指寄生虫的幼虫或无性生殖阶段所寄生的宿主。有两个以上中间宿主的寄生虫，按其寄生顺序依次称为第一、第二中间宿主等。如华支睾吸虫的蚴虫先寄生在某些淡水螺体内发育，再在淡水鱼虾体内寄生发育，淡水螺与淡水鱼分别是其第一、第二中间宿主。

2）终（末）宿主：指寄生虫成虫或有性生殖阶段所寄生的宿主。例如血吸虫成虫寄生于人体的门静脉系统并在其中产卵，故人是血吸虫的终（末）宿主。

3）保虫宿主：又称储存宿主。某些寄生虫既可寄生于人，又可寄生于某些脊椎动物，后者在一定的条件下可将其体内的寄生虫传播给人。在流行病学上将作为人体寄生虫病传染来源的受染脊椎动物称为保虫宿主或储存宿主。例如血吸虫成虫既可寄生于人，又可寄生于牛，牛则为其保虫宿主。

4）转续宿主：有些寄生虫的幼虫侵入非适宜宿主后不能发育为成虫，但能存活并长期处于幼虫状态，当有机会进入其适宜宿主体内便可发育为成虫，这种非适宜宿主起着转运寄生虫的作用，故称为转续宿主。如卫氏并殖吸虫的适宜宿主是人和猫、犬等，鼠是其非适宜宿主，即转续宿主。

二、寄生虫生活史

1. 寄生虫生活史　寄生虫完成一代生长、发育和繁殖的全过程及其所需的环境条件称为寄生虫的生活史。不同寄生虫生活史各不相同，一般包括感染人体、体内移行、定位寄生、排离人体和外界发育五个基本阶段。

2. 感染阶段　在寄生虫生活史中，具有感染人体能力的某一特定发育阶段，称为寄生虫的感染阶段。例如血吸虫生活史中有虫卵、毛蚴、尾蚴及成虫等发育阶段，只有尾蚴具有感染人体的能力，因此尾蚴是血吸虫的感染阶段。

三、寄生虫与宿主的相互作用

1. 寄生虫对宿主的致病作用　寄生虫对宿主的致病作用主要表现在以下三个方面：

（1）夺取营养：寄生虫在宿主体内生长、发育及繁殖所需的营养物质均来自宿主，如蛔虫寄生于人体小肠，以半消化食物为营养，可引起宿主营养不良；钩虫咬附于肠壁吸食血液引起宿主贫血。

（2）机械性损伤：寄生虫在宿主体内移行和定居，可损伤或破坏宿主组织。如蛔虫的成虫可阻塞胆管或引起肠梗阻；布氏姜片虫发达的吸盘可造成肠壁损伤；猪囊尾蚴可寄生于脑组织，对脑组织产生压迫作用等。

（3）毒性作用：寄生虫的排泄物、分泌物以及死亡虫体的分解产物等，对宿主可产生虫毒性损害。如钩虫咬附肠壁吸血时分泌抗凝素，使咬啮部位肠黏膜伤口不断渗血；某些硬蜱的唾液腺能分泌较强的毒素，导致宿主运动神经元麻痹，引起蜱瘫痪。

(4) 免疫损伤:寄生虫的排泄物、虫体、虫卵死亡的崩解物具有免疫原性,可诱导宿主产生超敏反应,造成免疫损害。如血吸虫在宿主体内形成的抗原抗体复合物可引起Ⅲ型超敏反应,导致肾小球基底膜损伤。

2. 宿主对寄生虫的免疫作用　寄生虫一旦进入宿主体内,机体会通过非特异性免疫和特异性免疫对寄生虫产生抵抗、排除甚至消灭。

(1) 非特异性免疫:主要表现为皮肤黏膜的屏障作用、单核-巨噬细胞的吞噬作用、体液因素(主要是补体的溶细胞作用)的杀灭作用等。

(2) 特异性免疫:由寄生虫抗原刺激宿主免疫系统产生的免疫应答。当宿主再次接触或不断接触这些特定的寄生虫时,其免疫应答的强度则有所增强,对同种寄生虫再感染有一定的免疫力。宿主对寄生虫产生的特异性免疫应答可分为消除性免疫和非消除性免疫两种类型。

1) 消除性免疫:指宿主感染寄生虫后所产生的特异性免疫,能清除体内寄生虫,并对再感染产生完全的抵抗力。如热带利什曼原虫引起的皮肤利什曼病,患者痊愈后对同种病原体的再感染具有牢固的免疫力。这是寄生虫感染中很少见的一种免疫状态。

2) 非消除性免疫:指寄生虫感染后虽可诱导宿主对再感染产生一定的免疫力,但对体内已有的寄生虫不能完全消除,维持在低虫荷水平。大多数寄生虫感染的免疫属于此类,例如抗疟原虫免疫(带虫免疫)和血吸虫感染诱导的免疫(伴随免疫)均属于非消除性免疫。

(3) 免疫逃避:寄生虫侵入免疫功能正常的宿主体内,有些能逃避宿主的免疫攻击,这种现象称为免疫逃避。其发生机制复杂,主要与下列因素有关:

1) 抗原变异:如恶性疟原虫表面抗原变异,可逃避免疫系统的识别。

2) 抗原伪装:如血吸虫肺期童虫能结合人血型抗原,从而逃避免疫系统的监视。

3) 抑制宿主的免疫应答:如疟原虫、血吸虫抗原可直接诱导宿主产生免疫抑制作用,逃避宿主对其免疫损伤。

4) 解剖位置的隔离:如肠道寄生虫因不易与抗体和免疫细胞接触,可逃避免疫系统的攻击。

(4) 超敏反应:宿主对寄生虫感染所产生的免疫效应,既可表现为对宿主的保护性免疫,又可诱导宿主发生超敏反应,引起宿主组织病理损伤和/或生理功能紊乱。如蛔虫的幼虫引起的Ⅰ型超敏反应(哮喘);日本血吸虫卵引起虫卵性肉芽肿则属于Ⅳ型超敏反应等。

四、寄生虫病的流行与防治原则

知 识 链 接

我国人体重要寄生虫感染现状

据卫生部 2005 年 5 月 16 日公布的"全国人体重要寄生虫病现状调查报告"显示,蠕虫总感染率为 21.74%,部分省、自治区食源性寄生虫病呈明显上升趋势。根据全国调查结果推算,全国土源性线虫感染人数约为 1.29 亿,肝吸虫(华支睾吸虫)感染人数约为 1 249 万,带绦虫感染人数约为 55 万人,包虫病患者约为 38 万人,14 岁以下儿童中约有 4 825 万人感染土源性线虫。另外,黑热病在新疆、甘肃和四川的部分地区流行仍较为严重，一些地区囊虫病(猪囊尾蚴病)、肺吸虫病(并殖吸虫病)、旋毛虫病和弓形虫病的血清学阳性率也比较高。受重点寄生虫病威胁的人群主要是妇女和儿童，病人大多分布在西部地区、少数民族地区和经济欠发达地区。我国寄生虫病防治形势依然十分严峻，为此，我国制定了《2006—2015 年全国重点寄生虫病防治规划》，总目标是：在 2004 年的基础上，全国蠕虫感染率到 2015 年底下降 60% 以上。采取切实有效措施控制土源性线虫病、包虫病、肝吸虫病、带绦虫病和囊虫病等重点寄生虫病在局部地区的流行，减少重点地区黑热病新发病例的发生。

1. 寄生虫病流行的基本环节

(1) 传染源：指感染了寄生虫的人和动物，包括病人、带虫者和保虫宿主。

(2) 传播途径：指寄生虫从传染源排出，借助某种传播因素侵入易感宿主的全过程。人体寄生虫常见的传播途径如下：

1) 经水传播：水源被感染阶段的寄生虫污染，人可通过饮水或接触疫水感染。如饮用被溶组织阿米巴成熟包囊污染的水，可感染溶组织阿米巴；接触含血吸虫尾蚴的疫水，可感染血吸虫。

2) 经食物传播：粪便中的感染期虫卵污染蔬菜、水果等，人可因生食蔬菜或未洗净的水果而感染。鱼、肉等食物本身含有感染阶段的寄生虫，可通过食入生的或半生的鱼、肉等食物而感染。如生食或半生食含有囊蚴的鱼、虾，可感染华支睾吸虫。经食物传播的寄生虫病称食物源性寄生虫病

3) 经土壤传播：某些土源性线虫如蛔虫、钩虫等产的卵需在土壤中发育至感染阶段，人体通过接触疫土而感染。

4) 经空气传播：某些寄生虫的感染性卵可借助空气或飞沫传播，如蛲虫卵可在空气中飘浮，可随呼吸进入人体引起感染。

5) 经节肢动物传播：某些节肢动物在寄生虫病传播中起着重要的作用，如蚊可传播丝虫病和疟疾。

6) 经人际接触传播：有些寄生虫可通过人际间的直接接触而传播，如阴道毛滴虫可通过性接触传播。

寄生虫感染途径：是指寄生虫进入人体的方式。常见的感染途径有：①经口感染，如蛔虫、鞭虫、华支睾吸虫、猪带绦虫等。②经皮肤感染，如钩虫、血吸虫等。③经胎盘感染，如弓形虫、疟原虫等。④经输血感染，如疟原虫。⑤经呼吸道感染，如蛲虫。此外，有的寄生虫还可以在宿主体内引起自体重复感染，即自身感染(内源性感染，反之则称为外源性感染)。

(3) 易感人群：是指对某种寄生虫缺乏免疫力或免疫力低下的人。在流行区，儿童以及从非流行区进入流行区的人群尤其易感。此外，人们的生活习惯与生产方式也会影响其对寄生虫的易感性。如喜食生鱼片的人易感华支睾吸虫；从事旱地种植业的人，因接触疫土而易感钩虫。

寄生虫病的流行除了与上述三个流行环节有关外，还受自然因素(地理环境和气候因素)、生物因素(宿主的分布或传播媒介的存在)和社会因素(社会制度、经济状况、科学水平、文化教育、医疗卫生、生产方式和生活习惯等)的影响。如疟疾的传播与流行与蚊种、温湿度、季节等因素有关；血吸虫病的传播与流行与钉螺的分布、人群的生活方式与生活习惯等因素有关。

2.寄生虫病的防治原则　根据寄生虫病的流行环节和因素,对寄生虫病采取综合性的防治措施,才能有效地控制和消灭寄生虫病。

(1)控制或消灭传染源:在流行区,普查普治寄生虫病人、带虫者及保虫宿主是防治的重要措施。在非流行区,监测和控制流行区传染源输入和扩散是做好防治工作的必要手段。

(2)切断传播途径:加强粪便和水源的管理,搞好环境和个人卫生,控制和杀灭媒介节肢动物及中间宿主是切断寄生虫病传播途径的重要方法。

(3)保护易感人群:加强健康教育,改变不良的饮食习惯和行为方式,提高人群的自我保护意识,均能有效地保护易感者。必要时可进行预防服药、皮肤涂抹驱避剂或防护剂等。

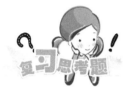

一、名词解释

1.寄生生活　2.寄生虫　3.宿主　4.生活史　5.感染阶段

二、选择题(A型题)

1.寄生虫的幼虫或无性生殖阶段寄生的宿主称　　　　　　　　　　　　　　　　( )

A.终宿主　　　B.中间宿主　　　C.保虫宿主　　　D.转续宿主　　　E.传播媒介

2.寄生虫的成虫或有性生殖阶段寄生的宿主称　　　　　　　　　　　　　　　( )

A.终宿主　　　B.中间宿主　　　C.保虫宿主　　　D.转续宿主　　　E.传播媒介

3.可作为寄生虫病传染源的、被寄生虫感染的其他脊椎动物是　　　　　　　　( )

A.终宿主　　　　　　　　　　　　B.中间宿主

C.保虫宿主　　　　　　　　　　　D.转续宿主

E.第一中间宿主

三、简答题

1.叙述寄生虫的致病作用。

2.叙述寄生虫病的流行因素及防治原则。

(夏和先　严家来)

第二十章 医学蠕虫

导 学

蠕虫是一类多细胞无脊椎动物,能借肌肉的收缩蠕动。寄生于人体的蠕虫称为医学蠕虫,包括线虫、吸虫、绦虫等。大多数蠕虫寄生在肠道,如:蛔虫、钩虫、蛲虫、鞭虫、旋毛虫、姜片虫、猪带绦虫、牛带绦虫等;有些寄生于组织器官,如:丝虫、日本血吸虫、肺吸虫、肝吸虫等。多数经口感染,如:蛔虫、蛲虫、鞭虫、旋毛虫、姜片虫、肺吸虫、肝吸虫、猪带绦虫、牛带绦虫等;有些可经皮肤感染,如:钩虫、日本血吸虫等。本章主要介绍常见蠕虫的形态、生活史、致病性、诊断及防治原则。学习时重点掌握生活史、致病性、检查标本采集与防治原则。我国蠕虫总感染率为 21.74%,感染人体的蠕虫达 26 种,成为严重危害我国人民健康的公共卫生问题之一。因此,学好本章内容将为今后进一步开展寄生虫病防治工作奠定基础。

医学蠕虫根据生活史中是否需要中间宿主,可分成两大类型:土源性蠕虫和生物源性蠕虫。前者在发育过程中不需要中间宿主,其虫卵在外界适宜的环境中直接发育成感染性的虫卵或幼虫,经口或皮肤侵入终宿主发育为成虫,又称为直接发育型,大多数肠道线虫属于此类;后者在发育过程中必须在中间宿主体内发育为感染期幼虫,再经过适宜途径感染终宿主,又称为间接发育型,吸虫、大多数绦虫及个别线虫属于此类。

第一节 线 虫

线虫成虫呈线状或圆柱状,雌雄异体。消化管为简单的直管,前端有口,末端有肛门。生殖器官发达,雄性为单管型,雌性为双管型。线虫种类繁多,分布广泛,其中寄生人体的常见线虫约有 10 余种。

一、似蚓蛔线虫

> **案例** 患者,某男性,38 岁,农民。因脐周剧烈疼痛伴呕吐 5 小时而入院。入院前 3 天开始出现下腹部阵发性隐痛,食欲明显减退,未做治疗。有"心窝痛"病史 5 年,发作时经常吐酸水。入院后,经外科剖腹探查发现,在空肠下段和回肠中下段各有一较大的蛔虫团,其他小肠均可触及蛔虫体。切开梗阻肠段,取出蛔虫 900 余条。
>
> 讨论:
>
> 1. 患者可能患什么疾病?
>
> 2. 患者为何常出现"心窝痛"、经常吐酸水?
>
> 3. 分析病人感染蛔虫的可能途径。如何为病人开展预防蛔虫感染教育?

似蚓蛔线虫简称蛔虫,是人体常见的一种寄生虫,寄生于人体的小肠,引起蛔虫病。蛔虫分布广泛,我国的感染率为 12.72%,农村高于城市,儿童高于成人。

1. 形态

(1)成虫:虫体呈长圆柱形,形似蚯蚓,活时呈粉红色,死后呈灰白色,体表可见有细横纹,两侧有明显的侧线。雌虫长 20～35 cm,甚至达 40 cm 以上,尾端尖直;雄虫长 15～31 cm,尾端向腹面弯曲。

(2)虫卵:虫卵分受精卵和未受精卵两种。

1)受精卵:宽椭圆形,大小为(45～75)μm×(35～50)μm,卵壳厚而透明,其表面有一层由子宫分泌物形成的凹凸不平的蛋白质膜,被宿主胆汁染成棕黄色。卵内含有 1 个大而圆的卵细胞,其两端与卵壳间各形成一个新月形空隙。

2)未受精卵:长椭圆形,大小为(88～94)μm×(39～40)μm,卵壳及其表面的蛋白质膜均较受精蛔虫卵薄,卵内充满了大小不等的折光颗粒。

受精卵、未受精卵表面的蛋白质膜有时可脱落,成为脱蛋白膜蛔虫卵,而使虫卵变为无色,观察时应注意与钩虫卵相鉴别。

2. 生活史 蛔虫属土源性蠕虫,生活史中不需要中间宿主。成虫寄生于人体小肠,以肠内半消化食物为营养,雌雄交配后雌虫产卵,卵随宿主粪便排出体外。

(1)在外界发育:粪便中受精蛔虫卵在适宜温度(21～30 ℃)、潮湿、荫蔽、氧气充足的泥土中,约经 2 周的发育,卵内细胞发育为幼虫,再经 1 周,卵内幼虫蜕皮 1 次成为感染期虫卵。

(2)在人体内发育:感染期虫卵被人误食后,在小肠内孵出幼虫。幼虫侵入肠黏膜和黏膜下层,钻入肠壁静脉或淋巴管,经门静脉回流至肝,入下腔静脉回流至右心,到达肺,穿破肺泡毛细血管进入肺泡,在此经第 2 和第 3 次蜕皮,沿支气管、气管逆行至咽部,在咽部随人的吞咽动作而入消化道,在小肠内经第 4 次蜕皮后发育为成虫(图 20-1)。自感染期卵进入人体到发育为成虫产卵需 60～75 天,成虫的寿命为 1 年左右。

3. 致病性 蛔虫的幼虫和成虫均可对宿主造成损害,尤其成虫可引起严重并发症。

(1)幼虫致病:幼虫经小肠、肝脏、肺移行过程中,因机械损伤及虫体代谢产物刺激,导致局部组织损伤及超敏反应,以肺部病变最为突出,引起蛔蚴性肺炎、支气管哮喘等,患者主要表现为发热、咳嗽、胸闷、哮喘等,血中嗜酸性粒细胞增高。

(2)成虫致病:成虫是其主要的致病阶段,可引起宿主出现以下表现:①营养不良:成虫在小肠内通过夺取营养、机械性损伤肠黏膜,导致宿主消化不良和营养吸收障碍。儿童

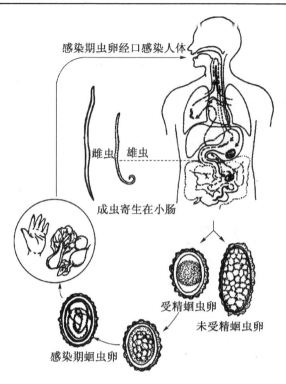

感染期虫卵经口感染人体

雌虫　雄虫

成虫寄生在小肠

受精蛔虫卵

未受精蛔虫卵

感染期蛔虫卵

图 20-1　蛔虫生活史

严重感染可出现营养不良和发育障碍等。②消化道症状及超敏反应：宿主可出现腹泻或便秘、腹痛，腹痛的部位常在脐周围。蛔虫成虫的代谢产物或死亡虫体分解物等超敏原被人体吸收后，可引起荨麻疹、血管神经性水肿等超敏反应。③并发症：蛔虫成虫有钻孔的习性，当宿主受体温升高、胃肠道疾病、大量食入辛辣食物或使用驱虫药物不当等因素作用，蛔虫可钻入开口于肠道的各种管道（如胆道、阑尾等），引起相应的并发症。胆道蛔虫病和蛔虫性肠梗阻是最常见的并发症，此外还可并发蛔虫性胰腺炎或阑尾炎，甚至出现肠穿孔等。

二、十二指肠钩口线虫与美洲板口线虫

寄生于人体的钩虫主要有十二指肠钩口线虫（简称"十二指肠钩虫"）和美洲板口线虫（简称"美洲钩虫"）两种。钩虫在我国分布广泛，感染率 6.12%，农村高于城市。钩虫寄生于人体小肠，引起钩虫病，是危害人民健康的重要寄生虫病之一。

1. 形态

（1）成虫：虫体细长略弯曲，长约 1 cm，活时淡红色，半透明，死后呈灰白色。十二指肠钩虫略大于美洲钩虫，前者呈"C"形，后者呈"S"形。虫体前端有口囊，口囊两侧的头腺能分泌抗凝素；口囊腹侧，十二指肠钩虫有 2 对钩齿，美洲钩虫有 1 对板齿。雌虫稍大，尾端尖直；雄虫较小，尾端膨大，由角皮层向后延伸形成膜质交合伞，是鉴别钩虫成虫的重要依据。

（2）虫卵：两种钩虫卵形态相似，呈椭圆形，大小为$(57\sim76)\mu m\times(39\sim40)\mu m$，卵壳薄且无色透明，卵内通常含 4～8 个卵细胞，卵壳与卵细胞之间有明显空隙。

2. 生活史　两种钩虫生活史基本相似，均不需要中间宿主。成虫寄生于人体小肠，借口齿或板齿咬附在肠黏膜上，以人体血液、肠黏膜等为食，雌雄交配产卵（图 20-2）。

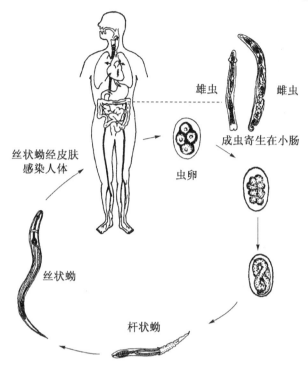

图 20-2 钩虫生活史

（1）在外界发育：虫卵随粪便排出体外，在温暖（25～30 ℃）、潮湿、荫蔽、氧气充足的疏松土壤中，卵内细胞不断分裂，经 1～2 天卵内孵出杆状蚴，再经 7～8 天发育，蜕皮两次，成为具有感染能力的丝状蚴，即感染期幼虫。丝状蚴口孔封闭不进食，多生活在近地面的土壤中，为钩虫的感染阶段。

（2）在人体内发育：生活在表层土壤中的丝状蚴具有向温性和向湿性，当与人体皮肤（通常为手和脚）接触后，受人体温度刺激，幼虫活动能力增强，依靠其活跃的穿刺样运动，通过毛囊、汗腺或皮肤破损处钻入人体，随即进入血管或淋巴管，随血流经右心至肺，穿过肺泡壁毛细血管到达肺泡，沿支气管、气管向上移行至咽，随吞咽活动，经食道、胃到达小肠，经蜕皮两次发育为成虫。自丝状蚴钻入人体至成虫交配产卵需 4～6 周。十二指肠钩虫成虫一般可存活 7 年左右，美洲钩虫成虫可存活 5 年以上。

3. 致病性　两种钩虫的致病作用相似，但十二指肠钩虫较美洲钩虫对人体的危害更大。

（1）幼虫致病：主要是丝状蚴侵入皮肤及幼虫在体内移行对人体造成的损害。

1）钩蚴性皮炎：当人体赤手裸脚接触土壤时，钩虫丝状蚴钻入皮肤，数分钟后局部皮肤可有奇痒、烧灼感，继而出现小出血点或丘疹，称为钩蚴性皮炎，俗称"粪毒"、"粪疙瘩"、"着土痒"。搔破后可继发细菌感染，形成脓疱。

2）肺部炎症：幼虫移行至肺，可造成肺血管和肺泡的损伤，患者可出现咳嗽、咳痰、痰中带血，常伴有畏寒、发热等症状。

（2）成虫致病：钩虫进入小肠后，以其口囊咬附于肠壁，吸取血液和肠黏膜为营养，引起宿主肠壁组织损伤和慢性失血，出现相应临床表现。

1）贫血：贫血是钩虫病的最主要症状。造成贫血的主要原因有：①钩虫咬附在宿主肠壁上吸取血液；②钩虫吸血时不断分泌抗凝素，使咬附处伤口不断渗血，其渗血量与虫体吸血量大致相当;②血件更换喷咕部位后,原伤口在凝血前继续渗血。因此,人体长期处于慢性失血状态,体内铁元素和蛋白质不断丢失,导致造血原料不足,血红蛋白合成减少,故钩虫引起的贫血为低色素小细胞性贫血,也称缺铁性贫血。轻度感染临床表现为皮肤黏膜苍白、眩晕乏力、轻度气促、心悸等;严重感染可出现心慌、胸闷、气急、水肿等贫血性心脏病症状。

2) 消化道症状:成虫咬附肠壁造成肠黏膜损伤,可引起宿主上腹部不适、隐痛、恶心、呕吐、腹泻或便秘等消化道症状。少数钩虫病患者还会出现"异嗜症",表现为喜食生米、生豆、茶叶甚至泥土、煤渣、瓦片等。异嗜症的原因至今未明,可能与缺铁有关。

此外,儿童严重感染可致发育障碍,妇女则可出现闭经、流产等。孕妇感染后,幼虫可经胎盘或乳汁感染婴儿,引起婴幼儿钩虫病。婴幼儿钩虫病一般贫血严重,预后较差。

三、蠕形住肠线虫

> **案例** 患者,某女,4岁。两周来胃口不佳,无精神,小便次数频繁,伴尿痛。入睡后经常无故大哭。临床拟诊为泌尿道感染。抗生素治疗数天仍未见好转,仍然有尿频、尿急、尿痛症状。患儿夜间常惊醒,并不断地用手抓肛门,经检查发现肛门处有一条线头样的小虫。
>
> 讨论:
>
> 1. 肛门处发现的线头样小虫为何种寄生虫? 引起患儿尿路感染的可能原因是什么?
>
> 2. 患儿为什么会出现夜间惊醒、无故大哭、用手抓肛门等现象?
>
> 3. 分析患儿感染小虫的可能途径。请你为患儿家长制订一份预防患儿再感染小虫的方案。

蠕形住肠线虫简称蛲虫,寄生于人体回盲部、盲肠和结肠,引起蛲虫病。蛲虫呈世界性分布,国内流行也很广泛,感染率儿童高于成人,12岁以下儿童感染率为10.28%,家庭、幼儿园、小学等聚集的儿童感染率更高。

1. 形态

(1) 成虫:虫体细小乳白色,呈线头状。雌虫大小为(8~13)mm×(0.3~0.5)mm,虫体中部膨大,尾端长直尖细;雄虫较小,大小为(2~5)mm×(0.1~0.2)mm,尾端向腹面卷曲,雄虫在交配后即死亡,一般不易见到。

(2) 虫卵:虫卵无色透明,呈不规则椭圆形,两侧不对称,一侧扁平,一侧稍凸,形似柿核,大小(50~60)μm×(20~30)μm,卵壳厚,刚产出的虫卵内含1个蝌蚪期胚。

2. 生活史 成虫寄生于盲肠、回盲部和结肠等处,以肠内容物、组织、血液为食。雌雄交配后,雄虫很快死亡。受精的雌虫下行至直肠,当宿主睡眠时,因肛门括约肌松弛,虫体自肛门爬出,在肛门周围及会阴皮肤皱褶处产卵。产卵后的雌虫大多自然死亡,少数雌虫可返回肠腔,也可误入阴道、子宫、尿道等处异位寄生。虫卵在肛门周围适宜的条件下,约经6小时发育为感染期虫卵。

因雌虫在肛周的蠕动刺激,致使肛门周围瘙痒,患儿用手搔痒时,感染期卵便可污染手指,经肛门—手—口直接感染方式引起自身感染;感染期卵还可散落在衣物、被褥、玩具、食物上,经口感染人体,或者散落地面随尘埃飞扬在空气中,经吸入再被吞咽到消化道致人体感染。虫卵在十二指肠内孵出幼虫,沿小肠下行途中蜕皮两次,到达回盲部、盲肠及结肠再蜕皮 1 次发育为成虫。自食入感染期卵至虫体发育为成虫产卵,约需 2～4 周。雌虫寿命约 1 个月,一般不超过 2 个月。由于蛲虫生活史简单,发育方式特殊,感染方式多样,易出现自身重复感染,使病情迁延不愈(图 20 - 3)。

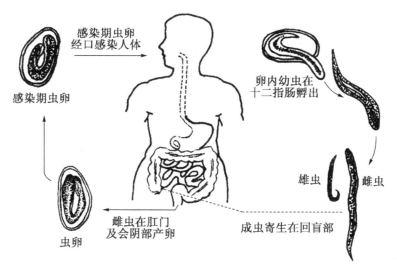

感染期虫卵经口感染人体

感染期虫卵

卵内幼虫在十二指肠孵出

雄虫　雌虫

雌虫在肛门及会阴部产卵

虫卵

成虫寄生在回盲部

图 20 - 3　蛲虫生活史

3. 致病性　蛲虫的致病主要是由雌虫移行至肛门周围皮肤产卵产生的局部刺激所致,可引起肛门及会阴部皮肤瘙痒,以及搔抓后继发细菌感染引起的局部炎症。患者表现为烦躁不安、失眠、夜惊、食欲减退等症状。雌虫若误入阴道、尿道、子宫等处,可产生异位寄生,引起相应部位的炎症。

四、毛首鞭形线虫

毛首鞭形线虫简称鞭虫,是人体肠道中常见的线虫之一。成虫主要寄生于人体盲肠,引起鞭虫病。

1. 形态

(1)成虫:虫体前端 3/5 呈细线状,后 2/5 较粗,形如马鞭,故名鞭虫。雌虫长 20～50 mm,尾端钝圆;雄虫长 30～45 mm,尾端向腹面呈环状卷曲。

(2)虫卵:纺锤形或腰鼓形,棕黄色,大小(50～54)μm×(22～23)μm,卵壳较厚,两端各有一个透明塞状突起。刚从粪便排出的虫卵内含 1 个尚未分裂的卵细胞。

2. 生活史　成虫寄生于盲肠,严重感染时也可寄生于结肠、直肠甚至回肠下段。雌虫产卵,卵随粪便排出体外,在温度 20～30 ℃、潮湿的土壤中,约经 3 周发育为内含幼虫的感染期卵。感染期卵随污染的食物或饮水经口感染,在人小肠内孵出幼虫,钻入肠上皮内摄取营养,经 8～10 天,幼虫由小肠移行至盲肠发育为成虫。鞭虫成虫依靠细长的前端钻入肠上皮层内,以血液和组织液为食。自感染期卵发育为成虫约需 60 天,成虫寿命为 3～5 年(图 20 - 4)。

3. 致病性　成虫前端钻入肠黏膜,甚至黏膜下层,吸食血液和组织液,加上其分泌物的刺激作用,可引起肠黏膜点状出血、炎症甚至溃疡。轻度感染一般无明显症状,严重感染可出现食欲减退、恶心、呕吐、腹痛、腹泻、头晕、贫血等症状。儿童重度感染可出现营养不良、发育迟缓,并可合并直肠脱垂。

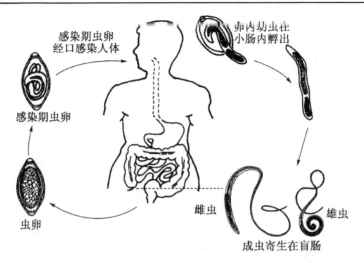

图 20 - 4　鞭虫生活史

五、班氏吴策线虫与马来布鲁线虫

　1. 形态

　(1) 成虫:两种丝虫成虫的形态相似,虫体细长如丝状,乳白色,体表光滑。雄虫尾端向腹面卷曲 2～3 圈。雌虫尾部钝圆,略向腹面弯曲。因成虫寄生于淋巴系统内,不易获得,一般无诊断价值。

　(2) 微丝蚴:虫卵在雌虫子宫内发育为幼虫,卵壳伸展,成为包被幼虫体表的鞘膜,此期的幼虫称为微丝蚴,由雌虫直接产出。微丝蚴细长,头端稍圆,尾端尖细,外被鞘膜。体内圆形的细胞核称为体核,头部无核部位称为头间隙。马来微丝蚴有 2 个尾核,而班氏微丝蚴无尾核。两种微丝蚴的主要区别见表 20 - 1 及图 20 - 5。

表 20 - 1　班氏微丝蚴与马来微丝蚴的形态鉴别

区别点	班氏微丝蚴	马来微丝蚴
大小(μm)	(244～296)×(5.3～7.0)	(177～230)×(5～6)
体态	柔和,弯曲自然	硬直,大弯上有小弯

区别点	班氏微丝蚴	马来微丝蚴
头间隙	较短,长度与宽度相等或仅为宽度的一半	较长,长度约为宽度的 2 倍
体核	圆形,较小,大小均匀,排列整齐,清晰可数	椭圆形,大小不等,排列密集,不易计数
尾核	尾部尖细,无尾核	有两个尾核,前后排列,尾核处较膨大

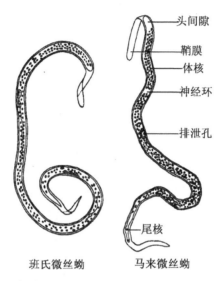

班氏微丝蚴　　　　马来微丝蚴

图 20－5　丝虫微丝蚴

2. 生活史　班氏丝虫和马来丝虫的生活史基本相似,都要经过两个发育阶段,即在蚊体内发育和人体内发育两个阶段(图 20－6)。

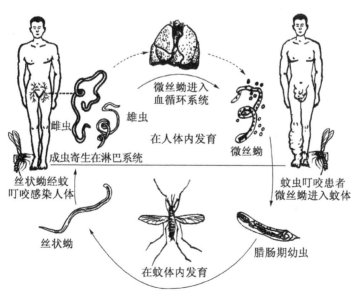

图 20－6　丝虫生活史

(1) 在蚊体内发育:当蚊虫叮吸带有微丝蚴患者的血液时,微丝蚴随血液进入蚊胃,经1～7 小时脱去鞘膜,穿过胃壁经血腔侵入胸肌,在此经 2～4 天虫体缩短变粗形如腊肠,称腊肠期幼虫，此后幼虫蜕皮2次，发育为细长的丝状蚴，即感染期幼虫。丝状蚴离开蚊胸肌，经血腔到达下唇，当蚊再叮人吸血时，感染期幼虫自蚊下唇逸出，经吸血伤口侵入人体。

（2）在人体内发育：丝状蚴进入人体后，经小淋巴管移行至大淋巴管及淋巴结内寄居，并发育为成虫。雌雄交配后产出的微丝蚴可停留于淋巴液中，但多随淋巴循环进入血液循环。微丝蚴白天滞留于肺血管内，夜间出现在外周血中，微丝蚴在外周血液中的这种夜多昼少的现象称为夜现周期性。两种微丝蚴在外周血中出现的高峰时间略有不同，班氏微丝蚴自晚上10时至次晨2时；马来微丝蚴自晚上8时至次晨4时。微丝蚴夜现周期性虽早被认识，但其机制至今未明。

自丝状蚴侵入人体至外周血液中出现微丝蚴，班氏丝虫需3～5个月，马来丝虫大多为80～90天。两种丝虫成虫的寿命一般为4～10年，个别可长达40年。微丝蚴的寿命一般为2～3个月。

3. 致病性　丝虫的成虫、丝状蚴和微丝蚴对人体均有致病作用，但以成虫为主。马来丝虫多侵犯上下肢浅部淋巴系统；班氏丝虫除侵犯浅部淋巴系统外，还可侵犯深部淋巴系统，如阴囊、肾盂等部位。丝虫病的发病过程可分为两期：

（1）急性期炎症反应和超敏反应：幼虫和成虫的代谢产物、雌虫子宫的分泌物、幼虫的蜕皮液、死亡虫体及其分解产物等均可刺激机体，产生局部或全身炎症及超敏反应。患者表现为淋巴管炎、淋巴结炎及丹毒样皮炎，以下肢淋巴管炎较为常见。四肢浅表淋巴管发炎时，可见皮肤表面自近侧向远端延伸的离心性红线，俗称"流火"。成虫寄生于阴囊的淋巴管时，可引起精索炎、附睾炎及睾丸炎。患者常伴有畏寒、发热等全身症状，称"丝虫热"。

（2）慢性期阻塞性病变：急性期炎症反复发作，局部出现增生性肉芽肿，最后可导致淋巴管的部分阻塞，甚至完全阻塞。在阻塞部位以下的淋巴管内压力增高，导致淋巴管曲张甚至破裂，淋巴液流入周围组织，刺激局部皮下结缔组织增生，使皮肤增厚、粗糙、失去弹性，似大象皮肤，故称象皮肿。象皮肿可发生于四肢、阴囊、阴唇、乳房等处；若深部淋巴管受阻或破裂时，可因阻塞部位不同，患者可出现不同病变，如乳糜尿、乳糜腹水、睾丸鞘膜积液等。

（3）隐性丝虫病：也称热带肺嗜酸性粒细胞增多症。发病占丝虫病人的极少数，临床表现为夜间阵发性咳嗽或哮喘，伴疲乏低热，血中嗜酸性粒细胞明显增多，IgE水平升高。病人的外周血中查不到微丝蚴，但可在肺和淋巴结活检中查到微丝蚴。

六、旋毛形线虫

旋毛形线虫简称旋毛虫，人和多种哺乳动物均可感染，寄生于人体可引起旋毛虫病，该病是一种危害严重的人畜共患寄生虫病。

1. 形态

（1）成虫：细小线状，雄虫大小为$(1.4～1.6)mm×(0.04～0.05)mm$，雌虫大小为$(3.0～4.0)mm×0.06 mm$。

（2）囊包蚴：雌虫刚产出的幼虫细长，随血循环移行至宿主横纹肌内逐渐形成囊包。囊包呈梭形，大小为$(0.25～0.5)mm×(0.21～0.42)mm$，其长轴与横纹肌纤维平行排列。囊包内通常含1～2条幼虫，称囊包蚴。

2. 生活史　旋毛虫成虫主要寄生于宿主的十二指肠和空肠上段，囊包蚴则寄生在同一宿主的横纹肌内，虫体不需要在外界环境中发育，但完成其生活史必须更换宿主。

当宿主食入含有活囊包蚴的肉类及其制品后，在消化液的作用下，幼虫自囊内逸出，侵入肠黏膜,经过一段时间发育后再返回肠腔,经 4 次蜕皮后发育为成虫。雌雄交配后,雄虫随即死亡,雌虫再钻入肠黏膜,甚至到腹腔或肠系膜淋巴结等处寄生。感染后 5～7 天,雌虫开始产出幼虫,幼虫侵入局部毛细淋巴管和小血管,随淋巴液和血液循环到达全身组织,但只有侵入横纹肌内的虫体才能继续发育为囊包蚴。囊包蚴是旋毛虫的感染阶段。囊包蚴若无机会进入新的宿主,多在半年后钙化死亡(图 20 - 7)。

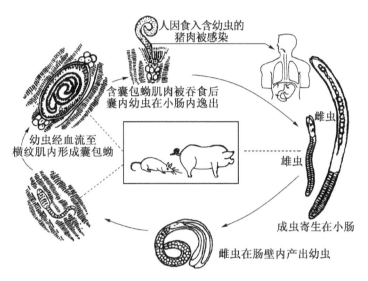

图 20 - 7　旋毛虫生活史

3. 致病性　旋毛虫对人体致病取决于食入囊包蚴的数量、活力和侵入部位以及人体的免疫状态。轻者可无症状,重者可在发病后数周死亡。旋毛虫致病过程可分为以下三期。

(1) 侵入期(肠型期):为幼虫在小肠内脱囊并发育为成虫的阶段,主要引起十二指肠炎、空肠炎,因病变主要在十二指肠和空肠,故又称肠型期。临床表现为恶心、呕吐、腹痛、腹泻等急性胃肠道症状,同时可伴有厌食、乏力、低热等全身反应。

(2) 幼虫移行、寄生期(肌型期):为新生幼虫随淋巴液、血液循环至全身各器官及侵入横纹肌内发育阶段,主要引起血管炎和肌肉病变。此期主要病变在肌肉,故又称为肌型期。临床表现为持续性高热、眼睑及面部水肿、全身肌肉酸痛等,尤以腓肠肌、肱二头肌、肱三头肌疼痛为甚。严重者可伴有下肢及全身水肿,甚至发生心肌炎,肝、肾功能损害等。

(3) 成囊期:是指幼虫移行至横纹肌内形成囊包蚴的阶段,也是受损肌细胞修复的时期。此期急性炎症逐渐消退,囊包内幼虫开始钙化,患者全身症状逐渐减轻或消失,但肌痛可持续数月。重症患者可出现恶病质、心力衰竭、心肌炎而死亡。

第二节　吸　虫

吸虫成虫多呈叶状或舌状,背腹扁平,雌雄同体;少数如血吸虫呈长圆柱状,且雌雄异体。虫体均有口吸盘和腹吸盘,消化道不完全,有口无肛门。

一、日本血吸虫

案例 某男,24 岁,安徽合肥人,因持续高热入院治疗。患者入院前突然寒战畏寒,继而高热,达 40 ℃。患者曾在安徽池州市郊务工,经常下河捕鱼。入院检查:肝肋下 2.0 cm,硬度中等,轻压痛,脾肋下 2.0 cm,质软。B 超示肝脾肿大。外周血嗜酸性粒细胞增多,粪便两次直接涂片均未找到虫卵,但血吸虫环卵沉淀实验(+)。临床拟诊断为急性血吸虫病。给患者口服吡喹酮后,第二天体温明显下降,第三天降至正常。

讨论:

1. 该患者被诊断为急性血吸虫病的依据有哪些?

2. 血吸虫哪些发育阶段具有致病作用,哪个阶段致病性最严重?

日本血吸虫简称血吸虫。成虫寄生于人体及其他哺乳动物的门脉—肠系膜静脉系统,引起血吸虫病。血吸虫病严重危害人类健康,是我国重点防治的寄生虫病之一。

1. 形态

(1)成虫:雌雄异体,呈圆柱状,外形似线虫。口、腹吸盘位于虫体前端。雌虫细长,圆柱状,灰褐色,大小(12～28)mm×(0.1～0.3)mm。雄虫粗短,乳白色,大小(10～20)mm×(0.5～0.55)mm,自腹吸盘以下虫体两侧向腹面卷曲形成抱雌沟,外观呈卷筒状。雌虫常居留于抱雌沟内,与雄虫呈合抱状态。

(2)虫卵:椭圆形,淡黄色,大小平均为 89 μm×67 μm。卵壳厚薄均匀,无卵盖,卵壳一侧可见一小侧棘,但因卵壳周围常附有许多宿主组织残物而不易见到。卵壳内含一成熟毛蚴。毛蚴与卵壳之间常可见大小不等的油滴状毛蚴分泌物,含可溶性虫卵抗原(SEA)。

(3)毛蚴:外形呈梨形或长椭圆形,大小约为 99 μm×35 μm,全身被有纤毛,顶突除外,前端有 1 个顶腺和 2 个头腺,可分泌 SEA。毛蚴在水中做直线运动。

(4)尾蚴:尾蚴分体部和尾部,长 280～360 μm。尾部又分尾干和尾叉。体部前端为头器,内有一单细胞头腺。体部有口、腹吸盘,口吸盘位于头器腹面的亚顶端,腹吸盘位于体部后 1/3 处,其周围有 5 对单细胞腺体(钻腺),开口于头器顶部,内含碱性蛋白、糖蛋白及多种酶类等。

2. 生活史 成虫寄生于人或某些哺乳动物的门脉—肠系膜静脉系统,以血液为食。雌雄交配产卵,卵随粪便排出体外(图 20-8)。

(1)在钉螺内发育:随宿主粪便排出的虫卵进入水中,在适宜温度下孵出毛蚴,如遇中间宿主钉螺,便钻入螺体。在钉螺体内经母胞蚴、子胞蚴的无性繁殖阶段,产生数以万计的尾蚴。尾蚴自螺体逸出,在水面上自主游动。尾蚴是血吸虫的感染阶段。

(2)在人体或其他哺乳动物体内发育:含有尾蚴的水称为疫水。当人或哺乳动物如牛等接触疫水时,尾蚴以其口、腹吸盘黏附于宿主皮肤表面,借助腺体分泌物的酶促作用、体部的强烈伸缩活动和尾部的摆动迅速钻入宿主皮肤,脱去尾部,发育为童虫。童虫经小血管或小淋巴管随血流经右心到肺,再经左心进入体循环,最后经肠系膜动脉、肠系膜毛细血管丛到达肝门静脉,在此初步发育形成雌雄合抱,再移行至肠系膜静脉、直肠静脉寄居,发育为成虫。雌雄虫交配后,雌虫于肠黏膜下层静脉末梢内产卵,一部分虫卵随门静脉血流流入肝脏并沉积于肝脏,一部分卵沉积在肠壁静脉内,发育为成熟虫卵(含毛蚴卵)。由于成熟虫卵内毛蚴的腺体分泌物可透过卵壳,引起虫卵周围组织和血管壁炎症、坏死,形成溃疡,在血流的

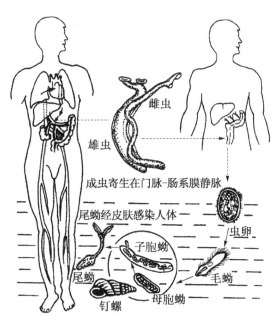

雌虫
雄虫
成虫寄生在门脉-肠系膜静脉
尾蚴经皮肤感染人体
虫卵
子胞蚴
尾蚴
毛蚴
钉螺
母胞蚴

图 20-8 血吸虫生活史

压力、肠蠕动和腹内压的作用下,虫卵可随溃疡的组织落入肠腔,随宿主粪便排出体外。卵沉积在肝脏与肠壁组织内的虫卵逐渐死亡、钙化。自尾蚴侵入人体至成虫产卵约需 24 天,成虫的寿命约 5 年,也可长达数十年。

3. 致病性 血吸虫的成虫、尾蚴、童虫和虫卵均可对宿主造成损害,但以虫卵的危害最为严重。

(1) 幼虫致病:尾蚴钻入皮肤,可引起尾蚴性皮炎,局部出现丘疹、瘙痒,是尾蚴引起的Ⅰ型和Ⅳ型超敏反应。童虫在体内移行时,其机械刺激及代谢产物所致的超敏反应均可损害宿主组织及器官,特别是引起肺部炎症,患者可出现发热、咳嗽、痰中带血、血中嗜酸性粒细胞增多等。

(2) 成虫致病:成虫因口、腹吸盘对血管壁的吸附可引起静脉内膜炎。成虫的代谢产物、分泌物等在宿主体内可形成免疫复合物,引起免疫复合物型(Ⅲ型)超敏反应。

(3) 虫卵致病:沉积于肝和肠壁血管中的虫卵,其毛蚴能分泌可溶性虫卵抗原,透过卵壳微孔释出,使 T 淋巴细胞致敏。致敏 T 细胞再次遇到相同抗原刺激后,产生各种淋巴因子,吸引淋巴细胞、巨噬细胞、嗜酸性粒细胞等聚集到虫卵周围,形成虫卵肉芽肿(Ⅳ型超敏反应),又称虫卵结节。早期虫卵肉芽肿常出现中心坏死,形成嗜酸性脓肿。随着卵内毛蚴的死亡和组织修复,坏死组织被吸收,纤维组织增生,逐渐发展为纤维化病变。肝脏严重的纤维化,最终导致门脉高压,引起肝脾肿大,腹壁、食管及胃底静脉曲张,上消化道出血及腹水等晚期血吸虫病症状。

血吸虫病根据临床表现可分为急性血吸虫病、慢性血吸虫病和晚期血吸虫病。急性期患者可出现畏寒、发热、多汗、肝脾肿大、黏液血便、腹痛等症状;慢性期患者多数症状不明显,有症状的患者表现为慢性腹泻或慢性痢疾,症状呈间歇性出现;晚期血吸虫病人常出现肝硬化、门静脉高压、肝脾肿大、腹水等。儿童严重感染者,可影响生长发育,形成侏儒症。

警惕"瘟神"卷土重来

血吸虫病曾流行于我国长江流域及其以南的 12 个省(市)的部分地区,流行历史悠久、危害严重。据建国初期统计,血吸虫病累计感染者达 1 160 万例,受威胁人口在 1 亿以上。经过积极有效的防治,1958 年江西省余江县率先宣布消灭了血吸虫病,为此,毛泽东于当年欣然提笔写下了著名的《送瘟神》诗二首,"瘟神"由此成了血吸虫病的代名词。至 2007 年,上海、浙江、福建、广东、广西 5 省(市)自治区已达到血吸虫病传播阻断标准,四川省以县为单位全部达到了血吸虫病传播控制标准。疫情尚未控制的县(市、区)主要分布在江苏、安徽、江西、湖北、湖南、云南 6 个省。近年来,由于生物、自然、人口流动等因素的变化,老疫区血吸虫病疫情呈现扩散蔓延趋势,一度宣布被送走的"瘟神",如今又"卷土重来",值得我们高度警惕。为加强对血吸虫病等重大和突发疫情的快速反应和应急处理能力,2003 年 5 月 14 日,卫生部颁布了《血吸虫病重大疫情应急处理预案(试行)》。

二、华支睾吸虫

华支睾吸虫简称肝吸虫。成虫寄生于人体或某些哺乳动物的肝胆管内,引起肝吸虫病。在我国除青海、宁夏、内蒙古、西藏等地尚未见报道外,有 25 个省、市、自治区均有不同程度的流行。肝吸虫病是我国较为严重的食源性寄生虫病。

1. 形态

(1) 成虫:虫体狭长,背腹扁平,前端稍窄,后端略钝,形似葵花子仁,大小为 $(10\sim25)$mm$\times(3\sim5)$mm。口吸盘位于虫体前端,腹吸盘位于虫体前 1/5 处,略小于口吸盘。虫体后 1/3 处,一对分枝状睾丸前后排列,管状子宫盘曲于腹吸盘与卵巢之间。

(2) 虫卵:前端稍窄,有卵盖,后端钝圆,且有一疣状突起,形似芝麻,黄褐色。大小为 $(27\sim35)\mu$m$\times(12\sim20)\mu$m,是最小的蠕虫卵。卵盖周围的卵壳增厚形成肩峰。虫卵从粪便排出时,卵内已含一毛蚴。

2. 生活史 成虫寄生于人或哺乳动物(如猫、犬)的肝胆管内,以血细胞、胆管黏膜及其分泌物为营养,虫卵随胆汁进入消化道,随粪便排出体外(图 20-9)。

(1) 在中间宿主体内发育:虫卵随粪便排出进入水中,被第一中间宿主淡水螺类(如豆螺、沼螺、涵螺等)吞食,在螺体内孵出毛蚴,再经胞蚴、雷蚴无性生殖形成许多尾蚴。成熟尾蚴逸出螺体,在水中遇到第二中间宿主淡水鱼、虾类,侵入其体内发育为囊蚴,囊蚴是肝吸虫的感染阶段,多分布于鱼、虾的皮下、肌肉等处。

(2) 在人体或其他哺乳动物体内发育:当人或猫、犬等哺乳动物食入含活囊蚴的鱼、虾时,在消化液的作用下,幼虫在十二指肠内破囊而出,脱囊后的幼虫循胆汁逆流至肝内胆管,发育为成虫。囊蚴进入终宿主体内至发育为成虫产卵约需 1 个月,成虫寿命约为 20~30 年。

3. 致病性 华支睾吸虫对人体的危害主要是成虫引起的肝脏损害。肝胆管内虫体的机械刺激,虫体分泌物、代谢产物的毒性及其所诱发的超敏反应,可引起胆管内膜及胆管周围

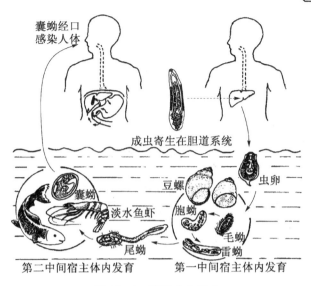

图 20-9 肝吸虫生活史

的炎症反应。由于炎症反复发作,可导致胆管上皮增生、管壁增厚、管腔变窄、胆汁淤滞,引起阻塞性黄疸;若继发细菌感染,则可引起胆囊炎、胆管炎。虫卵、死亡虫体及脱落的组织碎片等,可构成胆结石的核心,形成胆石症。感染严重时可出现肝硬化,甚至诱发肝癌。临床表现因感染程度不同而异。轻度感染可不出现或无明显临床症状;严重感染时,可表现为上腹部不适、厌油、食欲不振、腹痛、腹泻、肝区疼痛、全身乏力等症状。儿童严重感染者可引起发育障碍或侏儒症。

三、卫氏并殖吸虫

卫氏并殖吸虫简称肺吸虫。成虫寄生于人体肺组织,引起肺吸虫病。

1. 形态

(1) 成虫:虫体呈椭圆形,肥厚,腹面扁平,背侧稍隆起。大小为(7.5~12)mm×(4~6)mm。口吸盘位于虫体前端,腹吸盘约在虫体腹面中部,口、腹吸盘大小相似。卵巢与子宫并列于腹吸盘之后,两个睾丸分支如指状,并列于虫体后 1/3 处。因生殖器官并列故名并殖吸虫。

(2) 虫卵:椭圆形,金黄色,大小为(80~118)μm×(48~60)μm,前端稍宽,有一个明显的卵盖,后端稍窄,卵壳厚薄不均,卵内含 1 个卵细胞和 10 多个卵黄细胞。

2. 生活史　成虫寄生于人或猫、犬、狼、虎等动物的肺部,产出的卵随痰液,或因咽下痰液随粪便排出。

(1) 在中间宿主体内发育:虫卵入水,在适宜的温度下约经 3 周孵出毛蚴。毛蚴钻入第一中间宿主川卷螺体内,经过胞蚴、母雷蚴、子雷蚴无性生殖发育为尾蚴。成熟尾蚴自螺体逸出进入水中,侵入第二中间宿主溪蟹、蝲蛄体内,发育成囊蚴。囊蚴是肺吸虫的感染阶段。

(2) 在人体或其他哺乳动物体内发育:人或保虫宿主猫、犬、狼、虎等动物因食入含有活囊蚴的溪蟹、蝲蛄而感染。囊蚴进入宿主消化道后,经消化液作用,囊内幼虫脱囊而出成为童虫。童虫在组织中移行并徘徊于各脏器及腹腔间,1~3 周后由肝脏表面或经肝或直接从腹腔穿过膈肌进入胸腔到达肺,发育为成虫寄生于肺部。囊蚴侵入人体至发育为成虫产卵约需 2 个多月,成虫寿命为 5~6 年,长者可达 20 年之久(图 20-10)。

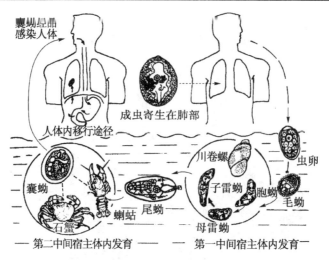

图 20-10　肺吸虫生活史

3. 致病性　肺吸虫的童虫在人体内移行所致的机械刺激，可引起组织破坏、出血，并伴有以中性粒细胞和嗜酸性粒细胞聚集为主的炎性渗出、组织粘连等病变。成虫寄生于肺部，形成虫囊，引起肺部病变。临床表现为胸痛、咳嗽、咳铁锈色痰、咯血、低热等。童虫和成虫的代谢产物、分泌物等还可引起超敏反应。童虫异位寄生时，可引起相应部位的病变，如寄生于脑部可有头痛、癫痫、瘫痪等。

四、布氏姜片吸虫

布氏姜片吸虫简称姜片虫，是寄生于人、猪小肠中的大型吸虫，引起姜片虫病。

1. 形态

（1）成虫：长椭圆形，虫体大而肥厚，背腹扁平，形似姜片，故名姜片虫。活时为肉红色，死后灰白色。虫体大小为 $(20\sim75)mm\times(8\sim20)mm$，口吸盘较小，位于虫体亚前端，腹吸盘较口吸盘大，居口吸盘稍后。两个睾丸高度分支呈珊瑚状，前后排列于虫体后半部，卵巢位于睾丸之前，子宫盘旋在卵巢和腹吸盘之间。

（2）虫卵：椭圆形，淡黄色，大小为 $(130\sim140)\mu m\times(80\sim85)\mu m$，是最大的蠕虫卵。卵壳薄而均匀，卵盖不明显，卵内含 1 个卵细胞和 20～40 个卵黄细胞。

2. 生活史　成虫寄生于人或猪小肠上段，虫卵随宿主粪便排出。

（1）在中间宿主体内发育：虫卵入水，在适宜的温度下经 3～7 周孵出毛蚴。毛蚴侵入中间宿主扁卷螺体内，经胞蚴、母雷蚴、子雷蚴无性生殖阶段发育为尾蚴。尾蚴逸出螺体，在水中吸附于水生植物菱角、荸荠、茭白等表面，形成囊蚴。囊蚴是姜片虫的感染阶段。

（2）在人体或猪体内发育：人或猪食入附有囊蚴的水生植物，在消化液的作用下，囊内幼虫在小肠上段脱囊而出，随即吸附于小肠黏膜吸取营养，经 1～3 个月发育为成虫。成虫寿命 1～2 年，长者可达 4～5 年（图 20-11）。

3. 致病性　成虫吸附于小肠黏膜，因其吸盘发达，吸附力强，可使局部黏膜坏死、脱落、发生炎症、出血，甚至形成溃疡或脓肿。常见临床表现有腹痛、腹泻、食欲不振、消化功能紊乱等，严重者可出现营养不良、贫血等，大量虫体感染可引起肠梗阻。儿童严重感染，可出现消瘦、水肿、腹水、智力减退、发育障碍等。

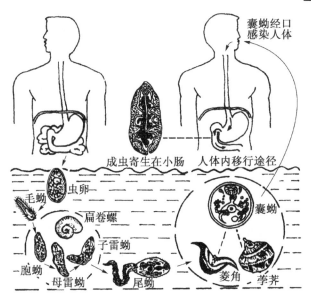

图 20 - 11　姜片虫生活史

第三节　绦　虫

绦虫成虫为带状,背腹扁平,左右对称,大多分节,雌雄同体。虫体可分成头节、颈部和链体三部分。链体根据生殖器官发育情况又可分成幼节、成节和孕节。绦虫无口和消化道,营养由体表的皮层与微毛吸收。

一、链状带绦虫

链状带绦虫又称猪带绦虫、猪肉绦虫或有钩绦虫。成虫寄生于人体小肠中,引起猪带绦虫病,幼虫寄生于人体皮下、肌肉或内脏等,引起猪囊尾蚴病。

1. 形态

(1) 成虫:虫体扁平、带状,乳白色,长 2～4 m。虫体由 700～1 000 个节片组成,包括头节、颈部和链体三部分。

1) 头节:近似球形,直径 0.6～1 mm。头节上有 4 个吸盘,顶端有能伸缩的顶突,其上有 25～50 个小钩,排列成内外两圈。吸盘和小钩是附着器官。

2) 颈部:位于头节之后,细长,长 5～10 mm,直径约为头节一半,有生发功能。

3) 链体:由 700～1 000 个节片组成。根据节片生殖器官的发育程度依次分为幼节、成节和孕节。其中幼节近颈部,外形短而宽,内部生殖器官尚未发育成熟;成节位于中段,近方形,节片内有发育成熟的雌、雄生殖器官各一套;尾端为孕节,节片最大,长度大于宽度,节片中仅见充满虫卵的子宫,子宫分主干和侧枝,每侧 7～13 枝。孕节可从链体上数节一起脱落。

(2) 虫卵:球形,直径 31～43 μm,卵壳很薄,内为胚膜。虫卵自孕节排出时,卵壳多数已脱落。胚膜较厚,棕黄色,其上有放射状条纹,胚膜内含一球形六钩蚴。

(3) 囊尾蚴:寄生于人或猪的组织内。为卵圆形、白色半透明的囊状体,大小为(8～10)mm×5 mm,囊内充满透明液体,其内可见向内凹陷的头节,其形态结构与成虫头节相同。

? 生活史 成虫寄生于人体的小肠上段，以头节（吸盘和小钩）附着于肠黏膜。人是该虫唯一的终宿主，同时也可成为其中间宿主，猪是主要的中间宿主。成虫孕节常多节相连从链体上脱落，脱落的孕节及其破裂散出的虫卵随粪便排出体外。

（1）在猪体内发育：孕节或虫卵被中间宿主猪吞食后，虫卵在其小肠内经消化液作用，24～72 小时后胚膜破裂，六钩蚴孵出，借其小钩和分泌物的作用钻入小肠壁，随血液循环到达猪体各处组织，经 60～70 天发育为囊尾蚴。囊尾蚴是猪带绦虫的感染阶段，多寄生于运动较多的肌肉中，如股、肩、膈、心、舌等处肌肉。含囊尾蚴的猪肉俗称"米猪肉"或"豆猪肉"。

（2）在人体内发育：当人食入生的或未煮熟的含有活囊尾蚴的猪肉后，囊尾蚴在人小肠内受胆汁刺激翻出头节，以其吸盘和小钩附着于肠壁，经 2～3 个月发育为成虫。成虫在人体内的寿命可达 25 年以上。

当人误食虫卵或孕节后，也可在人体发育为囊尾蚴。囊尾蚴多寄生于人体的皮下、肌肉、脑、眼、心、肝、肺等处，但不能继续发育为成虫，此过程虫卵为感染阶段，人为中间宿主（图 20 - 12）。

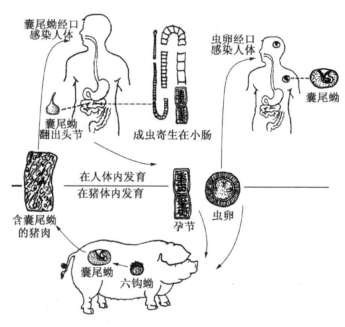

图 20 - 12　链状带绦虫生活史

3. 致病性

（1）成虫致病：成虫寄生于人体小肠，引起猪带绦虫病。寄生人体的成虫一般仅为 1 条，也可多至 2～3 条，国内报道感染最多的一例为 19 条。一般无明显临床症状，感染较重者可有上腹不适、腹痛、消化不良、腹泻、消瘦等。少数情况下，可引起肠梗阻、肠穿孔。

（2）囊尾蚴致病：猪囊尾蚴对人体的危害远较成虫大。囊尾蚴寄生人体引起囊尾蚴病，俗称囊虫病，其危害程度因囊尾蚴的数量和寄生部位不同而异。皮下及肌肉囊尾蚴病，可形成皮下结节、肌肉酸痛；脑囊尾蚴病，表现为癫痫、颅内压增高和精神症状三大主要症状；眼囊尾蚴病，可引起视力下降或失明。

二、肥胖带吻绦虫

肥胖带吻绦虫又称牛带绦虫、牛肉绦虫或无钩绦虫。成虫寄生于人体小肠引起牛带绦虫病。

牛带绦虫的形态、生活史、致病性等与猪带绦虫相似,牛带绦虫卵与猪带绦虫卵不易区别,统称为带绦虫卵。牛带绦虫生活史中,牛是唯一中间宿主,人为终宿主。寄生在牛肉内的牛囊尾蚴为其感染阶段,牛带绦虫卵不感染人体,人不患牛囊尾蚴病。

猪带绦虫与牛带绦虫的区别见表20-2。

表20-2　猪带绦虫与牛带绦虫的主要区别

	区别点	猪带绦虫	牛带绦虫
形态	体长(m)	2～4	4～8
	节片数	700～1 000	1 000～2 000
	头节	圆球形,直径约1 mm,具有顶突及小钩	方形,直径1.5～2.0 mm,无顶突和小钩
	孕节	子宫分枝不整齐,每侧分枝数为7～13枝,略透明	子宫分枝整齐,每侧分枝数为15～30枝,不透明
生活史	感染阶段	猪囊尾蚴、猪带绦虫卵	牛囊尾蚴
	中间宿主	猪、人	牛
	孕节脱落情况	数节连在一起脱落,被动排出	单节脱落,常主动爬出肛门
致病性	幼虫	猪囊尾蚴病	不寄生于人体
	成虫	猪带绦虫病	牛带绦虫病

三、细粒棘球绦虫

细粒棘球绦虫又称包生绦虫。成虫寄生于犬科肉食动物的小肠内,幼虫(棘球蚴)寄生于人或多种草食动物的内脏,引起棘球蚴病(包虫病)。该病是一种严重的人畜共患病。

1. 形态

(1)成虫:虫体微小,体长2～7 mm。除头节和颈部外,链体大多由幼节、成节和孕节各一节组成。头节呈梨形,有4个吸盘和顶突,顶突上有2圈呈放射状排列的小钩。

(2)虫卵:与带绦虫卵相似,光镜下不易区别。

(3)幼虫:即棘球蚴,为圆形囊状物,大小随寄生时间、寄生部位和宿主不同而不同,直径可由几毫米至数十厘米。囊壁分两层,外层为角质层,内层为生发层,又称胚层,囊内充满囊液。生发层向囊内长出许多原头蚴和生发囊(育囊),二者脱离均可发育为子囊。子囊的结构同母囊,其生发层又可长出原头蚴和孙囊。因此,一个棘球蚴可包含几百个甚至几千个原头蚴。原头蚴、生发囊和子囊可从胚层上脱落,悬浮在囊液中,称为棘球蚴砂。组成棘球蚴砂的各成分均可发育为棘球蚴(图20-13)。

2. 生活史　成虫寄生于犬科动物小肠,其孕节或虫卵随宿主粪便排出,污染牧场、畜舍、土壤及水源等,虫卵为该虫的感染阶段。当中间宿主,如牛、羊等吞食了虫卵或孕节后,六钩蚴在其小肠内孵出,钻入肠壁,经血液循环至肝、肺等器官,经3～5个月发育为棘球蚴。含棘

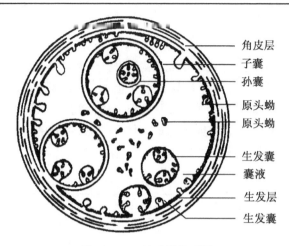

图 20-13　棘球蚴模式图

球蚴的牛、羊等脏器被犬、狼等终宿主吞食后,棘球蚴中的每一个原头蚴都可发育为一条成虫,因此,终宿主肠内寄生的成虫可多达数百、上千条。成虫的寿命为 5～6 个月。

　　人亦可因误食虫卵而感染。虫卵进入人体后,经 3～5 个月,在肝、肺等器官中发育为棘球蚴,人是中间宿主(图 20-14)。

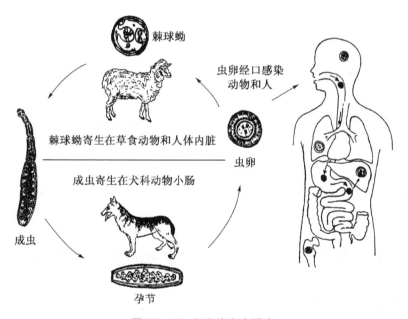

图 20-14　包生绦虫生活史

　　3. 致病性　棘球蚴常寄生在人体的肝、肺等内脏器官,引起棘球蚴病(包虫病)。棘球蚴对人体的危害主要是机械性压迫和超敏反应,其危害程度取决于棘球蚴的体积、数量、寄生部位和寄生时间。因棘球蚴生长缓慢,往往在感染后 5～20 年才出现症状,多为棘球蚴引起的局部压迫和刺激症状。如累及肝脏可有肝区疼痛;累及肺可出现呼吸急促、胸痛等呼吸道刺激症状;脑内棘球蚴可引起头痛、呕吐,甚至癫痫。若外伤或手术等原因致使棘球蚴破裂,囊液大量入血,可引起荨麻疹、血管神经性水肿,甚至过敏性休克。此外,感染者还可伴有食欲减退、体重减轻、贫血、发育障碍、恶病质等全身中毒及胃肠功能紊乱症状。

第四节 医学蠕虫感染的诊断与防治原则

一、医学蠕虫感染的诊断

医学蠕虫感染的诊断方法包括病原学诊断和免疫学诊断两大类,前者主要是从被检者的排泄物、分泌物或组织中发现蠕虫的某一发育阶段,如虫卵、幼虫或成虫作为诊断依据,是寄生虫感染诊断中首选的方法;后者采用免疫学技术,利用已知的寄生虫抗原或抗体,检测被检者血清中有无特异性抗体或抗原,从而辅助诊断蠕虫感染。

(一)病原学诊断

病原学检查是蠕虫感染确诊的主要依据。检查的标本类型因不同寄生虫而异,常用的有粪便、血液、活组织、分泌物及排泄物等。

1. 粪便检查 是诊断蠕虫感染常用的方法。采集标本时须注意:①标本新鲜,保存时间一般不超过 24 小时;②粪便中不可混入尿液及其他污染物;③盛粪便的容器要洁净、干燥,容器上应记录检查者的姓名、标本收集的时间等。检查内容包括虫卵检查、幼虫检查及成虫检查等。

(1)检查虫卵常用方法

1)粪便直接涂片法:为检查蠕虫卵最常用的方法,此法简便、快速、易行,主要用于检查蛔虫、钩虫、鞭虫、吸虫等虫卵。但由于标本用量少,轻度感染易漏诊,若连续作 3 次涂片,可提高检出率。

2)饱和盐水浮聚法:利用比重较大的饱和盐水,使蠕虫卵浮集于液体表面,以达到集卵的目的。此法特别适用于钩虫卵的检查,也可用于其他肠道线虫卵的检查,检出率明显高于粪便直接涂片法。

3)自然沉淀法:又称水洗沉淀法,适用于密度较大的蠕虫卵检查,如血吸虫、肺吸虫、肝吸虫等有盖吸虫卵的检查。密度较小虫卵如钩虫卵,用此方法效果不佳。密度大的虫卵可沉于水底,使虫卵浓集,且经水洗后,视野清晰,易于检查,但费时、操作繁琐。

4)离心沉淀法:本法可检查多种蠕虫卵,由于省时、省力,且检出率高,临床常用。

5)肛门擦拭法:常用的方法有棉签拭子法、透明胶纸法。因蛲虫在肛门周围及会阴部皮肤产卵,带绦虫妊娠节片排出或主动逸出时破裂,虫卵可黏附于肛门周围皮肤,故可用此法检查蛲虫卵和带绦虫卵尤其是牛带绦虫卵。

(2)检查幼虫常用方法

1)毛蚴孵化法:血吸虫卵在适宜温度的清水中,短时间内可孵出毛蚴,用肉眼或放大镜可以观察到水面下有白色点状物做直线来往运动,即为毛蚴。必要时也可用吸管将毛蚴吸出镜检。此法适用于检查早期血吸虫感染者。

2)钩蚴培养法:根据钩虫卵内幼虫在适宜条件下可在短时间内孵出的原理而设计的方法。孵出的钩蚴,在培养的试管中可用肉眼或放大镜直接观察到,检出率与饱和盐水浮聚法相当。

除了通过检查虫卵和幼虫确诊蠕虫感染外,某些肠道蠕虫在治疗或未治疗的情况下,其成虫或虫体节片有时可随粪便排出,通过收集成虫或节片,根据其形态结构可以鉴定虫种,作出诊断。适用于蛔虫、蛲虫、姜片虫、带绦虫等检查。

2. 血液检查　仅适用于查丝虫。因微丝蚴具有夜现周期性，晚上 21 时至次晨 3 时进行指尖或耳垂采血为宜。常用有：

(1) 厚血膜法：是检查微丝蚴最常用的方法。取末梢血 2～3 滴于载玻片上，涂成厚血片，干后溶血，染色镜检。

(2) 新鲜血滴法：取末梢血一大滴于载玻片上，加盖玻片镜检。此法可观察微丝蚴的活动情况。

(3) 溶血离心沉淀法：取静脉血 2 ml，溶血后离心沉淀，检查沉淀物。此法检出率高，适用于门诊检查。

(4) 枸橼酸乙胺嗪（海群生）诱出法：白天给患者口服 2～6 mg/kg 的枸橼酸乙胺嗪，服药 30 分钟后采血检查。此法用于夜间采血不方便的门诊病人。

3. 痰液直接涂片或浓集法　主要用于检查肺吸虫卵。

4. 十二指肠液和胆汁直接涂片或浓集法　主要用于检查肝吸虫卵、姜片虫卵。

5. 乳糜尿和睾丸鞘膜积液检查　主要用于检查微丝蚴。采集睾丸鞘膜积液时，应注意无菌操作，避免感染。

(二) 免疫学诊断

对感染早期、隐性感染或感染晚期以及寄生于人体深部组织器官的寄生虫感染者，病原学检查往往会出现漏诊。免疫学检查具有灵敏度高、特异性强、标本采集方便等优势，可以弥补病原学检查的不足，已被广泛用于寄生虫病的临床诊断、疗效考核及流行病学调查。常用的免疫学诊断方法有：

1. 皮内试验（IDT）　利用蠕虫抗原进行皮内试验，操作简单，可在短时间内观察结果。常用于血吸虫病、旋毛虫病、肝吸虫病、肺吸虫病、囊虫病等的辅助诊断及流行病学调查。

2. 环卵沉淀试验（COPT）　是以完整血吸虫虫卵为抗原的血清学试验，可用于血吸虫病的辅助诊断、流行病学调查、疗效考核和疫情监测。

3. 间接荧光抗体试验（IFA）　可用于丝虫病、血吸虫病、肝吸虫病、肺吸虫病、包虫病的辅助诊断。

4. 间接血凝集试验（IHA）　可用于血吸虫病、肺吸虫病、肝吸虫病、猪囊虫病、旋毛虫病等的辅助诊断和流行病学调查。

5. 酶联免疫吸附试验（ELISA）　可用于丝虫病、旋毛虫病、肝吸虫病、肺吸虫病、血吸虫病、猪囊虫病等的辅助诊断和流行病学调查。

(三) 分子生物学技术

随着分子生物学技术的发展，其在寄生虫病的诊断中显示了高度的敏感性和特异性，可用于寄生虫病的早期诊断、虫种鉴定及流行病学调查。该项技术主要包括 DNA 探针技术和 PCR 技术，目前主要用于丝虫、血吸虫、猪带绦虫、旋毛虫等的虫种鉴定和相关疾病诊断。

二、医学蠕虫病的防治原则

防治蠕虫病，必须从其传染源、传播途径、易感者三个方面采取综合性防治措施。

(一) 控制和消灭传染源

1. 普查普治病人、带虫者和保虫宿主　在流行区，使用驱虫药积极治疗病人、带虫者和保虫宿主，是控制和消灭传染源的重要措施。

2. 监测和控制流行区的人口流动　在非流行区，严密监控来自流行区的流动人口，是防止传染源输入和扩散的必要手段。

（二）切断传播途径

1. 加强粪便和水源管理　此是防止土壤和水源被虫卵污染,阻止蠕虫卵在外界环境中发育为感染阶段的有效办法。

2. 控制和消灭中间宿主　应用物理、化学、生物等方法控制或消灭吸虫的中间宿主淡水螺类,尤其是血吸虫的中间宿主钉螺,可有效地防治吸虫病;改善猪和牛的饲养方法,避免其感染绦虫卵,并及时治疗受染的病畜,可防止感染绦虫病。

3. 开展爱国卫生运动,改善环境卫生　搞好环境卫生,减少蚊虫滋生地,采用各种灭蚊方法消灭蚊虫,能有效防止丝虫病传播。

（三）保护易感人群

1. 加强卫生宣传教育　养成良好的卫生习惯,注意个人卫生和饮食卫生,饭前便后洗手,不喝生水,不吃生的未洗净的水生植物、蔬菜和瓜果,不吃生的或未煮熟的鱼、虾、蟹、蝲蛄、猪肉、牛肉等,可有效避免许多蠕虫感染。

2. 改善劳动条件和生活习惯　在生产劳动中,避免皮肤直接接触疫土和疫水,可避免钩虫和血吸虫感染;幼儿从小训练穿闭裆裤,并勤剪指甲、勤换内衣、饭前便后洗手,可有效防止蛲虫感染或重复感染。

3. 提高自我保护意识　在丝虫病流行区,采取灭蚊剂、蚊香、蚊帐等均可有效地保护自己,避免蚊虫叮咬;必要时可进行预防服药、皮肤涂抹驱避剂或防护剂等。

知 识 链 接

食源性寄生虫病

食源性寄生虫病是通过饮食传播的人体寄生虫病,在食源性疾病中占有重要的位置。病原包括:线虫、吸虫、绦虫、原虫和节肢动物等100多种,传播的食品主要包括动物性食品、植物性食品。食源性寄生虫病主要有水源性、鱼源性、肉源性、甲壳类、蛙蛇类、昆虫类以及植物源性寄生虫病。食源性寄生虫病呈地方性、突发性,群体发病和个体散在发病同时存在。随着人民生活水平的不断提高,各地的物产和独特的风味饮食随着交通的便利不断交流引进,花样不断翻新,一些食品尚未熟透即装盘供应食客,有的甚至直接生吃。五千年前医药大师孙思邈就告诫:"万病横生,多由饮食之患。"近二十年来食源性寄生虫病明显上升,已成为影响我国食品安全和人民健康的主要因素。

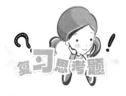

复习思考题

一、名词解释
1. 夜现周期性　2. 虫卵肉芽肿　3. 棘球蚴砂　4. 米猪肉

一、选择题（A型题）

1. 蛔虫的感染阶段是（   ）
A. 未受精卵
B. 受精卵
C. 感染期虫卵
D. 受精和未受精卵
E. 丝状蚴

2. 诊断蛔虫病最常用的病原学方法是（   ）
A. 生理盐水涂片法
B. 饱和盐水漂浮法
C. 水洗沉淀法
D. 幼虫孵化法
E. 碘液涂片法

3. 蛲虫的感染阶段是（   ）
A. 蛲虫幼虫
B. 囊包幼虫
C. 丝状蚴
D. 受精卵
E. 感染期虫卵

4. 人体感染蛲虫的主要症状是（   ）
A. 消化功能紊乱
B. 阴道炎、尿道炎
C. 贫血
D. 肛门及会阴部皮肤瘙痒
E. 异嗜症

5. 钩虫最重要的感染方式为（   ）
A. 经口感染
B. 经皮肤感染
C. 经"肛门-手-口"途径感染
D. 直接接触感染
E. 媒介昆虫叮咬感染

6. 钩虫对人体最严重的危害是（   ）
A. 钩蚴性皮炎
B. 钩幼性肺炎
C. 贫血
D. 异嗜症
E. 腹痛等消化道症状

7. 下列哪种寄生虫完成生活史需要中间宿主（   ）
A. 蛔虫
B. 钩虫
C. 蛲虫
D. 旋毛虫
E. 丝虫

8. 丝虫病的感染方式是（   ）
A. 经间接接触感染
B. 经蚊虫叮咬感染
C. 经输血感染
D. 经口感染
E. 经直接接触感染

9. 华支睾吸虫的第二中间宿主是（   ）
A. 淡水鱼
B. 蜊蛄
C. 荸荠
D. 溪蟹
E. 茭白

10. 人体感染日本血吸虫的主要方式是（   ）
A. 生食淡水鱼虾
B. 喝生水
C. 身体皮肤接触疫水
D. 生食水生植物
E. 生食溪蟹和蜊蛄

11. 日本血吸虫卵在人体内最常沉积的部位是（   ）
A. 结肠壁、肝
B. 肝、脾
C. 脾、肾
D. 结肠壁、胃壁
E. 脑、肺

12. 卫氏并殖吸虫的主要寄生部位是（   ）
A. 肺
B. 脑
C. 皮肤
D. 肝
E. 腹腔

13. 日本血吸虫的中间宿主是（   ）
A. 沼螺
B. 川卷螺
C. 扁卷螺
D. 豆螺
E. 钉螺

14. 以尾蚴作为感染阶段的寄生虫是（   ）

A. 华支睾吸虫   B. 卫氏并殖吸虫

C. 布氏姜片虫   D. 日本血吸虫

E. 斯氏狸殖吸虫

15. 误食下列虫体的哪种阶段可致囊虫病   (   )

A. 猪肉绦虫卵   B. 牛肉绦虫卵

C. 猪肉绦虫囊尾蚴   D. 牛肉绦虫囊尾蚴

E. 细粒棘球绦虫卵

三、简答题

1. 比较蛔虫与钩虫的生活史及其致病作用。

2. 比较四种吸虫的生活史特点及其流行因素。

3. 简述血吸虫的致病作用及防治原则。

4. 比较猪带绦虫和牛带绦虫的生活史及其致病作用。

5. 简述诊断蠕虫感染所采送的标本类型及注意事项。

（严家来　夏和先）

第二十一章 医学原虫

导 学

原虫为单细胞低等动物,虫体微小,结构简单,需借助光学显微镜才能看见。其运动、消化、排泄、呼吸、生殖及对外界刺激产生反应等生理功能均由单细胞完成。原虫在自然界分布广,种类多,绝大多数营自生生活,少数营寄生生活。寄生于人体的原虫称医学原虫。原虫依据其运动细胞器的不同,分为叶足虫纲、鞭毛虫纲、纤毛虫纲和孢子虫纲。本章着重介绍几种较为常见的原虫,通过学习,了解其形态、生活史、致病性以及实验诊断和防治,为学习病理学、药物学、传染病护理学等奠定基础。

第一节 叶足虫

叶足虫的形态特征是具有叶状伪足的运动细胞器,可做变形运动,故称之为阿米巴。生活史可分为活动的滋养体期和不活动的包囊期,无性繁殖。对人类具有致病作用的虫种只有溶组织内阿米巴。

一、溶组织内阿米巴

溶组织内阿米巴又称痢疾阿米巴,主要寄生于人体结肠内,引起阿米巴结肠炎,通常称阿米巴痢疾;也可侵入其他器官组织,导致肠外阿米巴病变。

1. 形态 可分为滋养体和包囊两个发育时期。

(1)滋养体:滋养体具有侵袭性,是溶组织内阿米巴的致病期。虫体直径在 $10\sim60~\mu m$ 之间,多数为 $20\sim30~\mu m$。虫体运动迅速,形态多变而不规则,借助伪足作定向阿米巴运动。细胞质分为外质和内质。外质透明,位于虫体表层;内质呈颗粒状,内含细胞核、食物泡及吞噬的红细胞。虫体经铁苏木素染色后,可见典型的泡状核,核膜较薄,核膜内缘有排列整齐、大小均匀、细小的染色质粒,核小,多位于中央,核仁与核膜之间有网状的核纤维。

(2)包囊:滋养体只在肠腔内形成包囊。包囊直径 $10\sim16~\mu m$,内含 $1\sim4$ 个细胞核。未成熟包囊为 $1\sim2$ 个核,成熟包囊为 4 个核。经碘液染色,包囊呈淡黄色,可见核及核仁,在未成熟包囊内可见染成棕色的糖原泡及无色棒状的拟染色体,成熟包囊拟染色体及糖原泡消失。成熟包囊(四核包囊)是溶组织内阿米巴的感染阶段(图21-1)。

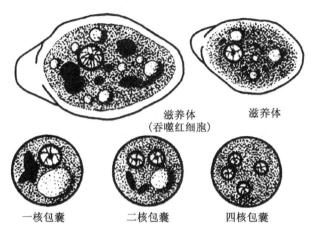

滋养体
(吞噬红细胞)

滋养体

一核包囊　　　　二核包囊　　　　四核包囊

图21-1　溶组织内阿米巴

2. 生活史　溶组织内阿米巴发育基本过程是:包囊→滋养体→包囊。四核包囊经口感染,在小肠下段经肠内胰蛋白酶等碱性消化液的作用,囊壁变薄,加之虫体的活动使虫体脱囊而出,成为含4个核的滋养体,随即虫体再经三次胞质分裂和一次核分裂形成8个子虫体。滋养体寄生在结肠上端,摄食宿主肠黏液、细菌,并以二分裂方式增殖。滋养体随肠内容物向下移动,因肠内环境变化,如营养、水分被吸收减少等,停止活动,形成圆形的包囊前期,并分泌厚厚的囊壁,再经二次分裂形成四核包囊,随宿主粪便排出体外。包囊对外界抵抗力强,可通过污染饮水或食物而感染新的宿主。

滋养体可侵入肠壁组织,吞噬红细胞和组织细胞,破坏肠壁组织,形成溃疡。滋养体随坏死组织落入肠腔,随粪便排出体外。滋养体也可侵入血流,并随血流到达肝、肺、脾、脑等肠外组织器官寄生增殖,引起相应脏器的病变(图21-2)。

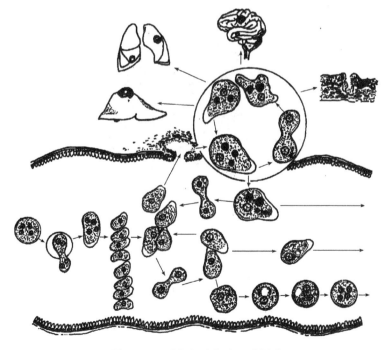

图21-2　溶组织内阿米巴生活史

2. 致病性　阿米巴病的传染源主要为慢性病人和无症状的包囊携带者,以粪—口途径传播。阿米巴病可分为肠阿米巴病和肠外阿米巴病。

(1) 肠阿米巴病:肠阿米巴病多发于盲肠或阑尾,也可累及乙状结肠和升结肠。溶组织内阿米巴滋养体侵入肠黏膜,在肠壁组织内生长繁殖,引起肠壁组织溶解与坏死,形成口小底大呈烧瓶样的溃疡,溃疡内的坏死黏膜组织以及滋养体落入肠腔,出现痢疾症状,即阿米巴痢疾。典型的阿米巴痢疾粪便呈酱红色黏液血便,并有特殊的腥臭味。

(2) 肠外阿米巴病:溶组织内阿米巴滋养体可侵入肠壁血管,随血流至肝、肺等部位,引起肝脓肿、肺脓肿等肠外阿米巴病,以阿米巴肝脓肿最多见。

二、其他消化道阿米巴

寄生在人体消化道的阿米巴除溶组织内阿米巴外,其余均为肠腔共栖阿米巴,包括迪斯帕内阿米巴、结肠内阿米巴、哈门内阿米巴、微小内蜒阿米巴、布氏嗜碘阿米巴、齿龈内阿米巴等。共栖性阿米巴一般不致病,但需与致病性溶组织内阿米巴鉴别,尤其是迪斯帕内阿米巴、结肠内阿米巴,经常在粪检中查到。

1. 迪斯帕内阿米巴　迪斯帕内阿米巴与溶组织内阿米巴的形态相同、生活史相似。全世界约有 5 亿人感染内阿米巴,其中很大一部分为迪斯帕内阿米巴。两者可通过同工酶分析、ELISA、PCR 进行鉴别。

2. 结肠内阿米巴　结肠内阿米巴生活史有滋养体和包囊两个时期,滋养体直径 20～50 μm,内外质界限不清,活动迟缓,外质少,内质中含有大量细菌、酵母菌及淀粉颗粒等,但无被吞噬的红细胞。经铁苏木素染色后可见核呈圆形,染色质粒大小不一,排列不齐,核仁较大,常偏于一侧。包囊球形,直径 10～30 μm,内有 1～8 个细胞核。未成熟包囊内常含有较大的糖原泡及两端尖细不齐、草束状的拟染色体,成熟包囊内仅有 8 个核(图 21-3)。在我国,结肠内阿米巴与溶组织内阿米巴平行分布,感染率较溶组织内阿米巴高,故发现结肠内阿米巴时有必要继续寻找溶组织内阿米巴。

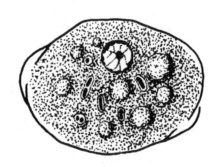

图 21-3　结肠内阿米巴

第二节　鞭毛虫

鞭毛虫是以鞭毛作为运动细胞器的原虫。与人类疾病有关的鞭毛虫主要寄生于人体的消化道、泌尿生殖道、血液及组织内,以二分裂方式繁殖。对人体危害较大的鞭毛虫有阴道毛滴虫和杜氏利什曼原虫。

一、阴道毛滴虫

阴道毛滴虫简称阴道滴虫,寄生于女性阴道、尿道及男性尿道、前列腺内,引起滴虫性阴道炎、尿道炎及前列腺炎。由阴道毛滴虫引起的泌尿生殖道炎症,已被 WHO 列为性传播疾病。

1. 形态 阴道毛滴虫只有滋养体一种形态。滋养体呈梨形,大小为$(10\sim30)\mu m\times(5\sim15)\mu m$。虫体前端 1/3 处有一椭圆形的泡状核,其上缘有 5 颗排列成杯状的基体,由此发出四根前鞭毛和一根后鞭毛,后鞭毛向后伸展与波动膜外缘相连,波动膜位于虫体前 1/2 外侧。一根轴柱纵贯虫体并自后端伸出体外(图 21-4)。活体虫体似水滴,无色透明,有折光性,体态多变,活动力强,可借助鞭毛的摆动和波动膜的波动作旋转式前进。

2. 生活史 阴道毛滴虫生活史简单,滋养体主要寄生于女性阴道(后穹隆处多见),偶可侵入尿道。男性感染多寄生在尿道、前列腺内,也可侵犯睾丸、附睾、包皮下组织。虫体以二分裂方式繁殖。滋养体为其感染阶段,在外界存活力较强,如在潮湿的毛巾、衣裤中可存活 23 小时,40 ℃水中能存活 102 小时,普通肥皂水中可存活 45~150 分钟。病人和带虫者是传染源,通过直接接触或间接接触方式进行传播,如可经性接触或使用污染的公用浴池、浴具、公用游泳衣、坐便器等感染。

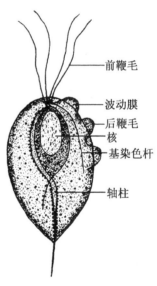

前鞭毛
波动膜
后鞭毛
核
基染色杆
轴柱

图 21-4 阴道毛滴虫

3. 致病性 阴道毛滴虫的致病性与虫株毒力以及宿主内环境密切相关。正常情况下,健康女性的阴道内存在有乳酸杆菌,能分解阴道上皮细胞内糖原产生乳酸,使阴道内保持酸性环境(pH3.8~4.4),可抑制虫体或细菌的生长繁殖,称阴道的自净作用。当滴虫寄生于阴道时,消耗阴道上皮细胞内糖原,妨碍乳酸杆菌的酵解作用,降低了乳酸浓度,使阴道的 pH 变为中性或碱性,破坏了阴道自净作用,促使滴虫大量繁殖以及继发细菌感染,引起阴道炎症。在妊娠、月经后或伴有妇科病时,阴道 pH 接近中性,有利于滴虫和细菌生长。

多数感染者无临床表现或症状不明显,成为带虫者。滴虫性阴道炎的常见症状为外阴痛痒，白带增多，分泌物呈黄色泡沫状，伴有特殊气味。泌尿道如有感染时，可出现尿急、尿频、尿痛等症状，严重时外阴部有灼热刺痛感。男性感染可致慢性前列腺炎，甚至滴虫吞噬精子，影响精子活力，导致不育。

二、蓝氏贾第鞭毛虫

蓝氏贾第鞭毛虫简称贾第虫，寄生于人体小肠、胆囊内，引起腹泻、胆囊炎等病症。本虫呈世界性分布，我国分布也很广泛，儿童及旅游者感染率高。

贾第虫生活史包括滋养体和包囊两个阶段。滋养体形似半个纵切的梨，长 9～21 μm，宽 5～15 μm，厚 2～4 μm，虫体两侧对称，前端钝圆，后端尖细，腹面扁平，背面隆起；腹面前半部向内凹陷形成吸盘状凹陷窝，借此吸附在宿主肠黏膜上；经铁苏木素染色，在吸盘状凹陷窝的底部有一对并列的卵圆形的泡状核；有轴柱 1 对、鞭毛 4 对及 1 对半月形的中央小体（副基体）。活的虫体借鞭毛的摆动可作翻滚运动。包囊呈椭圆形，大小(10～14)μm×(7.5～9)μm。碘液染色后呈黄绿色，囊壁与虫体之间有明显的空隙，囊内可见鞭毛、轴柱、中央小体及 2～4 个细胞核（图 21－5）。四核包囊为成熟包囊，是贾第虫的感染阶段。

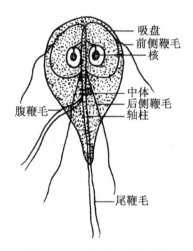

吸盘
前侧鞭毛
核
中体
后侧鞭毛
轴柱
腹鞭毛
尾鞭毛

图 21－5　蓝氏贾第鞭毛虫

人因误食四核包囊而感染，包囊在十二指肠内脱囊形成滋养体。滋养体主要寄生在十二指肠内，借吸盘状凹陷窝吸附于肠黏膜，以二分裂方式增殖。若滋养体落入肠腔，在回肠下段或结肠内形成包囊，随粪便排出。腹泻时滋养体也可直接排出体外。人感染贾第虫，多数为无症状的带虫者，少数出现腹痛、腹泻、呕吐及发热等症状。有时虫体可寄生于胆道，引起胆囊炎和胆管炎，儿童感染可引起贫血及营养不良。

三、杜氏利什曼原虫

杜氏利什曼原虫又称黑热病原虫，主要寄生于人体肝、脾、骨髓及淋巴结的巨噬细胞内，引起内脏利什曼病，又称黑热病。黑热病原虫呈世界性分布，主要流行于中国、印度及地中海沿岸国家。新中国成立之初黑热病被列为五大寄生虫病，经过防治，于 1958 年全国基本消灭了黑热病，但目前我国的新疆、内蒙古、甘肃、四川、山西、陕西等省（自治区）仍有新病例不断出现。

杜氏利什曼原虫生活史包括前鞭毛体（又称鞭毛体）和无鞭毛体（又称利杜体）两个时

期,前者寄生于昆虫白蛉消化道内,后者寄生于人及哺乳动物的肝、脾、骨髓、淋巴结等器官的巨噬细胞内。无鞭毛体,呈卵圆形,大小为(2.9～5.7)μm×(1.8～4.0)μm,常见于单核巨噬细胞内。瑞氏染色后,细胞质呈蓝色,核圆形,为紫红色,位于虫体一侧,动基体细小杆状,染色较深,基体为点状与根丝体相连(图21-6)。

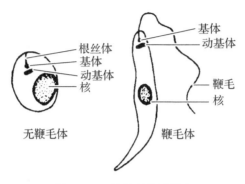

图21-6 杜氏利什曼原虫

当中华雌性白蛉等媒介昆虫刺吸病人或病犬血液时,将血液中无鞭毛体吸入胃内,发育成梭形的前鞭毛体(感染阶段),并以二分裂方式增殖,1周后,前鞭毛体大量聚集到白蛉的口腔及喙内。感染有前鞭毛体的白蛉刺吸健康人血液时,前鞭毛体随白蛉唾液进入人体皮下组织,在巨噬细胞内发育为无鞭毛体并进行分裂增殖,最终导致巨噬细胞破裂。游离的无鞭毛体又进入其他巨噬细胞,重复上述增殖过程(图21-7)。

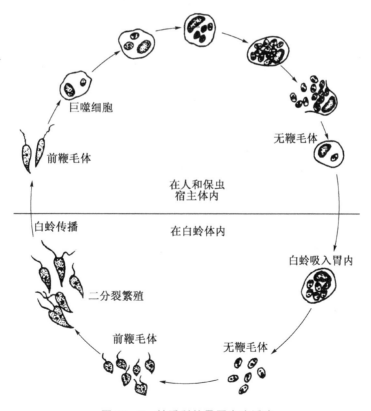

图21-7 杜氏利什曼原虫生活史

杜氏利什曼原虫主要引起内脏型黑热病,临床主要表现为脾、肝及淋巴结肿大、长期不规则发热、贫血、全血细胞减少、鼻和牙龈出血等。人体感染杜氏利什曼原虫,无鞭毛体在巨噬细胞内的反复增殖,导致巨噬细胞大量破坏和增生,使肝功能受损、脾功能亢进,同时患者红细胞表面附有虫体抗原,机体产生的抗体可直接与红细胞结合,在补体参与下导致红细胞破坏,故贫血严重。循环免疫复合物还可沉积在肾脏,致蛋白尿和血尿。由于肝、肾功能受损,尿中排出白蛋白增加,而肝合成白蛋白减少,造成血浆清蛋白降低。浆细胞的大量增生使血中球蛋白升高,导致血清清蛋白与球蛋白(A/G)比例倒置。病人全血细胞减少,出现免疫缺陷,易并发各种感染性疾病,是造成黑热病患者高病死率的主要原因。

第三节 孢子虫

孢子虫均为寄生性原虫,在细胞内寄生阶段一般无运动细胞器。生殖方式包括无性和有性两类,前者有裂体增殖和孢子增殖两种形式;后者则是通过雌雄配子结合进行的配子生殖。两种生殖方式可在一个或分别在两个宿主体内完成,称为世代交替。孢子虫中对人体危害最大的是疟原虫。

一、疟原虫

案例 某患儿,女,8岁,因"间日发热7天,腹部增大5天"入院。体温最高达40.3℃,每次发热均伴畏寒、寒战、头痛,口服退热药后出汗较多,体温可降至正常。5天前,家长发现患儿腹部隆起。既往曾几次患"疟疾",每次疟疾发作均口服抗疟药3~4天症状可控制。入院检查:患儿贫血貌,血红蛋白67 g/L,红细胞$2.64×10^{12}$/L,外周血涂片红细胞内找到疟原虫;腹部B超显示肝脾大,实质回声均匀,未见腹水。

讨论:

1. 根据病史患儿可能感染了哪种疟原虫?依据是什么?疟原虫经何途径传播?

2. 疟疾典型发作有哪些表现,与疟原虫生活史的哪一期有关?

3. 试分析患儿出现贫血、肝脾肿大的原因。

寄生于人体的疟原虫有四种,即间日疟原虫、恶性疟原虫、三日疟原虫和卵形疟原虫。我国分布最广的是间日疟原虫,其次是恶性疟原虫,三日疟原虫少见,卵形疟原虫罕见。间日疟原虫分布遍及全国,主要分布于长江以南、黄淮、江淮及黄河下游地区;恶性疟原虫多见于云南、海南等地。疟原虫寄生于人体红细胞和肝细胞内,引起疟疾。疟疾是我国重要的寄生虫病之一。

1. 形态 疟原虫的基本结构包括胞膜、胞质和核。血涂片经瑞氏或姬氏染色后,疟原虫的胞质呈蓝色,核呈红色,疟原虫分解血红蛋白后的代谢产物——疟色素呈棕黄色、棕褐色或黑褐色。4种疟原虫在红细胞内的各期形态不尽相同,是诊断、鉴别各种疟原虫的依据。四种疟原虫在外周血红细胞内各期形态及所致红细胞形态变化见表21-1。

表 21-1 薄血膜中 4 种疟原虫的形态特点

	间日疟原虫	恶性疟原虫	三日疟原虫	卵形疟原虫
早期滋养体（环状体）	胞质淡蓝色，环较大，约为红细胞直径的 1/3；核 1 个，偶有 2 个；一个红细胞内只寄生 1 个原虫	环细小，约为红细胞直径的 1/5；核 1～2 个；红细胞内可寄生 2 个以上原虫；虫体常位于红细胞边缘	胞质深蓝色，环较粗壮，约为红细胞直径的 1/3；核 1 个；红细胞内只寄生 1 个原虫	类似三日疟原虫
晚期滋养体（大滋养体）	核 1 个；胞质增多，形状不规则，伸出伪足，胞质内空泡明显；疟色素棕黄色，细小杆状，分散在胞质内	外周血中一般不易见到	体小，圆形或带状，胞质致密，空泡小或无，核 1 个；疟色素深褐色、粗大、颗粒状，常分布于虫体边缘	体较三日疟原虫大，圆形，胞质内空泡不显著；核 1 个；疟色素似间日疟原虫，但较少，粗大
未成熟裂殖体	核开始分裂，胞质逐渐集中呈圆形，空泡消失；疟色素开始集中	外周血不易见到	体小，圆形，空泡消失；核开始分裂；疟色素集中较迟	体小，圆形或卵圆形，空泡消失；核开始分裂；疟色素集中较迟
成熟裂殖体	核分裂成 12～24 个，胞质开始分裂，每个核被部分胞质包裹，形成 12～24 个裂殖子，排列不规则，疟色素集中	外周血不易见到	裂殖子 6～12 个，常为 8 个，排成一环；疟色素常集中在中央	裂殖子 6～12 个，通常为 8 个，花瓣状排列；疟色素常集中在中央或一侧
雌配子体	圆形或卵圆形，占满胀大的红细胞，胞质深蓝色；核小致密，深红色，常偏向虫体一侧；疟色素分散于胞质中	新月形，两端稍尖，胞质深蓝色；核致密，深红色，位于中央；疟色素黑褐色，分布于核周围	与间日疟原虫相似，虫体稍小，圆形；胞质深蓝色；核较小致密，深红色，偏于虫体一侧；疟色素多而分散	虫体似三日疟原虫；疟色素似间日疟原虫
雄配子体	圆形，胞质淡蓝色，核大、疏松、淡红色，位于中央；疟色素分散于胞质中	腊肠形，两端钝圆，胞质淡蓝色，核疏松、淡红色，位于中央；疟色素分布核周	与间日疟原虫相似，虫体稍小，疟色素分散于胞质中	虫体似三日疟原虫，疟色素似间日疟原虫
被寄生红细胞的变化	胀大，色淡；晚期滋养体期开始出现较多鲜红色、细小的薛氏小点；早期滋养体寄生的红细胞则无此变化	正常或略小，可有数颗粗大紫红色的茂氏点	正常或略小；偶见少量、淡紫色、微细的齐氏小点	略胀大、色淡、多数卵圆形，边缘不整齐；常见较多红色、粗大的薛氏小点，且自环状体期开始出现

2. 生活史 疟原虫的生活史包括在人体内发育和雌性按蚊体内发育。在人体进行无性裂体增殖并开始配子生殖,在蚊体内完成配子生殖并进行孢子增殖,通过蚊媒传播。四种疟原虫的生活史基本相同,以间日疟原虫为例简述如下(图21-8):

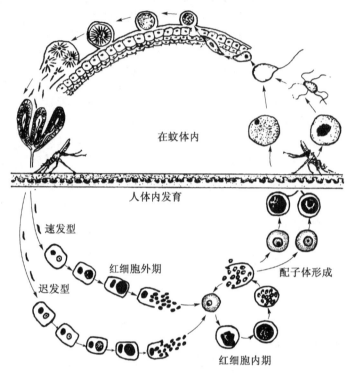

图 21-8 间日疟原虫

(1) 在人体内发育:包括在肝细胞内的发育和红细胞内的发育。在肝细胞内的增殖称为红细胞外期,在红细胞内的增殖称为红细胞内期。

1) 红细胞外期:当唾液中含有感染性子孢子的雌性按蚊刺吸人血时,子孢子随蚊的唾液进入人体血液内,约30分钟陆续侵入肝细胞,进行无性裂体增殖,形成红外期裂殖体。红外期裂殖体成熟后,胀破肝细胞释放出数以万计的裂殖子,部分裂殖子被吞噬细胞吞噬,其余裂殖子则侵入红细胞,开始红细胞内的发育。目前认为,间日疟原虫和卵形疟原虫的子孢子在遗传学上具有两个不同的类型,即速发型子孢子和迟发型子孢子。在肝细胞内速发型子孢子先完成红细胞外期裂体增殖,而迟发型子孢子则经过一段或长或短的休眠期后,才能完成红细胞外期的裂体增殖。迟发型子孢子与疟疾的复发有关。恶性疟原虫和三日疟原虫无迟发型子孢子。

2) 红细胞内期:由肝细胞释放出的红外期裂殖子侵入红细胞后,经早期滋养体、晚期滋养体、未成熟裂殖体发育,最后发育成为成熟裂殖体。裂殖子胀破红细胞,散入血流,一部分被吞噬细胞吞噬,一部分侵入正常红细胞重复裂体增殖。各种疟原虫完成红细胞内期裂体增殖一个周期所需的时间不同,间日疟原虫为48小时,恶性疟原虫为36~48小时,三日疟原虫为72小时。

3) 配子体的形成:红细胞内期疟原虫经过几次裂体增殖后,部分裂殖子侵入红细胞不再进行裂体增殖,而发育成雌、雄配子体。

(2) 在按蚊体内的发育:疟原虫在蚊体内的发育包括在蚊胃内的配子生殖和在蚊胃壁进

行的孢子增殖两个阶段。

当雌性按蚊刺吸疟疾病人或带虫者血液时,疟原虫被吸入蚊胃,只有雌、雄配子体可以继续发育,分别形成雌、雄配子。雌、雄配子进行有性的配子生殖,形成合子。合子伸长能动,成为动合子。动合子穿过蚊的胃壁,在胃壁弹性纤维膜下形成囊合子。虫体在囊内迅速进行孢子增殖,形成数以万计的子孢子。子孢子呈梭形,当囊合子成熟后,子孢子从囊壁微孔逸出,或囊合子破裂时散出,通过蚊的血、淋巴到达唾液腺。子孢子是疟原虫的感染阶段,当感染性按蚊再次刺吸人血时,子孢子随唾液进入人体。我国传播疟原虫的蚊种主要有中华按蚊、嗜人按蚊、微小按蚊和大劣按蚊等。

3. 致病性　红细胞内期是疟原虫的主要致病阶段。

(1) 潜伏期:是指疟原虫侵入人体至出现疟疾发作症状的间隔时间。包括疟原虫红细胞外期发育和数代红细胞内期裂体增殖达到一定数量引起疟疾发作的时间。潜伏期的长短与疟原虫的虫种、毒力、感染的数量和机体的免疫力有关。我国间日疟原虫存在短潜伏期和长潜伏期两种类型,短潜伏期虫株为 13~25 天,长潜伏期虫株为 6~12 个月,甚至更长。恶性疟原虫为 7~27 天,三日疟原虫为 18~35 天。

(2) 疟疾的发作:典型疟疾发作表现为周期性寒战高热和出汗、退热三个连续过程。发作的原因主要与红细胞内期疟原虫的裂体增殖有关。当被疟原虫寄生的红细胞破裂后,裂殖子、疟原虫的代谢产物、残余和变性的血红蛋白以及红细胞碎片等一并进入血流,其中一部分被中性粒细胞及单核吞噬细胞吞噬,刺激这些细胞产生内源性热原质,与疟原虫的代谢产物共同作用于下丘脑的体温调节中枢引起发热。因此,疟疾发作的周期与疟原虫在红细胞内期裂体增殖的周期是一致的,即间日疟为隔日发作一次,三日疟为隔两日发作一次,恶性疟原虫隔 36~48 小时发作一次。

(3) 再燃与复发:疟疾初发停止后,患者若无再感染,体内残存的少量红细胞内期疟原虫在一定条件下重新大量增殖,再次引起疟疾发作,称为疟疾再燃。其原因与宿主的免疫力下降和疟原虫的抗原变异有关。疟疾初发者红细胞内期疟原虫已被消灭,在无再感染的情况下,经过一段时间又出现疟疾发作,称为疟疾复发。复发的原因目前认为与肝细胞中迟发型子孢子有关。恶性疟原虫和三日疟原虫无迟发型子孢子,故无复发。

(4) 贫血:疟疾反复发作后,可因红内期疟原虫直接破坏红细胞;脾功能亢进;免疫病理损害;骨髓造血功能抑制等因素,引起患者贫血,尤以恶性疟为重。

(5) 脾大:疟疾发作 3~4 天后,脾开始肿大。长期不愈或反复发作的患者脾大可至脐下(图 21-9)。主要原因与脾充血和单核巨噬细胞增生有关。

(6) 凶险型疟疾:恶性疟患者可出现一些凶险型症状,以脑型多见。临床表现为持续性高热、剧烈的头痛、抽搐、昏迷、肾衰竭、严重贫血、剧烈腹泻,特点是病情凶险、发病急骤、死亡率高。国内也有间日疟原虫引起脑型疟的报道。其发病机制可能与被疟原虫寄生的红细胞与脑微血管内皮细胞发生粘连,引起脑微血管阻塞,导致局部组织缺氧、坏死及全身功能紊乱有关。

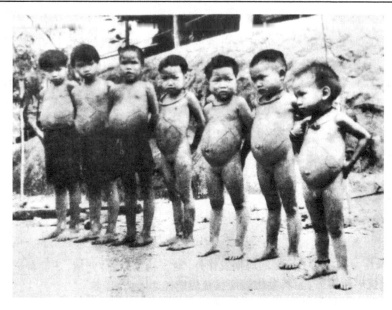

图 21-9　肝脾肿大的患疟儿童

引自:沈继龙.临床寄生虫学检验. 第 4 版. 北京:人民卫生出版社.P126 图 4-12

二、刚地弓形虫

　　刚地弓形虫简称弓形虫。寄生于人和多种动物有核细胞内,造成多种脏器和组织损害,引起弓形虫病。

　　1. 形态　　弓形虫主要有五种不同形态的发育阶段。

　　(1)滋养体:又称速殖子,呈香蕉型,常单个散在于血液、脑脊液或病理渗出液中,也可以数个或数十个滋养体寄生于宿主细胞内,这种被宿主细胞膜包绕的虫体集合体,称假包囊(图 21-10)。

　　(2)包囊:圆形或椭圆形,外有囊壁,内含数个或数十个称为缓殖子的虫体。

　　(3)裂殖体:椭圆型,内含 4～29 个呈扇形排列的裂殖子。

　　(4)配子体:包括雌、雄配子体。雌配子体圆形,成熟的雄配子体内含 12～32 个雄配子。

　　(5)卵囊:卵圆形,成熟的卵囊内含两个孢子囊,每个孢子囊内含 4 个新月形的子孢子。

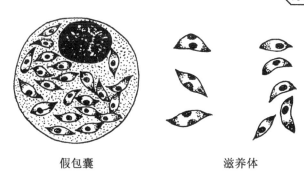

假包囊　　　　　　　　　滋养体

图 21-10　刚地弓形虫

2. 生活史　生活史包括在终宿主体内的发育和中间宿主体内的发育。

（1）在终宿主体内的发育：终宿主为猫科动物。猫食入成熟卵囊或动物肉中包囊及假包囊后，子孢子或滋养体侵入猫小肠上皮细胞内发育为裂殖体，进行裂体增殖，经数次重复裂体增殖后，一部分形成雌、雄配子体，并发育为雌、雄配子，二者结合成为合子，再发育为卵囊。卵囊随粪便排出体外，通过食物感染中间宿主，或再感染终宿主。

（2）在中间宿主体内的发育：当猫粪中的成熟卵囊或动物肉类中的包囊或假包囊被人及其他中间宿主食入，子孢子在肠内逸出后侵入肠壁血管或淋巴管扩散到全身，并在脑、心、肝、肺、肌肉及淋巴结内进行无性繁殖，在宿主细胞内含有十余个或更多速殖子，被宿主细胞膜包裹而形成假包囊。随着宿主细胞破裂，速殖子释入血液及淋巴再侵入其他组织细胞。由于宿主保护性免疫力形成，原虫繁殖减慢，在其外形成囊壁，成为包囊，囊内含有缓殖子。

3. 致病性　速殖子是弓形虫的主要致病阶段。弓形虫在宿主细胞内反复增殖，破坏细胞，引起组织炎症和水肿。慢性感染时包囊一般不引起明显的病理反应，若包囊破裂可致炎症反应和坏死，或形成肉芽肿。

弓形虫病分先天性弓形虫病和获得性弓形虫病两种。先天性弓形虫病为虫体经胎盘传给胎儿，多影响胎儿发育，致畸或发生流产、死胎等。获得性弓形虫病多无特异的临床症状和体征，淋巴结肿大是其最常见的临床表现，多见于下颌下和颈后淋巴结。弓形虫常累及脑和眼部，引起中枢神经系统损害，如引起脑炎、脑膜炎、癫痫和精神异常等。眼部病变以视网膜脉络膜炎为多见。

三、隐孢子虫

隐孢子虫广泛寄生于哺乳动物、鸟类、爬行类及鱼类等多种动物体内，也可寄生于人体消化道，引起隐孢子虫病，是一种人畜共患的疾病。

该虫生活史有无性和有性生殖两个过程，可在同一宿主体内完成，包括滋养体、裂殖体、配子体、合子及卵囊等 5 个不同发育阶段（图 21-11）。成熟卵囊是其感染阶段，常经口感染。该虫主要寄生在宿主小肠上皮细胞内，以空肠近端感染最为严重，有时可扩展到整个消化道，甚至累及呼吸道、扁桃体、胰腺及胆囊等。临床表现主要为消化不良和吸收障碍，出现腹痛、腹胀、腹泻、恶心、呕吐和食欲不振等，有时伴有发热、头痛。若营养不良、恶性肿瘤或艾滋病患者感染后，虫体在体内迅速增殖，可引起严重腹泻，甚至死亡。

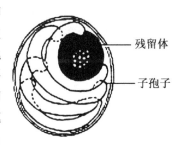

残留体

子孢子

图 21-11　隐孢子虫

第四节 医学原虫感染的诊断与防治原则

一、医学原虫的诊断

（一）病原学诊断

病原学检查是确诊原虫感染最常用和最可靠的方法。由于医学原虫的寄生部位不同，故病原学检查的标本和方法各异。

1. 血液检查 外周血检查疟原虫。

（1）采血时间：间日疟在发作后数小时至10余小时，恶性疟在发作开始时采血。

（2）检查方法：①薄血片法：采外周血制作薄血片，经瑞氏或姬氏染色后镜检。本法优点为红细胞及疟原虫形态清晰、典型，故临床常用。但虫数较少，易发生漏检。②厚血膜法：因取血量较多，涂布范围小，原虫集中，故检出率高，常用于大面积流行病学调查。但由于血膜中红细胞被溶解，疟原虫常皱缩变形，形态不典型，判断鉴别较困难。厚、薄血片优缺点各异，最好一张血片上同时制作两种血膜。

2. 粪便检查 用于检查溶组织内阿米巴滋养体及包囊等。

（1）生理盐水直接涂片法：适用于急性阿米巴痢疾，脓血便或黏液便检查活滋养体。标本采集时注意：①粪便要新鲜，尽快送检；②取带血黏液部分，避免与尿液相混；③冬季须保温；④容器要洁净、干燥、无化学药品及尿液污染。

（2）碘液涂片法：查包囊，适用于慢性阿米巴痢疾及包囊携带者的诊断。蓝氏贾第鞭毛虫等感染也可通过粪便检查其相应的滋养体及包囊来帮助诊断。

3. 阴道分泌物及尿沉渣检查 用于检查阴道毛滴虫。

（1）生理盐水直接涂片法：以消毒棉签从受检者的阴道后穹隆、子宫颈及阴道壁上取分泌物，作生理盐水涂片镜检，可发现活动的虫体。气温较低时需注意保温。

（2）尿沉渣镜检：对疑为泌尿道感染滴虫者，可取尿液2～3 ml离心沉淀，取沉渣涂片镜检。

4. 取羊水、血液、其他体液或活组织进行涂片染色或病理切片镜检；也可进行动物接种或组织培养分离病原体，帮助诊断弓形虫感染。

5. 取骨髓及淋巴结穿刺液涂片染色镜检或培养，发现无鞭毛体可作为杜氏利什曼原虫感染的确诊依据。

（二）免疫学诊断

医学原虫的免疫学检查，不仅对某些原虫感染具有一定的辅助诊断价值，如弓形虫、溶组织内阿米巴、疟原虫等，同时也是对某些原虫的流行病学评价或疗效考核的一种重要手段。常用的免疫学诊断方法有：

1. 间接红细胞凝集试验（IHA） 此法操作简便，结果快速，灵敏度较高，但特异性较差，故常用于原虫感染的普查初筛。

2. 间接荧光抗体试验（IFA） 本法是诊断寄生虫感染最常用的免疫学方法之一，灵敏度高，重现性好，被广泛用于疟疾、阿米巴病的流行病学调查和疗效考核。

3. 酶联免疫吸附试验（ELISA） 本法敏感、特异，常用于疟原虫及溶组织内阿米巴等原虫感染的诊断。

（三）分子生物学诊断技术

DNA 探针及 PCR 技术目前已用于疟原虫、阿米巴、弓形虫、贾地虫、棘球蚴等虫种鉴定和引起的相应疾病诊断。

二、医学原虫的防治原则

知 识 链 接

疟疾的克星——青蒿素

青蒿素是从中国民间治疗疟疾草药黄花蒿中分离出来的有效单体，由中国科学家首先研制成功。是一种治疗疟疾效果最好的药物，它对疟原虫红内期有强大且快速的杀灭作用，能迅速控制临床发作及症状，对间日疟、恶性疟、脑型疟及抗氯喹疟疾都有突出疗效。以青蒿素为基础的联合疗法（ACT）治疗疟疾的疗效达到 90% 以上，是控制疟疾的重要治疗措施，已广泛应用于世界各国对疟疾的治疗。2011 年 9 月，中国中医研究院屠呦呦因发现并提取出青蒿素而获得有着诺贝尔奖风向标之美誉的拉斯克临床医学奖。这是迄今为止中国生物医学界获得的世界级最高大奖。

1. 控制和消灭传染源

（1）疟原虫：采取普查普治、防蚊灭蚊与预防服药三结合的综合性防治措施，积极治疗现症病人和休止期抗复发治疗。根据疟原虫生活史不同时期，采取不同药物治疗。杀灭红细胞内期裂殖体的药物有氯喹、奎宁、青蒿素和咯萘啶等，杀灭配子体和红细胞外期疟原虫的药物有伯氨喹。现常将氯喹与伯氨喹联合应用，以达到抗复发和根治的目的。重症疟疾首选青蒿素。

（2）溶组织内阿米巴：治疗病人和包囊携带者。阿米巴病治疗首选药物为甲硝唑（灭滴灵），此外，也可选用替硝唑、奥硝唑等。无症状的包囊携带者治疗可选用肠道不易吸收且副作用小的药物，如巴龙霉素、喹碘方等。

（3）阴道毛滴虫：首选药物为甲硝唑，既可口服、注射，也可制成栓剂局部用药。

（4）刚地弓形虫：乙胺嘧啶与磺胺类药物联合应用仍为目前治疗弓形虫病的首选方法，孕妇感染可首选螺旋霉素。

2. 切断传播途径　结合当地实际，开展爱国卫生运动，加强卫生宣教，采取针对性的措施，切断原虫的传播途径。

（1）疟原虫：要有效控制和消灭传疟按蚊，清除孳生地、消灭按蚊幼虫，经常应用药物喷洒人房、畜舍进行药物灭蚊。疟原虫的带虫者不得献血。

（2）溶组织内阿米巴：加强粪便和水源管理，严格饮食卫生监督，要防制和消灭苍蝇、蟑螂等传播媒介。

（3）阴道毛滴虫：注意集体和个人卫生（尤其是经期卫生），提倡淋浴，采用蹲式厕所，不用公共浴具等。

（4）刚地弓形虫：防止猫粪污染手指、食物及水源，不食生的或未煮熟的肉类、蛋及乳类等食品。

3 保护易感人群

（1）疟原虫：改善居住条件，安装纱门纱窗，睡觉要挂蚊帐，不露宿，防止蚊虫叮咬。预防服药是保护易感人群的重要措施之一，常用的药物有氯喹、哌喹、乙胺嘧啶等。

（2）溶组织内阿米巴：养成良好的个人卫生习惯，不喝生水，饭前便后要洗手。防止食物被苍蝇、蟑螂等污染。

（3）阴道毛滴虫：注意个人卫生和防护，有白带过多、外阴瘙痒等症状应及时检查治疗。夫妻之间，一方感染，另一方应同时治疗，即夫妻"同患同治"。

（4）刚地弓形虫：注意家猫的卫生管理，接触家猫后要立即洗手。孕妇应避免与猫、猫粪和生肉接触，并定期做弓形虫常规检查，以减少先天性弓形虫病的发生。

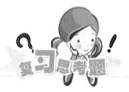

一、名词解释

1. 疟疾的发作　2. 再燃　3. 复发

二、选择题（A 型题）

1. 溶组织内阿米巴的致病阶段是　　　　　　　　　　　　　　　　　　　　　（　）

A. 一核包囊　　　B. 二核包囊　　　C. 四核包囊　　　D. 大滋养体　　　E. 小滋养体

2. 肠外阿米巴病最常见的是　　　　　　　　　　　　　　　　　　　　　　　（　）

A. 肝　　　B. 脑　　　C. 肺　　　D. 皮肤　　　E. 骨

3. 蓝氏贾弟鞭毛虫的感染方式是　　　　　　　　　　　　　　　　　　　　　（　）

A. 经皮肤感染　　　B. 经口感染　　　C. 经媒介昆虫感染

D. 经接触感染　　　E. 经胎盘感染

4. 疟疾发作的原因　　　　　　　　　　　　　　　　　　　　　　　　　　　（　）

A. 疟原虫红外期裂体增殖　　　　　　　B. 疟原虫红内期裂体增殖

C. 疟原虫孢子增殖　　　　　　　　　　D. 疟原虫配子生殖

E. 疟原虫配子体形成

5. 输血可能引起感染的寄生虫是　　　　　　　　　　　　　　　　　　　　　（　）

A. 日本血吸虫　　　B. 疟原虫　　　C. 溶组织内阿米巴　　　D. 蛔虫　　　E. 蛲虫

6. 诊断间日疟的最佳采血时间是　　　　　　　　　　　　　　　　　　　　　（　）

A. 发热时　　　B. 潜伏期　　　C. 发作后数小时至 10 小时

D. 发热间隙　　　E. 再次发作

7. 妊娠期感染后易导致胎儿畸形的寄生虫是　　　　　　　　　　　　　　　　（　）

A. 蛔虫　　　B. 弓形虫　　　C. 血吸虫　　　D. 肝吸虫　　　E. 疟原虫

8. 弓形虫的终宿主是　　　　　　　　　　　　　　　　　　　　　　　　　　（　）

A. 狗　　　B. 猫　　　C. 猪　　　D. 羊　　　E. 鼠

三、简答题

1. 简述溶组织内阿米巴原虫的生活史。

2. 简述阴道毛滴虫的生活史和致病作用。

3. 简述疟原虫的生活史。

4. 简述疟原虫引起贫血的原因。

（严家来　夏和先）

第二十二章 医学节肢动物

导　　学

　　节肢动物占动物种类的 2/3 以上,分布广泛。凡能通过骚扰、刺螫、吸血、致病、毒害、寄生及传播疾病等方式危害人类健康的节肢动物称医学节肢动物。本章着重介绍常见的医学节肢动物的主要特征以及对人类的危害。通过学习,了解和掌握其形态特征、生态习性及其与人类疾病的关系,在今后疾病防控工作中,能充分利用其生活史过程中的薄弱环节,有效地控制医学节肢动物及其所传播的人类疾病。

第一节　概　　论

一、概念、主要特征及分类

　　医学节肢动物是指通过骚扰、刺螫、吸血、毒害、寄生及传播疾病等方式危害人类健康的节肢动物。由于昆虫纲在医学节肢动物中占绝大多数,故又称医学昆虫。

　　医学节肢动物的主要特征是:身体及左右对称的附肢均分节;体表由坚硬的外骨骼组成;循环系统为开放式;发育过程有蜕皮和变态现象等。危害人类健康的节肢动物主要有 5 个纲:昆虫纲、蛛形纲、唇足纲、甲壳纲和倍足纲,其中昆虫纲和蛛形纲在医学上意义最为重要。

　　1. 昆虫纲　虫体分头、胸、腹三部分。头部有触角 1 对,胸部具足 3 对,多数种类有翅 1～2 对。本纲与人类疾病有关的主要有蚊、蝇、白蛉、虱等。

　　2. 蛛形纲　虫体分头胸部及腹部两部分,或头、胸、腹愈合成为颚体和躯体。无翅,无触角。若虫和成虫有足 4 对,幼虫足 3 对。具有医学意义的主要有蜱、螨、蝎及某些蜘蛛等。

二、生态与变态

　　生态学是研究生物与周围环境相互关系的科学。周围环境包括温度、湿度、地理、地质及昆虫的食性、孳生地、活动规律、栖息场所等。调查、研究这些因素,对确定传播疾病的主要医学节肢动物及其所传播的疾病具有重大的意义。

在发育昆虫中从卵发育到成虫的过程中,其形态、生理、生活习性等一系列变化,几经过卵、幼虫、蛹、成虫4个发育时期,且形态、生理和生活习性完全不相同,称完全变态,如蚊、蝇等。凡经过卵、幼虫、若虫、成虫4个发育时期,其中,若虫与成虫的形态和生活习性基本相似,仅是体小,性器官发育未成熟,称不完全变态,如臭虫、虱等。

三、医学节肢动物对人体的危害

医学节肢动物对人体的危害可分为直接危害和间接危害。

1. 直接危害

(1)吸血和骚扰:有些节肢动物可通过叮刺吸血或飞动骚扰影响宿主工作和休息,如蚊、蝇、虱、蚤、臭虫、蜱、螨等。

(2)寄生:某些节肢动物的幼虫或成虫寄生于人体引起疾病,如蝇类幼虫寄生于肠道、尿道、创口引起蝇蛆病;疥螨寄生于皮内引起疥疮等。

(3)刺和毒害:某些节肢动物有毒腺、毒毛或体液有毒,刺时分泌毒液注入人体,使局部红肿、剧痛、甚至引起全身症状,如蜈蚣、毒蜂、松毛虫的毒液及毒毛引起皮炎等。

(4)超敏反应:节肢动物的分泌物、代谢产物和皮壳等是过敏原,可引起超敏反应,如尘螨引起的哮喘、鼻炎等。

2. 间接危害 医学节肢动物可携带病原体传播疾病,间接危害人体健康。其传播方式有可分为机械性传播和生物性传播。

(1)机械性传播:病原体在医学节肢动物体表或体内,不经过发育或繁殖即能传给人体,节肢动物起着机械性携带和传递病原体的作用。如蝇携带病原体传播肠道传染病。

(2)生物性传播:病原体在节肢动物体内,经过生长、发育和繁殖后才传播给人,如蚊虫传播丝虫病、疟疾等。

四、医学节肢动物的防制原则

防制医学节肢动物是预防和控制各种虫媒传染病的重要手段,要做好这一工作,不仅要掌握其生态学特点,选择适当的防制方法,更要结合当地实际,采取综合性的防制措施。从医学节肢动物与生态环境和社会条件的整体观出发,坚持以治本为主、本标兼制以及安全(包括对环境无害)、有效、经济和简便的原则,综合采用各种合理的手段和有效方法(如环境防制、化学防制、生物防制、物理防制、遗传防制和法规防制等)开展防制工作,把防制对象的种群数量降低到不足以传播疾病的水平。

第二节　常见的医学节肢动物

一、蚊

蚊的种类多,分布广,可传播多种疾病。危害人类健康的蚊种主要是按蚊属、库蚊属和伊蚊属。

1. 形态 蚊是小型昆虫,成蚊呈灰褐色、棕褐色或黑色,分头、胸、腹三部分。①头部:略呈球形,有复眼、触角及触须各1对。其前下方有1支向前伸出的细长针状的刺吸式口器,称为喙。复眼位于两侧。触角分15节,自第三节以后呈鞭状,称为鞭节。各鞭节上有一圈轮毛,雌蚊轮毛短而稀,雄蚊轮毛长而密。触须 1 对,分 5 节,具感觉功能。②胸部:分前、中、后胸三节,前后胸退化,中胸发达。中胸两侧有翅 1 对。后胸有平衡棒 1 对,每节有足 1 对。③腹部:呈圆筒形,细长,分 11 节,2~8 节明显,最后 3 节形成外生殖器。

2. 生活史及生态　蚊的发育为全变态,生活史包括卵、幼虫、蛹、成虫四个时期(图 22-1)。

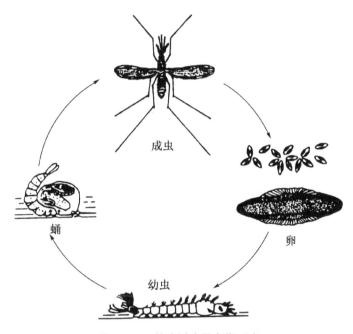

图 22-1　蚊生活史及各期形态

前三期生活于水中,成虫生活于陆地上。在 30 ℃时,卵期为 2~3 天,幼虫期 5~8 天,蛹期 2 天,成虫羽化后 1~2 天进行交配。交配主要在飞舞状态下完成。雄蚊以植物汁液为食,于交配后死去。雌蚊多需吸血后卵巢才能发育,卵成熟后即在适宜的水中产卵。雌蚊寿命 1~2 个月,越冬成蚊寿命可达数月。

3. 常见蚊种及其与疾病的关系

(1) 中华按蚊:是国内分布最广、最常见的一种按蚊,体中型或较大,灰褐色,是我国广大平原地区疟疾和马来丝虫病的传播媒介。

(2) 微小按蚊:体型小,棕褐色,是我国南方地区疟疾的传播媒介。

(3) 嗜人按蚊:成蚊似中华按蚊,但个体较小,是我国长江流域和丘陵地带局部地区疟疾和马来丝虫病的主要传播媒介。

(4) 淡色库蚊与致倦库蚊:中等体型,淡褐色或深褐色,是我国班氏丝虫病的主要传播媒介。

(5) 三带喙库蚊:体型小,棕褐色,是我国流行性乙型脑炎的主要传播媒介。

(6) 白纹伊蚊:中小型蚊种,体黑有银白色斑纹,是我国登革热和乙型脑炎的传播媒介之一。

二、蝇

蝇的种类多,分布广,既可传播多种传染病,又可作为病原体引起蝇蛆病。我国有 1 000 多种蝇类,常见的蝇种有:舍蝇、大头金蝇、丝光绿蝇、黑尾黑麻蝇、巨尾阿丽蝇等。

1. 形态　成蝇体型大小差别较大，呈黑色、黄褐、暗褐色，有些呈带金属光泽的绿色、蓝色等。蝇全身有鬃毛，分头、胸、腹三部分。①头部：呈半球形，两侧有大型复眼 1 对，两眼间距雌蝇较雄蝇宽。头顶中央有单眼 3 个。口器多为舐吸式，吸血蝇类的口器为刺吸式，能刺入人、畜皮肤吸血。②胸部：分前、中、后胸。中胸发达，前后胸退化。中胸翅 1 对，足 3 对，跗节末端有爪及肉质爪垫，密布黏毛，并分泌黏液，可黏附大量病毒、细菌、寄生虫卵等病原体。③腹部：圆筒形，由 10 节组成，一般可见 5 节，其余变为外生殖器。雄蝇外生殖器形态是蝇种鉴定的重要依据。

2. 生活史及生态　蝇的发育为全变态，除少数蝇类直接产幼虫外，绝大多数生活史有卵、幼虫、蛹和成虫四期（图 22 - 2）。卵期 1 天，幼虫期 4～8 天，蛹期 3～5 天，完成一个世代需 8～10 天，一年中可有 10～12 代。

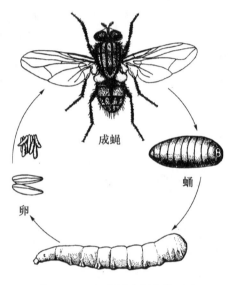

图 22 - 2　蝇生活史及各期形态

蝇多以有机物为食，各种有机物质丰富之处，皆可成为其孳生地。蝇嗜食香甜食品、动物的分泌物、排泄物等，且有边食、边吐、边排泄的习性。有的喜食粪便，如舍蝇、丽蝇、腐蝇等；有的喜食垃圾，如舍蝇、绿蝇等；有的喜孳生于腐败的动植物，如绿蝇、厕蝇、舍蝇等。由于蝇的生态习性和其特有的形态结构，使得成蝇可携带大量的病原体，而成为重要的传病媒介。

3. 与疾病的关系

（1）机械性传播：是蝇类传播疾病的主要方式，通过停落、舐食、呕吐、排粪等活动，将病原体传播扩散。蝇可传播多种消化道疾病，如痢疾、伤寒、霍乱、脊髓灰质炎及蠕虫病等；呼吸道疾病如肺结核、肺炎；眼病如沙眼、结膜炎；以及皮肤病、神经系统疾病等。

（2）生物性传播：有些蝇类可作为眼结膜吸吮线虫的中间宿主。

（3）蝇蛆病：蝇幼虫可寄生于人体和动物的组织和器官引起疾病。根据寄生部位不同分为眼蝇蛆病、皮肤蝇蛆病、胃肠蝇蛆病、泌尿生殖道蝇蛆病以及口腔、耳、鼻、咽等蝇蛆病。

三、蚤

蚤俗称跳蚤，常寄生于哺乳动物及鸟类体外，通过叮刺、吸血方式传播某些人畜共患病，以传播鼠疫等烈性传染病危害最为严重。

1. 形态 蚤体小,侧扁,呈棕黄色或深褐色,体表有鬃、刺、毛。虫体分头、胸、腹三部分。头部较小,似三角形,具有刺吸式口器,触角 1 对。胸部分 3 节,无翅,有足 3 对,长而粗壮,跗节末端有小爪,善跳跃。腹部 10 节,雄蚤的第 8、9 腹节及雌蚤的第 7~9 腹节变为生殖器,第 10 节为肛门。

2. 生活史与生态 蚤生活史为全变态,包括卵、幼虫、蛹和成虫 4 期。卵多产于宿主身体上,在温、湿度适宜情况下,5~7 天可孵出幼虫。蛹一般在 1~2 周发育为成虫,如受环境振动或气温升高的影响,成虫便破茧而出。成虫羽化之后即可交配,开始吸血,并在 1~2 天后产卵,雌蚤一生可产卵数百个(图 22-3)。

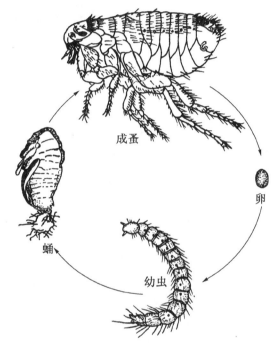

图 22-3 蚤生活史及各期形态

蚤多孳生于宿主的皮毛、巢穴及地面有机物较多的缝隙内。雌蚤在此产卵,并很快孵出幼虫,幼虫以宿主脱落的皮屑、成虫排泄物及未消化的血块为食。雌雄蚤皆吸血,能传播人、畜虫媒病的蚤对宿主无严格选择性,成为传播疾病的重要原因。蚤每天吸血数次,每次吸血2~3分钟,常因吸血过量而边吸边排粪,蚤粪内病原体很快经伤口进入新的宿主,使宿主感染。蚤对温湿度很敏感,当宿主因病体温升高或死亡体温降低时,不利于蚤的生长繁殖,蚤很快离开宿主,寻找新宿主,传播疾病。

3. 与疾病的关系

(1) 叮刺吸血:蚤在人体由于其活动和叮刺,对人体造成骚扰并吸血。

(2) 皮下寄生:寄生人体的穿皮潜蚤,可引起潜蚤病。

(3) 传播疾病:蚤吸血后,主要通过生物方式传播疾病。最重要的是传播鼠疫,其次是鼠型斑疹伤寒。还可作为中间宿主传播犬复孔绦虫、微小膜壳绦虫和缩小膜壳绦虫。

四、虱

虱通过叮刺及吸血而成为人体表永久性寄生虫。寄生于人体的虱有人虱和耻阴虱。

1，形态　人虱又分头虱和体虱，二者形态相似，成虫体灰黑或灰白色，长椭圆形，背腹扁平，雌虱体长 4～5 mm，较雄虱大。

人虱分头、胸、腹三部分。头部扁平呈菱形，有刺吸式口器，触角约与头等长，分 5 节，眼突出；胸部三节融合，无翅，足 3 对，中、后足较粗壮。腹部共 9 节，雌虱腹部较宽大，末端呈"W"形，雄虱腹部较小，尾部呈"V"形，末端有交尾器(图 22-4)。

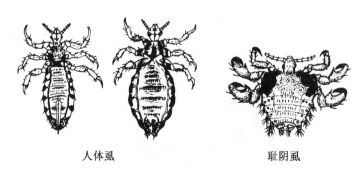

人体虱　　　　　　　　耻阴虱

图 22-4　虱成虫

2. 生活史与生态　虱的发育为不完全变态，生活史分卵、若虫、成虫三期。

卵呈椭圆形、白色，常黏附于毛发或纤维上，卵期 1 周。若虫从卵盖处孵出，若虫形似成虫，但体小，生殖器官未发育成熟，若虫经 3 次蜕皮发育为成虫。人虱完成一代发育为 23～30 天，耻阴虱则需 34～41 天。人头虱寄生于头发上，产卵于发根，以耳后为多。体虱主要生活在贴身的内衣裤上，多见于衣缝、衣领、皱褶和裤腰等处，产卵于衣裤织物纤维上。耻阴虱主要寄生于阴部和肛门的阴毛上，产卵于毛根部。若虫及雌雄成虫均嗜吸人血，若虫每天吸血 1 次，成虫数次，常边吸血边排粪，粪内病原体可从皮肤损伤处进入人体，引起疾病。

人虱的散布是由于人与人的直接或间接接触而致，如共用被褥、互相穿衣戴帽等，而阴虱多因性接触而传播。

3. 与疾病的关系　虱传播的疾病有流行性斑疹伤寒、战壕热和流行性回归热；此外，地方性斑疹伤寒由蚤传到人后，也能由虱传播。虱还通过叮刺及吸血等方式损伤组织使人致病，引起皮炎及继发性感染。

五、蜱

蜱分硬蜱和软蜱，皆营寄生生活，是多种人畜共患病病原体的传播媒介和储存宿主。

虫体椭圆形，呈黄色、淡灰色和褐色。饥饿时背腹扁平，体长 2～15 mm，吸血后胀大如豆，可达 30 mm。虫体分颚体和躯体两部分，无翅，有足 4 对。硬蜱躯体有一坚硬的盾板，故称硬蜱，主要种类有全沟硬蜱、草原革蜱等。软蜱躯体背面无盾板，故称软蜱。主要种类有乳突钝缘蜱、波斯锐缘蜱等。

蜱的发育过程为不完全变态，生活史分为卵、幼虫、若虫、及成虫四期。蜱的幼虫都吸血，宿主广泛且无严格选择性。硬蜱多栖息于森林、草原、牧场、山地、耕田区等，常在白天袭击宿主，吸血时间需数天；软蜱多生活在家畜的圈舍、野生动物洞穴及鸟巢内，常在夜间侵袭宿主，吸血时间短，一般数分钟至 1 小时。蜱在宿主的寄生部位有一定选择性，一般以皮肤嫩薄不易被宿主搔动的部位为多，如全沟蜱常寄生人体颈部、耳后、腋窝、大腿内侧、阴部和腹股沟等处。

蜱可通过叮刺吸血损伤宿主局部组织,造成局部充血、水肿、急性炎症反应等;有些硬蜱在叮刺过程中,其唾液中的神经毒素可导致宿主运动神经纤维的传导障碍,引起上行性肌肉麻痹现象,甚至呼吸衰竭而死亡,称之为蜱瘫痪,多见于儿童。

蜱是人畜共患病的重要传播媒介,主要传播病毒性疾病如森林脑炎、蜱媒出血热;立克次体性疾病如Q热、斑疹伤寒;螺旋体病如蜱媒回归热、莱姆病;细菌性疾病如鼠疫、布鲁菌病等。蜱能长时间保存一些病原菌,并经卵传给下一代,在流行病学上起到储存病原的作用。

六、螨

与人类致病有关的主要是疥螨和蠕形螨。

1. 疥螨　疥螨寄生于人和哺乳动物的皮肤表层内,是最常见的永久性皮肤寄生螨,可引起疥疮。寄生于人体的疥螨称为人疥螨。

疥螨虫体微小,肉眼不易看见。成虫呈卵圆形,浅黄或乳白色。螯肢一对,呈钳形,尖端有小齿(图22-5)。

疥螨的发育过程为不完全变态,生活史分为卵、幼虫、若虫和成虫四个阶段。卵在宿主皮肤隧道内,经3~5天孵化为幼虫,幼虫蜕皮经前若虫、后若虫发育为成虫。完成一代约需15天。

疥螨寄生于人体皮肤薄嫩处,常见于手指间、肘窝、腋窝、腹股沟、外生殖器等处。虫体在皮下开凿一条与体表平行的隧道,以角质组织和淋巴液为食(图22-5)。

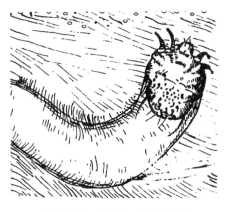

图22-5　疥螨在皮下隧道中

疥螨对人体的致病作用主要是雌螨挖掘隧道对皮肤的机械性刺激和局部损伤,以及其分泌物、排泄物及死亡虫体裂解物引起的皮肤过敏反应。感染早期,局部皮肤出现针尖大的丘疹小疱,以后皮内出现灰白色或浅黑色弧形或波折线状隧道。疥螨最突出的症状是剧烈瘙痒,尤其是夜间睡眠时虫体活动增强,以致奇痒难忍。患者常搔破皮肤而继发细菌感染,形成脓疱疮。

根据患者接触史及丘疹、疱疹、奇痒等临床表现,可作出疑似诊断。病原体检查常用消毒针挑破隧道盲端,挑出灰白色小点,取出疥螨镜检。

疥螨多为直接接触传播,如与患者握手、同床睡眠等;也可通过衣物、被褥、手套等间接传播。预防感染的措施主要是加强卫生宣传教育,注意个人卫生,避免接触。发现患者及时治疗。病人被褥应煮沸或蒸汽消毒处理。

治疗疥疮主要是杀虫止痒,治疗并发症。常用10%的硫黄软膏、10%苯甲酸苄酯搽剂、

10%优力肤霜剂和伊维菌素,疗效均较好。

2. 蠕形螨　蠕形螨俗称毛囊虫,寄生于人和哺乳动物的毛囊和皮脂腺内,是一种永久性寄生螨。寄生于人体的蠕形螨有毛囊蠕形螨和皮脂蠕形螨两种。

寄生于人体的两种蠕形螨形态基本相似,虫体细长呈蠕虫状,乳白色,半透明,环纹明显。颚体位于虫体前端,躯体分足体和末体两部分。毛囊蠕形螨较长,末端钝圆;皮脂蠕形螨略短,末端尖细呈锥状(图22-6)。

两种蠕形螨生活史相似,均为不完全变态,分为卵、幼虫、前若虫、若虫和成虫五个阶段。成虫寄生于毛囊或皮脂腺内。

蠕形螨通常寄生于人体皮脂腺较发达的部位,尤以鼻翼、鼻尖及前额、眼周围和外耳道等处感染率较高,还可寄生于头皮、颈、胸乳部、背部、阴部和肛门周围等。蠕形螨寄生于毛囊和皮脂腺内,以上皮细胞、腺细胞和皮脂为食。毛囊蠕形螨多群居,皮脂蠕形螨多单个寄生。

蠕形螨具有致病性,为条件致病螨。蠕形螨的口器为刺吸式,其足爪锐利,对宿主的毛囊和皮脂腺产生机械性损伤;虫体的

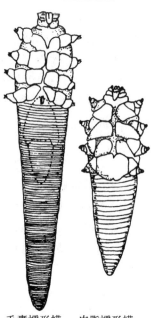

毛囊蠕形螨　皮脂蠕形螨

图 22-6　蠕形螨

代谢产物和死亡虫体裂解物均可刺激局部产生炎症反应,使毛囊扩大,表皮角化,真皮层毛细血管增生并扩张。寄生在皮脂腺的皮脂蠕形螨可引起皮脂腺肿胀,纤维组织增生,分泌阻塞。患者临床表现为鼻尖、鼻翼两侧、颊、颏眉间等处血管扩张,局部充血,继发红斑湿疹或针尖大小红色痤疮。也可出现小脓疱、结痂及脱屑,皮肤有痒感及烧灼感。

可用透明胶纸粘贴法或挤压涂片法,镜下直接检查病原体。

应注意个人卫生,避免多人共用毛巾、脸盆、衣被等生活用品。毛巾脸盆要经常烫洗。治疗常用药物有口服甲硝唑,局部外用10%硫黄软膏、20%苯甲酸苄脂乳剂、二氯苯醚酯霜剂等,均有一定疗效。

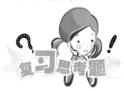

一、名词解释
1. 医学节肢动物　2. 完全变态　3. 不完全变态　4. 机械性传播　5. 生物性传播

二、选择题(A型题)
1. 下列哪种疾病不是由蚊虫所传播　　　　　　　　　　　　　　　　　　　　　　　　(　　)
A. 丝虫病　　　　B. 登革热　　　　C. 疟疾　　　　D. 弓形虫病　　　　E. 乙型脑炎
2. 蠕形螨感染最常见的部位是　　　　　　　　　　　　　　　　　　　　　　　　　　(　　)
A. 四肢　　　　B. 胸部　　　　C. 颜面部　　　　D. 颈部　　　　E. 腹部

三、简答题
1. 蚊、蝇、蚤、虱、蜱螨分别传播哪些疾病?
2. 简述医学节肢动物的主要防制原则。

(夏和先)

第三篇　免疫学基础

第二十三章　免疫学概述及免疫系统

导　学

本章主要介绍免疫的概念与功能,免疫系统的组成、结构和功能。在学习本章内容时,要重点掌握免疫的概念与功能;T、B淋巴细胞的主要表面标志及其作用;单核巨噬细胞的作用。

第一节　免疫学概述

一、免疫的概念

传统的免疫(immunity)概念是"免除瘟疫"的意思,即机体防御传染病的功能。随着免疫学研究的不断深入,人们发现机体的免疫功能不仅能清除入侵体内的病原生物,还能清除体内突变的肿瘤细胞及自身衰老、死亡的细胞。因此,现代免疫概念定义为:免疫是机体识别和清除抗原性异物,维持自身生理平衡和稳定的功能。免疫通常对机体是有利的,但在某种情况下也可造成机体伤害,如引起超敏反应、自身免疫性疾病和肿瘤等。

二、免疫的功能

根据识别和清除抗原性异物的种类不同,免疫主要有以下三种功能(表23-1)。

表 23-1　免疫的功能及表现

主要功能	正常表现(有利)	异常表现(有害)
免疫防御	清除病原生物或其他抗原性异物	超敏反应(过强)、免疫缺陷病(缺陷)
免疫稳定	清除体内损伤、衰老、死亡的细胞	自身免疫性疾病
免疫监视	清除体内突变细胞和病毒感染细胞	发生肿瘤、病毒持续感染

1. 免疫防御　是指机体识别和清除病原生物或其他抗原性异物的能力。此功能低下或

缺陷时，机体易反复发生感染，出现免疫缺陷病，但过高时也可引起超敏反应。

2. **免疫稳定**　是机体能够及时清除体内损伤、衰老、死亡的细胞，维持内环境相对稳定的一种生理功能。若此功能低下时，可发生生理功能紊乱或自身免疫病。

3. **免疫监视**　是机体及时识别、清除体内突变细胞和病毒感染细胞的一种生理性保护功能。此功能低下时机体易患肿瘤和病毒持续性感染。

三、免疫学在医学中的应用

免疫学是生命科学的重要组成部分，是主要研究机体免疫系统的组织结构和生理功能的一门学科。它最早起始于微生物学，以研究抗感染免疫为主，现已广泛渗透到医学科学的各个领域，发展为一门具有多个分支学科和与其他多个学科交叉的学科。医学免疫学是研究人体免疫系统的组织结构和生理功能、免疫应答的发生机制以及免疫学在疾病诊断与防治中应用的学科。其主要包括基础免疫学、免疫遗传学、免疫药理学、免疫病理学、移植免疫学、生殖免疫学、肿瘤免疫学和临床免疫学等。

医学免疫学的显著特点就是将免疫学理论和技术与医学实践有机结合起来，并将其运用到免疫诊断、免疫防治当中。学习免疫学基础理论和技术，将为其他基础医学课程及临床专业课程奠定基础。

知 识 链 接

免疫学的发展历程

1. 经验免疫学时期（17世纪70年代至19世纪中叶）　人痘（中国人）和牛痘（英国医生 Edward Jenner）接种预防天花是其重要标志。

2. 科学免疫学时期（19世纪中叶至20世纪70年代）　法国微生物学家 Pasteur 在实验室成功研制炭疽死疫苗、减毒狂犬病活疫苗，奠定了科学免疫学的重要基础。

3. 现代免疫学时期（20世纪70年代至今）　自1953年 Watson 和 Grick 揭示了 DNA 的双螺旋结构后，不仅开创了生命科学的新纪元，同时也开创了现代免疫学发展的新纪元（分子免疫学）。

第二节　免疫系统

免疫系统是机体完成免疫功能、发生免疫应答的物质基础，由免疫器官、免疫细胞和免疫分子组成（图23-1）。

一、免疫器官

免疫器官根据分化的早晚和功能不同，可分为中枢免疫器官和外周免疫器官。前者是免疫细胞发生、分化、成熟的场所；后者是 T、B 淋巴细胞定居、增殖的场所及发生免疫应答的主要部位。

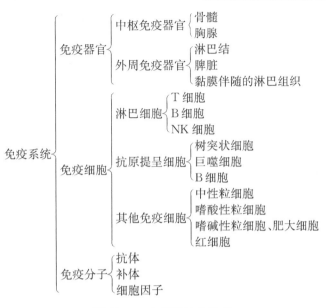

图 23 - 1　免疫系统的组成

1. 中枢免疫器官

（1）骨髓：骨髓是造血器官，可生成多能造血干细胞（多能干细胞）。多能干细胞经过增殖和分化，成为髓样干细胞和淋巴干细胞，其中一部分淋巴干细胞在骨髓内继续分化为成熟的 B 淋巴细胞，故骨髓是人类 B 淋巴细胞分化、成熟的场所（图 23 - 2）。若骨髓功能障碍，将会严重损害机体的造血功能和免疫功能。

（2）胸腺：来自骨髓的淋巴干细胞，在胸腺上皮细胞及其分泌的胸腺素和细胞因子的共同作用下发育成熟，并进一步分化为不同功能的 T 淋巴细胞，故胸腺是 T 淋巴细胞分化、成熟的场所（图 23 - 2）。由于 T 淋巴细胞主要介导细胞免疫和辅助部分 B 淋巴细胞介导体液免疫，因此，胸腺功能低下或缺陷时，可导致机体细胞免疫缺陷病和部分体液免疫功能受损。

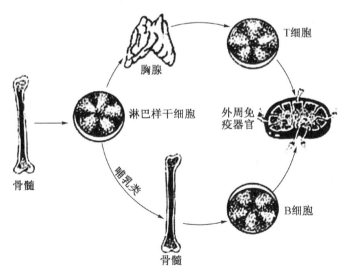

图 23 - 2　中枢及外周免疫器官示意图

2. 外周免疫器官　外周免疫器官是 T、B 淋巴细胞定居、增殖及接受抗原刺激产生特异性免疫应答的场所(图 23-2)。主要包括淋巴结、脾和黏膜伴随的淋巴组织,其中,淋巴结是结构最完备的外周免疫器官;脾是人体最大的外周免疫器官;黏膜伴随的淋巴组织包括扁桃体、阑尾、肠系膜淋巴结、肠集合淋巴结以及呼吸道、消化道、泌尿生殖道黏膜下分散的淋巴小结和弥散的淋巴组织。

二、免疫细胞

广义的免疫细胞指所有参加免疫应答的细胞,包括造血干细胞、淋巴细胞、单核巨噬细胞及其他抗原提呈细胞、粒细胞、红细胞和肥大细胞等。但狭义的免疫细胞主要是指淋巴细胞和单核巨噬细胞系统。

(一)淋巴细胞

淋巴细胞来源于淋巴样干细胞(图 23-3),是一个复杂不均一的细胞群体,它包含许多形态相似而功能不同的亚群。T、B 淋巴细胞是其中最主要的两大群体。它们均有特异性抗原受体,接受抗原刺激后能活化、增殖和分化,产生特异性免疫应答,故又被称为免疫活性细胞(immunocompetent cell,ICC)或抗原特异性淋巴细胞。

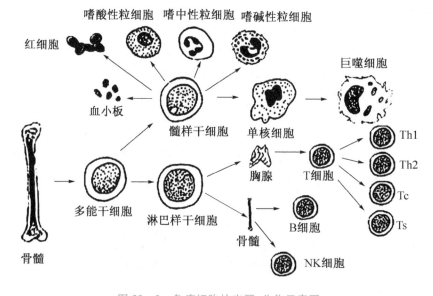

图 23-3　免疫细胞的来源、分化示意图

1. T 细胞

(1) T 细胞的分布:T 淋巴细胞简称 T 细胞。T 细胞起源于骨髓造血干细胞,在胸腺素及胸腺微环境影响下分化成熟,故 T 细胞又称胸腺依赖性淋巴细胞(thymus dependent lymphocyte)。成熟 T 细胞离开胸腺迁移至外周血液中,占淋巴细胞总数的 65%～80%,并移居于外周淋巴器官,介导细胞免疫。

(2) T 细胞的表面标志:T、B 淋巴细胞在光学显微镜下,大小、形态酷似,彼此无法区别,但其膜表面具有可供鉴别的特殊结构,称为表面标志。表面标志包括表面抗原和表面受体。表面抗原是指用特异性抗体检测的表面物质;表面受体是指细胞表面能与相应配基结合的结构。某些表面受体可用特异性抗体鉴定,所以也属表面抗原。

1) T细胞抗原受体：为 T 细胞特异性识别抗原的受体，简称 T 细胞受体(T cell receptor，TCR)，也是所有 T 细胞的特征性表面标志。在人外周血中，约95%TCR 是由 α 和 β 两条肽链组成的 TCRαβ 异二聚体，其余由 γ 和 δ 链组成 TCRγδ(图 23-4)。TCR 的作用是识别抗原，T 细胞可通过 TCR 与抗原特异性结合，从而显示免疫活性。

2) CD3 分子：存在于所有成熟 T 细胞的表面。它与 T 细胞受体(TCR)以非共价键结合，形成一个 TCR-CD3 复合分子，可将 TCR 与抗原结合所产生的活化信号传递到细胞内(图 23-4)。

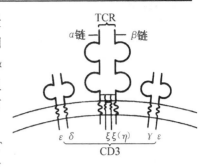

图 23-4　T 细胞抗原受体示意图

知 识 链 接

白细胞分化抗原

　　白细胞分化抗原简称分化抗原(CD抗原)，是指血细胞在其正常分化、成熟的不同阶段及活化过程中出现或消失的膜表面分子。CD抗原除表达在白细胞外，还可表达在红细胞、巨噬细胞、血小板等免疫细胞上。CD抗原可用相应的单克隆抗体检测鉴定。将来自不同实验室的单克隆抗体所识别的同一分化抗原以分化群(cluster of differentiation，CD)统一命名，称为 CD 抗原或 CD 分子。目前 CD 的编号已从 CD1 命名至 CD363，其中与 T 细胞有关的主要有 CD2、CD3、CD4、CD8 等，是 T 细胞的重要表面标志。

3) CD4 和 CD8 分子：成熟的 T 细胞表面只表达 CD4 或 CD8 一种分子，借此可将 T 细胞分为 CD4+T 细胞或 CD8+T 细胞两个不同的亚群。CD4、CD8 分子可分别与抗原提呈细胞表面的 MHC-Ⅱ类分子及 MHC-Ⅰ类分子结合，协助 TCR 结合抗原(图 23-5)。此外，CD4 分子还是人类免疫缺陷病毒(HIV)包膜糖蛋白 gp120 的受体，因此 HIV 可选择性感染人类 CD4+T 细胞，导致获得性免疫缺陷综合征(AIDS，即艾滋病)的发生。

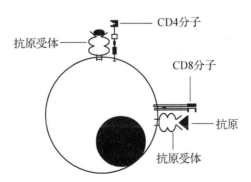

图 23-5　CD4/CD8 T 细胞表面标志示意图

4）CD2 分子（绵羊红细胞受体）：人类成熟 T 细胞表面的 CD2 分子能与绵羊红细胞结合，形成玫瑰花样的花环，称 E 花环，该实验称为 E 花环形成试验。因 B 细胞上无 CD2 分子，所以 CD2 分子是 T 细胞区别于 B 细胞的重要标志。E 花环形成试验常用于检测外周血中 T 细胞的数量和比例，可间接反映机体免疫功能。正常人外周血淋巴细胞 E 花环形成率为60%～80%。

5）T 细胞其他表面标志：见表 23-2。

表 23-2 T 细胞其他表面标志

表面标志	特　点	免疫作用
CD28 分子	能与抗原提呈细胞表面的 B7 分子结合	CD28 分子与抗原提呈细胞表面的 B7 分子结合可产生协同刺激信号，诱导 T 细胞活化
丝裂原受体	能与植物血凝素（PHA）、刀豆蛋白 A（ConA）、美洲商陆（PWM）等丝裂原物质结合的受体	促进 T 细胞活化，发生有丝分裂
细胞因子受体（CKR）	能与 IL1、IL2、IL3、IL4、IL6 等细胞因子结合	促进 T 细胞增殖与分化

（3）T 细胞亚群：T 细胞是高度不均一的细胞群体，目前主要根据 T 细胞表面标志和免疫功能不同将其分为三种（表 23-3）。

表 23-3 T 细胞亚群及其功能

细胞名称	表面标志	免疫类型	免疫效应（功能）
辅助 T 细胞（Th1）	CD4+	细胞免疫	①杀伤病毒感染的细胞 ②杀伤胞内寄生菌 ③介导Ⅳ型超敏反应
辅助 T 细胞（Th2）	CD4+	体液免疫	①促进体液免疫应答 ②参与Ⅰ型超敏反应 ③抗寄生虫感染
细胞毒 T 细胞（Tc）	CD8+	细胞免疫	①杀伤病毒感染的细胞 ②杀伤肿瘤细胞 ③介导Ⅳ型超敏反应 ④参与移植排斥反应
调节性 T 细胞（Treg）	CD4+、CD25+	细胞免疫／体液免疫	①抑制免疫应答 ②诱导自身免疫耐受

1）辅助性 T 细胞：辅助性 T 细胞（help T cell，Th）的细胞表面表达 CD4 分子，称为 CD4+ T 细胞。CD4+ T 细胞受抗原刺激后可分化为 Th1 和 Th2 细胞两个亚群。Th1 细胞主要通过分泌 IL2、IFNα、TNFβ 等细胞因子，介导细胞免疫应答，引起炎症反应和迟发型超敏反应，故 Th1 细胞又称为炎性 T 细胞或迟发性超敏反应 T 细胞（T_{DTH}细胞）。Th2 细胞可通过分泌 IL4、IL5、IL6、IL10 等细胞因子，促进 B 细胞增殖、分化和抗体的生成，参与体液免疫

应答。此外,Th2 在超敏反应和抗寄生虫感染中还发挥重要作用。

2）细胞毒性 T 细胞:细胞毒性 T 细胞(cytotoxic T cell,Tc)的细胞表面表达 CD8 分子,故称为 CD8$^+$T 细胞。Tc 细胞为细胞免疫效应细胞,经抗原致敏后,可特异性攻击带致敏抗原的靶细胞,如肿瘤细胞和感染了病毒的组织细胞。Tc 细胞在杀伤靶细胞的过程中自身不受伤害,可连续杀伤多个靶细胞。

3）调节性 T 细胞(regulatory T cell,Treg):是一群高表达 CD25 的 CD4$^+$T 细胞,在免疫应答的负向调节及自身免疫耐受中发挥重要作用。主要包括自然调节性 T 细胞和适应调节性 T 细胞。前者主要是通过与 CD4$^+$/CD8$^+$T 细胞直接接触的方式,抑制效应 T 细胞的过度活化与增殖;后者主要是通过分泌细胞因子,对免疫效应细胞产生抑制作用。

2. B 细胞

（1）B 细胞的分布:B 淋巴细胞简称 B 细胞。B 细胞是由骨髓中的淋巴干细胞在骨髓微环境的作用下分化发育成熟的,又称骨髓依赖性淋巴细胞(bone marrow dependent lymphocyte)。B 细胞存在于血液、淋巴结、脾、扁桃体及其他黏膜组织,人血液中 B 细胞约占淋巴细胞总数的 5%～25%。B 细胞不仅能通过产生抗体介导体液免疫,也是重要的抗原提呈细胞。

（2）B 细胞的表面标志

1）B 细胞抗原受体:为 B 细胞特异性识别抗原的受体,简称 B 细胞受体(B cell receptor,BCR)。该受体是镶嵌于细胞膜表面的膜型免疫球蛋白(mIg)(图 23-6),是 B 细胞的特征性表面标志,能与抗原特异性结合,但不能直接将抗原刺激的信号传递到 B 细胞内,BCR 与 Igα/Igβ 异二聚体组成 BCR 复合物,由 Igα 和 Igβ 向胞内传递抗原刺激信号,从而诱导 B 细胞活化、增殖与分化,最终形成能分泌抗体的浆细胞,发挥体液免疫效应。

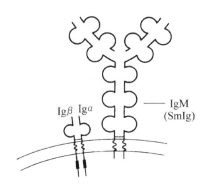

图 23-6　B 细胞抗原受体示意图

2）B 细胞其他表面标志:见表 23-4。

表 23-4　B 细胞其他表面标志

表面标志	特　点	免疫作用
CD80(B7)分子	存在于 B 细胞和巨噬细胞表面的协同刺激分子,其相应受体是 T 细胞表面的 CD28 分子	CD80(B7)分子与 T 细胞表面的 CD28 分子结合并相互作用,可产生协同刺激信号,使 T 细胞活化

表面标志	特　点	免疫作用
IgGFc 受体	能与 IgGFc 段结合	促进 B 细胞活化
补体 C3b 受体	能与补体裂解片段 C3b 结合	促进 B 细胞活化
丝裂原受体	能与细菌脂多糖（LPS）、葡萄球菌 A 蛋白（SPA）及美洲商陆（PWM）等丝裂原结合	促使 B 细胞活化,发生有丝分裂
细胞因子受体	能与 IL1、IL2、IL4、IL5 及 IFNγ 等细胞因子结合	促进 B 细胞增殖与分化

（3）B 细胞亚群及功能:根据 B 细胞表面是否表达 CD5 分子,将 B 细胞分为 B1(CD5+)和 B2(CD5−)细胞两个亚群。B1 细胞对外源性抗原主要产生低亲和力的 IgM 类抗体,不产生免疫记忆,无再次应答;B2 细胞即通常所指的 B 细胞,对外源性抗原产生以 IgG 类为主的高亲和力抗体,能产生免疫记忆,可引起再次应答,是参与体液免疫的主要细胞。

（二）NK 细胞

NK 细胞即自然杀伤细胞(natural killer cell,NK 细胞),来源于骨髓的淋巴干细胞,占外周血淋巴细胞的 5%～10%。NK 细胞表面没有特异性抗原识别受体,是不同于 T、B 细胞的第三类淋巴细胞。该细胞无需抗原刺激,即可直接杀伤某些肿瘤细胞或病毒感染的细胞,故在机体抗肿瘤、早期抗病毒或胞内寄生菌感染中发挥重要作用。

NK 细胞可在某些淋巴因子(如 IL2)的诱导下,杀伤能力显著增强,称为淋巴因子激活的杀伤细胞(LAK)。这种细胞具有广谱抗肿瘤作用,能非特异性杀伤多种肿瘤细胞,包括某些对 Tc 和 NK 细胞不敏感的肿瘤细胞。LAK 细胞已在临床上试用于治疗癌症。

知　识　链　接

NKT 细胞(natural killer T cell)

NKT 细胞是一群细胞表面既有 TCR 又有 NK 细胞受体的特殊 T 细胞亚群。其免疫功能包括两个方面:分泌细胞因子发挥免疫调节作用以及抗感染、抗肿瘤作用。在异常情况下,NKT 细胞也可以破坏机体组织,引起多发性硬皮病、系统性红斑狼疮、糖尿病等自身免疫性疾病。

（三）单核巨噬细胞

单核巨噬细胞包括血液中的单核细胞和组织中的巨噬细胞。单核细胞(monocyte,M)主要由骨髓多能干细胞发育成熟后进入血液,占血液白细胞总数的 3%～8%。单核细胞通过毛细血管进入肝、脾、淋巴结及全身结缔组织中发育、分化为巨噬细胞(macrophages,Mφ)。巨噬细胞在不同的器官和组织中有不同的名称,如肝中的枯否细胞、肺中的尘细胞、结缔组织中的组织细胞等。

巨噬细胞表面具有多种受体,如 IgGFc 受体、补体 C3 受体等,与其发挥多种免疫功能有关。单核巨噬细胞在机体免疫中的主要作用有:

1. 吞噬作用　单核巨噬细胞具有很强的吞噬和杀伤能力,能够吞噬多种病原微生物、肿瘤细胞、体内衰老细胞等,并在抗体或补体参与下得以加强。

2. 处理抗原、提呈抗原信息　单核巨噬细胞是主要的抗原提呈细胞,摄取抗原后,可将抗原加工处理成抗原肽,以抗原肽- MHCⅡ类/Ⅰ类分子复合物形式表达在细胞表面,供 T、B 细胞识别,产生免疫应答。

3. 参与免疫应答的调节　单核巨噬细胞可分泌多种细胞因子,如 IL1、干扰素等,参与免疫应答的调节。

（四）抗原提呈细胞

抗原提呈细胞(antigen-presenting cell,APC)是指参与免疫应答,能够捕获、加工、处理抗原,并将抗原信息提呈给 T 细胞的细胞。APC 可分为两类:一类是专职 APC,包括树突状细胞(dendritic cell,DC)、巨噬细胞和 B 淋巴细胞;另一类是非专职 APC,包括内皮细胞、上皮细胞和成纤维细胞等。

（五）其他免疫细胞

血液中其他免疫细胞有中性粒细胞、嗜酸性粒细胞、嗜碱性粒细胞、肥大细胞、血小板和红细胞等,在免疫应答中发挥着不同的作用。

三、免疫分子

免疫分子包括抗体、补体和细胞因子等多种参与免疫应答的生物活性物质等,在此重点介绍细胞因子。

（一）细胞因子的概念及分类

1. 细胞因子的概念　细胞因子(cytokine,CK)是指由机体多种细胞分泌的通过结合细胞表面的相应受体发挥生物学作用的小分子蛋白质。

2. 细胞因子的种类　根据细胞因子的结构和功能,可将其分为白细胞介素、干扰素、肿瘤坏死因子、集落刺激因子、趋化性细胞因子和生长因子六类。

（二）细胞因子的共同特性

细胞因子种类很多,生物活性各异,但它们具有一些共同的特性:①是细胞受到抗原或丝裂原等刺激后合成并释放到细胞外的小分子多肽;②通过结合细胞表面的相应受体发挥生物学效应;③细胞因子作用于靶细胞时无抗原特异性和 MHC 限制性;④多在细胞间发挥短距离作用;⑤生物半衰期及发挥作用的时间均较短;⑥很低水平就表现出生物活性。

（三）细胞因子的作用方式及特点

1. 细胞因子的作用方式　①以自分泌方式作用于产生细胞因子的细胞;②以旁分泌方式作用于邻近细胞;③以内分泌方式(高浓度)通过血流作用于远处的靶细胞(图 23 - 7)。

2. 细胞因子的作用特点　细胞因子的作用具有多效性、重叠性、拮抗性和协同性等特点。①多效性:一种细胞因子可作用于多种靶细胞,产生多种生物学效应;②重叠性:几种不同的细胞因子可作用于同一种靶细胞,产生相同或相似的生物学效应;③拮抗性:一种细胞因子可抑制其他细胞因子的功能;④协同性:一种细胞因子可强化另一种细胞因子的功能。

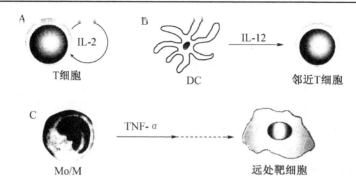

图 23-7　细胞因子作用方式示意图

（四）细胞因子的主要生物学作用

细胞因子在生理条件下，可发挥免疫调节、促进造血、抗感染、抗肿瘤等作用；但在一定条件下，又具有介导炎症反应、诱导肿瘤及某些自身免疫反应的作用。

1. 免疫调节作用　免疫细胞间存在错综复杂的调节关系，细胞因子是传递这种调节信号必不可少的信息分子。如在免疫应答过程中，T、B 细胞的活化、增殖、分化离不开巨噬细胞及 Th 细胞产生的 IL1、IL2、IL4 及 IL6 等细胞因子的作用。细胞因子可通过细胞因子网络对免疫应答发挥正负调节作用。

2. 抗感染和抗肿瘤作用　具有抗感染、抗肿瘤作用的细胞因子主要有 IL1、IL12、TNF 及 IFN 等。它们有些可以直接作用于组织或肿瘤细胞产生效应，亦可通过激活效应细胞间接发挥作用。

3. 刺激造血功能　从造血干细胞到成熟的血细胞的分化发育过程中，每一阶段都需要有细胞因子参与，其中起主要作用的是各类集落刺激因子。它们通过促进造血功能，参与调节机体的生理或病理过程。

4. 参与炎症反应　IL1、IL8、INF、TNF 等细胞因子能够促进单核巨噬细胞和中性粒细胞等炎性细胞聚集，并可激活这些炎性细胞和血管内皮细胞使之表达黏附分子和释放炎症介质，引起或加重炎症反应。此外，IL1 和 TNF 还可直接作用于下丘脑体温调节中枢引起体温升高。

主要的细胞因子及其生物学作用见表 23-5。

表 23-5　主要细胞因子及其生物学作用

细胞因子名称	主要产生的细胞	生物学作用
白介素（IL）	单核巨噬细胞、淋巴细胞及其他细胞等	大多对免疫细胞有激活、趋化、诱导产生细胞因子和加强免疫效应的作用；部分能促进造血及介导炎症反应；少数有免疫抑制作用
干扰素（IFN）	白细胞、成纤维细胞、T 细胞等	抗病毒、抗肿瘤及免疫调节作用
肿瘤坏死因子（TNF）	单核巨噬细胞、T 细胞等	抗病毒、抗肿瘤、免疫调节、参与炎症反应、致热作用及引起恶病质
集落刺激因子（CSF）	单核巨噬细胞、成纤维细胞、T 细胞等	刺激多能造血干细胞和不同发育阶段的造血细胞的增殖、分化

细胞因子名称	主要产生的细胞	生物学作用
趋化性细胞因子(CF)	白细胞及造血微环境中的基质细胞等	对中性粒细胞、单核细胞、淋巴细胞、嗜酸性粒细胞、嗜碱性粒细胞等有趋化和激活作用
生长因子(GF)	血小板与胚胎组织等	能刺激细胞生长

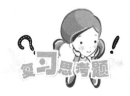

复习思考题

一、名词解释

1. 免疫 2. 免疫活性细胞 3. 细胞因子

二、选择题（A 型题）

1. 最早用人痘苗接种预防天花的国家是 （　　）

A. 英国　　　　　B. 日本　　　　　C. 中国　　　　　D. 俄罗斯　　　　　E. 美国

2. 能与绵羊红细胞形成 E 花结的细胞是 （　　）

A. B 细胞　　　B. 巨噬细胞　　　C. 嗜酸性粒细胞　　　D. T 细胞　　　E. NK 细胞

3. APC 不包括 （　　）

A. 巨噬细胞　　B. T 细胞　　　C. B 细胞　　　D. 中性粒细胞　　　E. 树突状细胞

4. 能特异性识别抗原的细胞是 （　　）

A. NK 细胞　　B. 树突状细胞　　C. 中性粒细胞　　D. B 细胞　　　E. 巨噬细胞

5. MHC - Ⅱ类分子的配体是 （　　）

A. CD2　　　　B. CD3　　　　C. CD4　　　　D. CD8　　　　E. CD28

6. B 细胞抗原(识别)受体的免疫球蛋白组成是 （　　）

A. IgG+IgM　　B. IgA+IgD　　C. IgA+IgM　　D. IgD+IgM　　E. IgE+IgM

7. 具有 IgGFc 受体的一组细胞是 （　　）

A. T 细胞、B 细胞、NK 细胞　　　　　　　　B. T 细胞、B 细胞、红细胞

C. B 细胞、NK 细胞、巨噬细胞、中性粒细胞　　　　D. Th 细胞、NK 细胞、红细胞

E. Tc 细胞、B 细胞

8. T 细胞占外周血淋巴细胞总数的 （　　）

A. 10%～30%　　B. 30%～50%　　C. 50%～65%　　D. 65%～80%　　E. 65%～90%

9. 下列为人类免疫缺陷病毒(HIV) 包膜糖蛋白 gp120 受体的分子是 （　　）

A. CD2　　　　B. CD3　　　　C. CD4　　　　D. CD8　　　　E. CD28

10. CD3 分子分布在下列哪种细胞表面 （　　）

A. NK 细胞　　B. 所有 T 细胞　　C. 所有 B 细胞　　D. 中性粒细胞　　E. 巨噬细胞

三、简答题

1. 简述免疫的功能及其具体表现。

2. 简述免疫系统的组成及其作用。

3. 试比较 T、B 细胞的来源、分布、亚群及功能。

（齐永长）

第二十四章 抗 原

导　学

　　本章主要介绍抗原的概念与特性、抗原的分类、决定抗原免疫原性的因素、抗原的特异性及医学上重要的抗原物质。学习本章时要重点掌握抗原的概念、分类和医学上重要的抗原。

第一节　抗原的概念与特性

一、抗原的概念

　　抗原(antigen,Ag)是指能与 T、B 细胞的抗原受体结合,促使其增殖、分化,产生效应 T 细胞或抗体,并与之特异性结合发挥免疫效应的物质。

二、抗原的特性

　　抗原具有两个重要特性:
　　1. 免疫原性　是指抗原刺激机体产生抗体或效应 T 细胞的特性。
　　2. 免疫反应性　又称抗原性,是指抗原能与相应抗体或效应 T 细胞特异性结合,发挥免疫效应的特性。

三、抗原的分类

　　自然界中抗原物质的种类繁多,分类方法各异,目前常用的分类方法如下:
　　1. 根据抗原特性分类
　　(1) 完全抗原:是指既有免疫原性又有免疫反应性的抗原物质,如微生物、异种蛋白质等。
　　(2) 不完全抗原:又称半抗原,是指只有免疫反应性而无免疫原性的简单小分子抗原物质,如某些多糖、类脂和药物等。半抗原虽无免疫原性,但与蛋白质载体结合形成半抗原-载体复合物时,即可获得免疫原性而成为完全抗原。

2. 根据抗原刺激 B 细胞产生抗体时是否需要 Th 细胞辅助分类

(1) 胸腺依赖性抗原(thymus dependent antigen,TD‐Ag):这类抗原物质在激活 B 细胞产生抗体时需要 Th 细胞的辅助,绝大多数蛋白质抗原(如病原微生物、细胞、血清蛋白等)属于此类。TDAg 既能引起体液免疫应答(产生的抗体以 IgG 为主),也能引起细胞免疫应答,并能形成免疫记忆。

(2) 胸腺非依赖性抗原(thymin independent antigen,TI‐Ag):此类抗原不需 Th 细胞的协助,能直接刺激 B 细胞产生抗体。如细菌的脂多糖、荚膜多糖等抗原。TIAg 只能引起体液免疫应答(产生的抗体以 IgM 为主),不能引起细胞免疫应答,也不形成免疫记忆。

3. 根据抗原与机体的亲缘关系进行分类　可分为异种抗原(如细菌)、同种异型抗原(如人类红细胞血型抗原)和自身抗原(如眼晶状体蛋白)三类。

4. 根据抗原的来源进行分类　可分为天然抗原(如微生物)、人工结合抗原(如半抗原-载体复合物)及人工合成抗原(如高分子氨基酸聚合物)三类。

第二节　决定抗原免疫原性的因素

一、抗原因素

1. 异物性　异物即“非己”物质,是决定抗原免疫原性的首要条件。一般来说,抗原物质与机体种族之间的亲缘关系越远,组织结构差异越大,异物性越强,其免疫原性也就越强。异物根据来源不同,可分为三种:①异种物质:如各病原体及其代谢产物、动物蛋白制剂等对人均为异种物质,具有很强的免疫原性。②同种异体物质:同种属不同个体之间,由于遗传基因不同,其组织成分也存在着不同程度的差异。如人类红细胞血型抗原、有核细胞表面的组织相容性抗原等。③改变或隐蔽的自身物质:自身组织成分通常对机体没有免疫原性,但在外伤、感染、电离辐射或药物等作用下,自身组织结构发生改变,则可诱发自身免疫病的发生。某些自身成分(眼晶状体蛋白、精子等)在胚胎期及出生后因其解剖位置隔离从未与免疫系统接触过,若因外伤或手术一旦释放到血液中,可被机体视为异物(隐蔽的自身抗原),具有很强的免疫原性。

2. 理化性状

(1) 大分子物质:具有免疫原性的物质通常为大分子物质,相对分子量一般在 10.0 kD 以上,分子量越大,免疫原性越强。蛋白质的分子量一般较大,是良好的抗原。

(2) 结构的复杂性:相对分子量大小并非决定抗原免疫原性的绝对因素,抗原物质还必须具有复杂的化学组成与结构。例如明胶的相对分子量为 100 kD,但由于其主要成分为直链氨基酸,在体内易被降解,故免疫原性很弱。而胰岛素的相对分子量仅为 5 734,因其含有芳香族氨基酸,空间构型比较复杂,性质稳定,在体内不易降解,因而具有较强的免疫原性。若在明胶分子中加入少量酪氨酸、谷氨酸等芳香族氨基酸,则能显著增强其免疫原性。通常组成与结构复杂的物质免疫原性强,反之则较弱。

(3) 分子构象与易接近性:抗原分子的立体结构是决定抗原分子与免疫细胞抗原受体结合、引起免疫应答的关键,也是决定抗原与相应抗体结合的物质基础。若因某些原因使抗原分子构象发生改变,则可导致抗原的免疫原性改变或丧失。易接近性是指抗原分子中某些特殊化学基团与免疫活性细胞表面相应的受体相互接触的难易程度。

(4)物理状态:一般聚合状态的抗原物质较单体的免疫原性强,颗粒性抗原的免疫原性比可溶性抗原的强。因此,通常将免疫原性弱的物质聚合或吸附在一些大分子颗粒表面,以增强其免疫原性。

二、机体因素

抗原的免疫原性还与机体的遗传因素、生理状态等因素有关。个体间遗传基因不同,对同一抗原的免疫应答强度也存在差异。此外,机体的年龄、健康状况等诸多因素都能影响其对抗原的免疫应答。

三、免疫方法

抗原给予的剂量、途径、次数等均可影响免疫效果。抗原剂量以适中为宜,太低或太高剂量均可诱导免疫耐受。免疫途径以皮内最佳,其次是皮下,腹腔和静脉效果较差,口服易诱导耐受。但脊髓灰质炎疫苗(糖丸)预防途径必须经口服才能达到最佳效果。

第三节 抗原的特异性与交叉反应

一、抗原的特异性

抗原的特异是指一种抗原物质只能刺激机体产生特异性抗体和(或)效应 T 细胞,且仅能与其刺激产生的相应抗体和(或)效应 T 细胞发生特异性结合,产生免疫反应。抗原的特异性是免疫应答中最重要的特性,也是免疫学诊断和防治的理论依据。抗原的特异性是由抗原决定簇所决定的。

1. 抗原决定簇(antigenic determinant,AD) 是指存在于抗原分子表面决定抗原特异性的特殊化学基团,又称抗原表位(epitope)。一个抗原决定簇一般由 5~17 个氨基酸残基、5~7 个多糖残基或核苷酸组成。一个抗原分子可具有一种或多种不同的抗原决定簇。一种抗原决定簇只能诱导机体产生一种相应的抗体或效应 T 细胞。

2. 抗原决定簇对抗原特异性的影响 抗原决定簇是抗原与抗体或效应 T 细胞特异性结合的部位。抗原决定簇的化学组成、数量和空间构象不同,抗原的特异性也不同。

二、共同抗原和交叉反应

天然抗原物质结构复杂,大多含有多个抗原决定簇,可刺激机体产生多种特异性抗体,每种抗体只能与相应的抗原决定簇结合。有时在不同的抗原之间可以存在相同或相似的抗原决定簇,免疫学中将含有相同或相似抗原决定簇的抗原称为共同抗原(图 24-1)。由共同抗原决定簇刺激机体产生的抗体,可以与具有相同或相似抗原决定簇的不同抗原结合发生反应,称为交叉反应(图 24-1)。

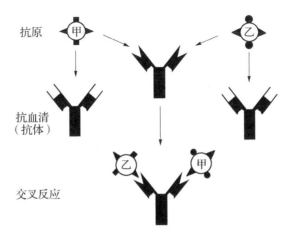

图 24 - 1 共同抗原与交叉反应示意图

第四节 医学上重要的抗原

一、异种抗原

来自其他物种的抗原称为异种抗原,主要包括:

1. 病原生物 细菌、病毒、人体寄生虫等病原生物的化学组成复杂,是含有多种抗原决定簇的复合体。如细菌含有鞭毛抗原、荚膜抗原及菌体抗原等(图 24 - 2)。

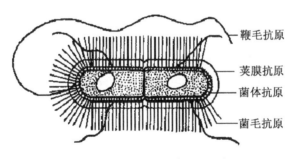

图 24 - 2 细菌各部位的抗原示意图

2. 外毒素与类毒素 外毒素是细菌的代谢产物,化学成分为蛋白质,具有很强的免疫原性,能刺激机体产生相应的抗体即抗毒素。外毒素经 0.3%～0.4% 甲醛脱毒后,失去毒性而保留免疫原性,称为类毒素。类毒素可作为人工自动免疫制剂,在预防由外毒素引起的相应疾病中起重要作用。常用的类毒素有破伤风类毒素和白喉类毒素。

3. 动物免疫血清 是用类毒素免疫动物(通常为马)所制备的含有相应抗毒素的动物血清。这种免疫血清对人体具有二重性:一方面动物免疫血清作为抗体(抗毒素),可中外毒素的毒性,起到防治疾病的作用;另一方面,它又是异种动物的血清蛋白,作为抗原可刺激机体产生超敏反应。临床常用的动物免疫血清有破伤风抗毒素、白喉抗毒素等,使用前应做皮肤过敏试验,以防超敏反应的发生。

4. 其他与医学有关的异种抗原 如植物花粉、鱼、虾、蛋、奶等完全抗原以及青霉素、磺胺、化妆品、化工原料等半抗原,有时也可引起机体产生超敏反应。

二、同种异型抗原

在同一种属不同个体间，由于基因型不同，其组织、细胞存在着的不同抗原，称为同种异型抗原。人类的主要同种异型抗原有以下两类。

（一）红细胞血型抗原

1. ABO血型抗原　根据人类红细胞表面所含A、B抗原的不同，可将人类血型分为A、B、AB和O型四种。ABO血型不符的血液互相输血会引起输血反应。临床输血前应严格"三查八对"，以防止错误输血引起严重的输血反应。

2. Rh血型抗原　是指人类红细胞膜上含有与恒河猴（Macaca rhesus）红细胞相同的抗原。红细胞膜上具有Rh抗原者称为Rh阳性血型，无Rh抗原者称为Rh阴性血型。我国汉族人群99%为Rh阳性血型。正常情况下，人类血清中不存在抗Rh的天然抗体，只有在免疫情况下Rh抗体才能产生。此外，当Rh阴性母亲连续两次怀的胎儿均为Rh阳性，第二胎有可能发生新生儿溶血症。

（二）人类主要组织相容性抗原

又称人类白细胞抗原（human leukocyte antigen，HLA），是存在于人类有核细胞表面的抗原物质。首先发现于人类白细胞表面，故称人类白细胞抗原。该抗原型别极多，不同个体差异很大，是人体内最复杂的同种异型抗原系统。HLA参与机体免疫应答及其调节，不同个体间HLA的差异也是引起异体移植排斥反应的重要原因（详见第二十七章）。

三、异嗜性抗原

异嗜性抗原是一类与种属无关，存在于人、动物、植物和微生物之间的共同抗原。最初由Forssman发现，故又称Forssman抗原。如溶血性链球菌的多糖和蛋白质抗原与人心肌、心瓣膜或肾小球基底膜之间存在共同抗原。当人体感染溶血性链球菌后所产生的抗体，可与自身肾小球基底膜、心瓣膜和心肌上的共同抗原结合，在补体等参与下，引起肾小球肾炎、风湿病或心肌炎。

四、肿瘤抗原

肿瘤抗原是细胞在癌变过程中产生的具有免疫原性的物质的总称。

1. 肿瘤特异性抗原（tumor specific antigen，TSA）　是指某种肿瘤细胞表面特有的抗原。目前，应用单克隆抗体已在人类黑色素瘤、结肠癌和乳腺癌等肿瘤细胞表面检测出肿瘤特异性抗原。

2. 肿瘤相关抗原（tumor associated antigen，TAA）　指与某种肿瘤的发生有关，但不是该肿瘤细胞所特有的抗原物质。正常细胞也可有微量表达，只是在细胞癌变时含量明显增高，因无严格肿瘤特异性，故称为肿瘤相关抗原。如甲胎蛋白（alpha-fetoprotein，AFP）是胎儿肝细胞合成的一种糖蛋白，成年人几乎检测不到，当肝细胞癌变时，体内AFP含量明显增加。因此，高含量的AFP检出对临床原发性肝癌的诊断具有重要意义。癌胚抗原（carcinoembryonic antigen，CEA）是一种与消化道肿瘤有关的抗原，检测CEA可辅助诊断结肠癌。

五、自身抗原

1. **隐蔽的自身抗原**　是指正常情况下,体内与免疫系统相对隔绝的某些自身组织成分,如眼晶体蛋白、甲状腺球蛋白、精子和脑组织等。在外伤、感染或手术不慎时,这些隐蔽的自身抗原进入血流,可引起自身免疫应答,严重时可引起自身免疫性疾病。

2. **修饰的自身抗原**　在感染、电离辐射及药物的影响下,可使自身组织结构改变形成修饰的自身抗原,可刺激机体产生免疫应答,严重时可发生自身免疫性疾病。

医学上重要的抗原及其医学意义见表 24-1。

表 24-1　医学上重要的抗原及其医学意义

医学上重要的抗原		主要医学意义
异种抗原	病原生物(微生物、寄生虫)	在引起机体感染的过程中还可导致免疫损伤、刺激机体产生相应的免疫力
	外毒素与类毒素	外毒素既有很强的毒性又有很强的免疫原性,能刺激机体产生抗毒素;外毒素经甲醛脱毒后成为没有毒性仍有免疫原性的类毒素,类毒素可作为人工自动免疫制剂(如破伤风类毒素等)
	动物免疫血清(其本质为类毒素免疫动物——马所制备的含有相应抗毒素的动物血清)	对人体具有二重性:既可中和外毒素的毒性,起到防治疾病的作用;又因是异种动物的血清蛋白(抗原),可刺激机体产生超敏反应。临床使用前应做皮肤过敏试验,避免超敏反应发生
	其他与医学有关的异种抗原(如植物花粉、鱼、虾、蛋、奶等等完全抗原以及青霉素、磺胺、化妆品、化工原料等半抗原)	可诱导机体产生超敏反应
同种异型抗原	红细胞血型抗原(ABO 血型抗原、Rh 血型抗原)	ABO 血型不符的血液互相输血会引起输血反应;需要反复输血的病人可因 Rh 血型不同引起输血反应;多胎妊娠,母婴之间可因 Rh 血型差异引起新生儿溶血症
	人类主要组织相容性抗原(HLA)	引起异体移植排斥反应的重要原因
异嗜性抗原	—	可引起交叉免疫反应
肿瘤抗原	肿瘤特异性抗原(TSA)	有助于肿瘤特异性检查与防治
	肿瘤相关抗原(TAA)	有助于肿瘤早期诊断
自身抗原	隐蔽的自身抗原	可引起自身免疫应答,严重时可引起自身免疫病
	修饰的自身抗原	

知 识 链 接

超抗原及其抗肿瘤

超抗原(super-antigen,SAg)是一类针对 T 细胞有强烈刺激作用的蛋白分子,主要是一些细菌代谢产物和逆转录病毒基因产物。这类抗原作用不受 MHC 限制,无严格的抗原特异性,刺激 T 细胞的能力较普通多肽抗原要强得多。极微量的超抗原便能激活大量的 T 细胞,能对 MHC II$^+$肿瘤细胞产生超抗原依赖性的细胞毒作用,产生很强的细胞免疫。近年来,以瑞典 Dohlsten 等为首的学者在研究超抗原理论方面取得了突出成就,超抗原本身以及抗体靶向介导的超抗原、结合在细胞表面的超抗原、肿瘤靶向性超抗原基因肿瘤疫苗以及超抗原的病毒基因治疗等在抗肿瘤领域中取得了一定进展,为肿瘤免疫治疗提供了新思路,开辟了新途径。

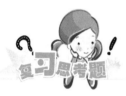

复习思考题

一、名词解释

1. 抗原　2. 抗原决定簇　3. 交叉反应

二、选择题(A 型题)

1. 属于半抗原的物质是　　　　　　　　　　　　　　　　　　　　　　　　　　　(　)

A. 外毒素　　　　B. 类毒素　　　　C. 抗毒素　　　　D. 蛋白质　　　　E. 青霉素

2. 对人体无免疫原性的物质是　　　　　　　　　　　　　　　　　　　　　　　(　)

A. 异种血型的红细胞　　　　　　　B. 自身释放的甲状腺球蛋白

C. 异体移植的皮肤　　　　　　　　D. 自体移植的皮肤

E. 动物免疫血清

3. 下列对抗原的描述错误的是　　　　　　　　　　　　　　　　　　　　　　　(　)

A. 具有异物性　　　　　　　　　　B. 具有特异性

C. 具有免疫原性　　　　　　　　　D. 具有免疫反应性

E. 具有遗传性

4. ABO 血型抗原是　　　　　　　　　　　　　　　　　　　　　　　　　　　　(　)

A. 自身抗原　　　　　　　　　　　B. 异嗜性抗原

C. 自身变异抗原　　　　　　　　　D. 同种异型抗原

E. 组织相容性抗原

5. 下列能够诱导机体产生自身免疫应答的自身成分是　　　　　　　　　　　　(　)

A. 红细胞　　　B. 白细胞　　　C. 血小板　　　D. 血浆　　　E. 精液

6. 与肾小球肾炎、心肌炎或风湿病有关的异嗜性抗原是　　　　　　　　　　　(　)

A. 乙型溶血性链球菌 M 蛋白　　　B. 变形杆菌 OX$_{19}$、OX$_2$、OX$_K$ 菌株

C. 大肠埃希菌 O$_{86}$ 菌株　　　　　D. 绵羊红细胞

E. 肺炎链球菌 14 型

7. 关于 TD - Ag 叙述正确的是　　　　　　　　　　　　　　　　　　　　　　　(　)

A. 只能引起体液免疫应答

B. 只能诱导产生 IgM 类抗体

C. 既能引起细胞免疫应答,又能引起体液免疫应答

D. 可直接激活 B 细胞产生抗体

E. 不能诱导产生免疫记忆

8. AFP 是 （ ）

A. 异种抗原　　　　　　　　　B. 同种异型抗原

C. 自身抗原　　　　　　　　　D. 肿瘤特异性抗原

E. 肿瘤相关抗原

9. 兄弟姐妹间进行器官移植引起排斥反应的物质称为 （ ）

A. 异种抗原　　　B. 异嗜性抗原　　　C. 自身抗原　　　D. 同种异型抗原　　　E. 超抗原

10. 法医上用于亲子鉴定的相关抗原是 （ ）

A. ABO 血型抗原　　B. Rh 血型抗原　　C. HLA　　　　D. AFP　　　　E. CEA

三、简答题

1. 抗原的特性是什么?其在医学上有什么重要意义?

2. 简述抗原的分类情况。

3. 医学上有哪些重要的抗原?它们分别有什么医学意义?

（齐永长）

第二十五章 免疫球蛋白

导　学

　　本章主要介绍抗体和免疫球蛋白的概念、免疫球蛋白的基本结构、生物学作用及五类免疫球蛋白的特性。学习本章内容要重点掌握抗体和免疫球蛋白的概念、免疫球蛋白的生物学功能及五类免疫球蛋白的主要特性。

第一节　抗体与免疫球蛋白的概念

一、抗体

　　抗体(antibody,Ab)是 B 细胞识别抗原后活化、增殖、分化为浆细胞,由浆细胞合成分泌的一类能与相应抗原特异性结合的球蛋白。抗体主要存在于血清等体液中,故将抗体介导的免疫称为体液免疫。

二、免疫球蛋白

　　免疫球蛋白(immunoglobulin,Ig)是指具有抗体活性或化学结构与抗体相似的球蛋白。免疫球蛋白分为分泌型和膜型两种。前者主要存在于体液中,是通常所说的各种抗体;后者是存在于 B 细胞膜上的抗原受体(BCR),又称膜型免疫球蛋白(mIg)。

三、抗体与免疫球蛋白的关系

　　抗体是免疫球蛋白,但免疫球蛋白不一定都是抗体,如多发性骨髓瘤患者血清中出现的骨髓瘤蛋白,其化学结构与抗体相似,但均无抗体活性。因此,免疫球蛋白是结构和化学本质的概念,而抗体则是生物学和功能上的概念。

第二节　免疫球蛋白的结构

　　1962 年 Porter 首先提出 IgG 分子的化学结构模式,后经许多学者证实,其他几类免疫球蛋白也都具有与 IgG 相似的基本结构。

一、免疫球蛋白的基本结构

1. 四肽链结构　免疫球蛋白的基本结构是由四条多肽链通过二硫键连接而成的对称结构,称为单体。其中两条相同的长链称为重链(heavy chain,H 链),分别由 450~550 个氨基酸残基组成;两条相同的短链称为轻链(light chain,L 链),分别由 214 个氨基酸残基组成。两条重链之间及重链与轻链之间均由二硫键连接,形成一"Y"字形结构(图 25 - 1)。

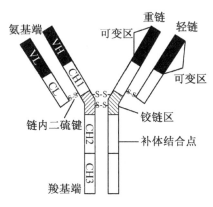

图 25 - 1　IgG 基本结构示意图

2. 可变区与恒定区　免疫球蛋白单体中每条多肽链两端游离的氨基或羧基的方向是一致的,分别命名为氨基端(N 端)和羧基端(C 端)。多肽链的氨基端 L 链的 1/2 和 H 链的 1/4 或 1/5 区段的氨基酸组成及排列顺序随抗体特异性不同而变化较大,称为可变区(variable region,V 区),用 VH 和 VL 表示,是抗体与抗原结合的部位。免疫球蛋白可变区以外的部分,氨基酸组成及排列顺序变化不大,称为恒定区(constant region,C 区),用 CH 和 CL 表示。

根据免疫球蛋白重链恒定区免疫原性的不同,可将免疫球蛋白重链分为五类,分别以希腊字母 γ、α、μ、δ 及 ε 表示,据此将免疫球蛋白分为 IgG(γ)、IgA(α)、IgM(μ)、IgD(δ)和 IgE(ε)五类。

3. 免疫球蛋白的其他结构

(1) 连接链(joining chain,J 链):是由浆细胞合成富含半胱氨酸的多肽链,主要功能是将单体免疫球蛋白分子连接为二聚体或多聚体。分泌型 IgA(SIgA)由一条 J 链连接成二聚体,IgM 由一条 J 链连接成五聚体(图 25 - 2)。

(2) 分泌片(secretory piece,SP):是由黏膜上皮细胞合成与分泌的多肽。它以非共价键方式结合到已与 J 链连接的二聚体 IgA 分子上,形成分泌型 IgA(SIgA),并介导 SIgA 向黏膜上皮外主动输送。分泌片的功能可保护 SIgA 免受环境中蛋白酶的消化作用(图 25 - 2)。

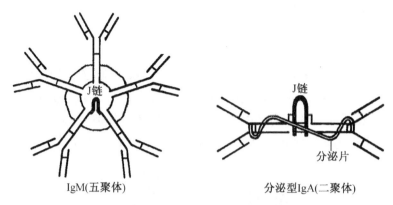

图 25-2　Ig 分子结构 J 链与分泌片示意图

二、免疫球蛋白的功能区

免疫球蛋白分子的每条肽链均可通过链内二硫键连接折叠成几个球形结构,每个球形结构约由 110 个氨基酸组成,具有一定的功能,称为免疫球蛋白功能区。IgG、IgA 和 IgD 的重链有四个功能区,即 VH、CH_1、CH_2 和 CH_3;IgM 和 IgE 的重链有五个功能区,即多一个 CH_4;轻链则有 VL 和 CL 两个功能区(图 25-1)。各功能区的主要功能如下:

1. VH 和 VL　是抗原特异性结合部位。

2. CH_1 和 CL　为免疫球蛋白遗传标志所在处。

3. IgG 的 CH_2 和 IgM 的 CH_3　是补体(Clq)结合位点,可启动补体经典激活途径;母体的 IgG 可借助 CH_2 通过胎盘。

4. IgG 的 CH_3 和 IgE 的 CH_4　IgG 的 CH_3 可与单核巨噬细胞、中性粒细胞、B 细胞和 NK 细胞表面的 IgGFc 受体结合,产生相应的生物学效应;IgE 通过 CH_4 可与肥大细胞和嗜碱性粒细胞表面的 IgEFc 受体结合,介导 I 型超敏反应。

此外,在免疫球蛋白重链 CH_1 与 CH_2 之间还存在着一个铰链区域。该区含有丰富的脯氨酸,富有弹性及伸展性,不仅有利于使抗体的抗原结合部位与不同距离的抗原决定簇结合,也有利于暴露补体结合点,为补体的经典激活途径创造条件。

三、免疫球蛋白的水解片段

1. 木瓜蛋白酶水解片段　用木瓜蛋白酶水解 IgG,可在其重链铰链区二硫键近氨基端裂解,可获得 2 个相同的抗原结合片段(fragment antigen binding,Fab)和 1 个可结晶片段(fragment crystallizable,Fc)。每个 Fab 段只有 1 个抗原结合部位,只能与 1 个抗原决定簇结合,抗原结合价为单价。Fc 段不能与抗原结合,但具有结合补体及与多种细胞表面 Fc 受体结合等生物学活性。

2. 胃蛋白酶水解片段　用胃蛋白酶水解 IgG,可在其重链铰链区二硫键近羧基端裂解,可获得 1 个 F(ab')₂ 大片段和若干无生物学活性的小分子碎片(pFc′)(图 25-3)。F(ab')₂ 片段能与两个抗原决定簇发生特异性结合,抗原结合价为二价。

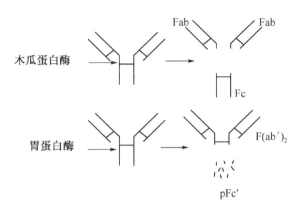

图 25－3　免疫球蛋白(Ig)水解片段示意图

由于胃蛋白酶水解 IgG 后的 F(ab′)₂ 片段,既保留了结合相应抗原的生物学活性,同时又避免了 Fc 段免疫原性可能引起的副作用,因而被广泛用作制备生物制品。如白喉抗毒素、破伤风抗毒素经胃蛋白酶水解后精制提纯的制品,因去掉重链部分的 Fc 段而能有效降低超敏反应的发生。

第三节　免疫球蛋白的生物学功能

一、可变区(V区)的功能

免疫球蛋白可变区的功能主要是特异性结合抗原。在体内可结合病原微生物及其产物,具有中和毒素、抑制病原微生物吸附和清除病原微生物等作用;在体外可发生各种抗原抗体结合的反应,有利于抗原或抗体的检测(图 25－4)。

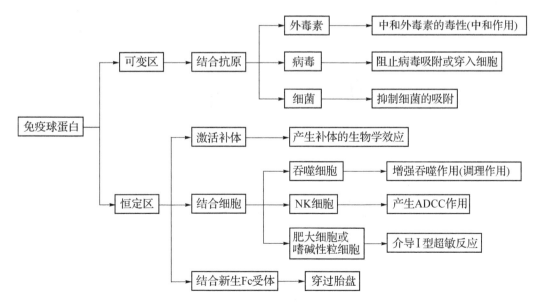

图 25－4　免疫球蛋白的生物学功能示意图

二、恒定区(C 区)的功能

1. **激活补体**　当抗体与相应抗原特异性结合后,抗体构形发生改变,暴露补体结合位点 CH_2 区,结合补体继而活化补体,产生多种生物学效应。

2. **结合细胞**　免疫球蛋白可通过 Fc 段与多种细胞表面的 Fc 受体结合,产生不同的生物学作用。①免疫调理作用:IgG 的 Fc 段与中性粒细胞、巨噬细胞表面 Fc 受体结合,可增强吞噬细胞的吞噬作用(图 25-5)。②抗体依赖性细胞介导的细胞毒作用(ADCC):IgG 的 Fc 段可与 NK 细胞表面 Fc 受体结合,能杀伤与 IgG 抗体结合的靶细胞(图 25-6)。③介导 I 型超敏反应:IgE 为亲细胞抗体,其 Fc 段能与肥大细胞、嗜碱性粒细胞表面的 Fc 受体结合,介导 I 型超敏反应(详见第三十章"超敏反应"内容)。

3. **穿过胎盘和黏膜**　IgG 是人类唯一能穿过胎盘转移到胎儿体内的免疫球蛋白。胎盘母体一侧滋养层细胞表达一种 IgG 输送蛋白(称为新生 Fc 受体),能使 IgG 主动进入胎儿血循环中。IgG 穿过胎盘的作用是一种重要的自然被动免疫机制,对于新生儿抗感染具有重要作用。此外,SIgA 可经黏膜上皮细胞进入消化道和呼吸道等黏膜,在黏膜局部发挥抗感染作用。

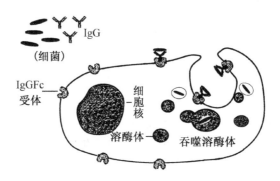

图 25-5　抗体介导的调理作用示意图

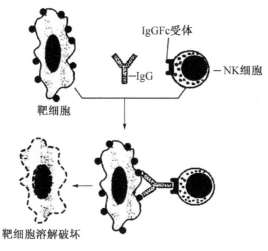

图 25-6　抗体依赖性细胞介导的细胞毒作用(ADCC)示意图

第四节　五种免疫球蛋白的特性与功能

知 识 链 接

Ig 在体内合成早知道

机体合成最早的 Ig 是 IgM，在胎儿晚期即可合成，5 个月至 1 岁达成人水平，主要由脾脏中的浆细胞合成；合成较晚的是 IgE，主要由黏膜固有层中浆细胞合成；IgG 在出生后 3 个月开始合成，5 岁达成人水平，主要由脾脏和淋巴结中浆细胞合成；IgA 在出生后 3～6 个月开始合成，4～12 岁达成人水平，主要由黏膜固有层中浆细胞合成；IgD 可在个体发育的任何时间产生。

想一想：婴儿为何在 6 个月左右最易患病？

一、IgG

IgG 是血清中含量最高的免疫球蛋白，占血清免疫球蛋白总量的 75%～85%。人体出生后 3 个月开始合成 IgG，5 岁时接近成人水平。半衰期最长（约为 23 天），也是五类免疫球蛋白中唯一能通过胎盘的免疫球蛋白。

大多数抗菌、抗毒素和抗病毒抗体属于 IgG，是抗感染免疫的"主力抗体"；IgG 还参与Ⅱ、Ⅲ型超敏反应。

二、IgM

IgM 是由五个单体构成，分子量最大，称为巨球蛋白。IgM 不能通过血管壁，主要存在于血液中，占血清免疫球蛋白总量的 5%～10%。

IgM 是个体发育中最早合成的免疫球蛋白，胎儿晚期已能产生，但不能通过胎盘，若脐带血 IgM 升高，提示胎儿有宫内感染（如风疹病毒或巨细胞病毒等感染）。IgM 也是初次体液免疫应答中最先出现的抗体，是机体抗感染免疫的"先锋抗体"。IgM 在体内半衰期为 10 天，因此血清中 IgM 含量升高说明近期有感染，可作为感染性疾病的早期诊断依据。天然的 ABO 血型抗体为 IgM。此外，IgM 也参与Ⅱ、Ⅲ型超敏反应。

三、IgA

IgA 分为血清型和分泌型两种。血清型 IgA 为单体，主要存在于血清中，占血清免疫球蛋白总量的 10%～20%。分泌型 IgA（SIgA）为二聚体，主要分布于呼吸道、胃肠道、泌尿生殖道黏膜表面及初乳、唾液和泪液等外分泌液中，在黏膜局部抗感染中发挥重要作用。

SIgA 在婴儿出生后半年左右形成，因此，6 个月以内的新生儿易患呼吸道或胃肠道感染。但通过哺乳，新生儿可从母体初乳中获取抗感染所需要的 SIgA，故应提倡母乳喂养。

四、IgD

血清中 IgD 含量很低，约占免疫球蛋白总量的 0.3%。IgD 可在个体发育的任何时间产生，半衰期仅 3 天，分为血清型 IgD 和膜型 IgD（mIgD）两种。其中前者功能尚不清楚，后者是 B 细胞成熟的标志。

五、IgE

IgE 是种系进化中最晚出现的免疫球蛋白,也是血清中含量最低的免疫球蛋白,仅占免疫球蛋白总量的 0.02%。但在寄生虫感染或超敏反应发生时,病人血清中 IgE 含量显著增高。IgE 的重要特征为亲细胞抗体,可通过其 Fc 段与肥大细胞和嗜碱性粒细胞表面的 Fc 受体结合,引起 I 型超敏反应。此外,IgE 还具有抗寄生虫感染的作用(表 25 - 1)。

表 25 - 1　五类免疫球蛋白的主要特性和功能比较

免疫球蛋白	IgG	IgM	IgA	IgD	IgE
分子量(kD)	150	950	160/400	184	190
主要存在形式	单体	五聚体	单体/二聚体	单体	单体
开始合成时间	生后 3 个月	胚胎后期	生后 4~6 个月	较晚	较晚
占血清 Ig 量比例	75%~85%	5%~10%	10%~20%	0.3%	0.02%
半衰期(d)	23	10	6	3	2.5
主要免疫作用	主力免疫作用(抗菌、抗毒素、抗病毒等);参与 II、III型超敏反应	先锋免疫作用(抗菌、抗病毒);天然血型抗体;参与 II、III型超敏反应	局部免疫作用(抑制病原体吸附黏膜上皮细胞)	血清型功能尚不清楚;膜型为 B 细胞成熟的标志	参与 I 型超敏反应,与抗寄生虫免疫有关

知 识 链 接

多克隆抗体与单克隆抗体

天然抗原分子中常含有多种不同的抗原决定簇,每一种抗原决定簇均可刺激机体的一种抗体形成细胞(即 B 细胞克隆)产生一种特异性抗体。因此,用天然抗原刺激机体的免疫系统,体内多种相应的 B 细胞克隆被激活,可产生针对多种抗原决定簇的不同抗体混合物,称为多克隆抗体。如动物免疫血清、恢复期病人血清或免疫接种人群血清。多克隆抗体的优势是:作用全面(中和作用、调理作用、ADCC 作用等),来源广泛,容易制备。其缺点是:特异性不高,易发生交叉反应。单克隆抗体是由 B 细胞杂交瘤细胞产生的。该杂交瘤细胞是用小鼠免疫脾细胞(能产生抗体的 B 细胞)与小鼠骨髓瘤细胞(能无限增殖)在体外融合而成,它具有无限增殖和合成分泌抗体的能力。一个 B 细胞克隆只产生一种抗原决定簇对应的抗体,即单克隆抗体。单克隆抗体具有特异性强、纯度高、效价高等优点,目前主要用于抗原的检测。此外,医学上将各种化疗药物、放射性核素等与识别肿瘤特异抗原或肿瘤相关抗原的单克隆抗体偶联("生物导弹"),能够特异杀伤肿瘤细胞,它能像导弹那样准确地击中目标,从而达到杀死肿瘤细胞而又不波及正常组织细胞的目的。采取这种"生物导弹"技术还可用于体内定位诊断。

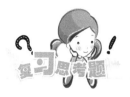

一、名词解释

1. 抗体　2. 免疫球蛋白　3. ADCC 作用

二、选择题（A 型题）

1. 产生抗体的细胞是　　　　　　　　　　　　　　　　　　　　　　（　　）

A. B 细胞　　　　B. T 细胞　　　　C. 浆细胞　　　　D. 肥大细胞　　　　E. 巨噬细胞

2. IgG 分子可与抗原结合的部位是　　　　　　　　　　　　　　　　　　（　　）

A. CH1 区　　　　B. CH2 区　　　　C. CH3 区　　　　D. 铰链区　　　　E. VL 和 VH 区

3. IgG 分子 Fab 段的功能是　　　　　　　　　　　　　　　　　　　　（　　）

A. 激活补体　　　　　　　　B. 特异性结合抗原

C. 结合细胞　　　　　　　　D. 穿过胎盘屏障

E. 穿过黏膜

4. 唯一能够通过胎盘屏障的抗体是　　　　　　　　　　　　　　　　　　（　　）

A. IgG　　　　B. IgM　　　　C. SIgA　　　　D. IgD　　　　E. IgE

5. 在寄生虫感染时,含量明显升高的 Ig 是　　　　　　　　　　　　　　　（　　）

A. IgG　　　　B. IgM　　　　C. IgA　　　　D. IgD　　　　E. IgE

6. 机体抗感染的主要抗体是　　　　　　　　　　　　　　　　　　　　　（　　）

A. IgM　　　　B. IgA　　　　C. IgG　　　　D. IgE　　　　E. IgD

7. 新生儿脐血中哪类 Ig 水平增高提示胎儿有宫内感染　　　　　　　　　（　　）

A. IgA　　　　B. IgM　　　　C. IgG　　　　D. IgD　　　　E. IgE

8. 可用于传染病早期诊断的抗体是　　　　　　　　　　　　　　　　　　（　　）

A. IgE　　　　B. IgA　　　　C. IgM　　　　D. IgG　　　　E. IgD

9. 新生儿易患呼吸道、胃肠道感染可能与下列哪种 Ig 合成不足有关　　　（　　）

A. IgG　　　　B. IgM　　　　C. IgA　　　　D. SIgA　　　　E. IgE

10. 能与肥大细胞表面 Fc 受体结合后介导 I 型超敏反应的 Ig 是　　　　（　　）

A. IgG　　　　B. IgM　　　　C. IgA　　　　D. IgA　　　　E. IgE

三、简答题

1. 简述免疫球蛋白的分类。

2. 简述免疫球蛋白的生物学功能。

3. 简述五类免疫球蛋白的主要特点及功能。

（齐永长）

第二十六章 补体系统

本章主要介绍补体的概念、组成、性质、激活途径和生物学作用。在学习本章内容时,要重点掌握补体的概念和主要生物学作用。

第一节　补体概述

知　识　链　接

补体的发现

早在 19 世纪末,比利时科学家 Bordet Jules 发现在新鲜免疫血清内加入相应细菌,无论进行体内或体外实验,均可以将细菌溶解,将这种现象称之为免疫溶菌现象。如果将免疫血清加热至 60℃ 30 分钟则丧失溶菌能力而只表现为凝集现象,若再加入新鲜免疫血清则又出现溶菌现象,从而证明免疫血清中含有两种物质与溶菌现象有关,即对热稳定的组分——抗体和对热不稳定的组分——补体。其后又证实了抗各种动物红细胞的抗体加入补体成分亦可引起红细胞的溶解现象。自此建立了早期的补体概念,即补体为正常血清中的单一组分,它可被抗原与抗体形成的复合物所活化,产生溶菌和溶细胞现象。

一、补体的概念

补体(complement, C)是存在于人和脊椎动物血清与组织液中一组与免疫有关,经活化后具有酶活性的蛋白质。补体有 30 多种蛋白组成,故称为补体系统。因其可辅助特异性抗体介导溶菌或溶细胞作用,因而得名补体。

二、补体系统的组成及命名

1. 补体系统的组成　根据补体系统各成分的功能分为三类：

（1）补体的固有成分：存在于体液中，主要参与补体的激活过程。包括 C1～C9、B 因子、D 因子和 P 因子等。

（2）补体调节蛋白：以可溶性或膜结合形式存在，参与补体激活的调节，包括 C1 抑制因子、I 因子、H 因子等。

（3）补体受体（CR）：存在细胞膜上，介导补体活性片段或调节蛋白发挥生物学效应，包括 CR1～CR5、C2aR、C3aR、C5aR 等。

2. 补体系统的命名　补体系统命名的一般规律为：将参与经典激活途径的补体成分以符号"C"表示，按其被发现的先后顺序分别命名为 C1（C1q、C1r、C1s）、C2……C9；补体系统其他成分以英文大写字母表示，如 B 因子、D 因子、H 因子等；补体调节蛋白多以功能命名，如 C1 抑制物等；补体活化后的裂解片段，在其符号后另加小写英文字母表示，如 C3a、C3b（a 为小片段，b 为大片段）等；补体成分被激活时，则在数字或代号上方加一短线表示，如 $\overline{C1}$、$\overline{C462b}$ 等；被灭活后的成分在其符号前加 i 表示，如 iC3b。

三、补体系统的理化性质

补体系统各成分大多由肝细胞合成，少数由巨噬细胞和肠黏膜上皮细胞等合成。其化学成分均为糖蛋白，多为 β 球蛋白，少数为 γ 或 α 球蛋白，约占血清球蛋白总量的 10%，其中 C3 含量最高，D 因子含量最低。补体性质不稳定，56 ℃30 分钟可使其灭活；室温下也易失活；在 0～10 ℃其活性仅能保持 3～4 日。故补体标本应保存在 −20 ℃以下。临床上检测补体活性时，应采用新鲜血清，并及时送检。

第二节　补体系统的激活

正常情况下，多数补体成分以非活性形式存在，只有在某些活化物的作用下或在特定的某些固相物质表面上，补体各成分才能依次被激活。每当前一组成分被激活，即具备了裂解下一组成分的活性，使补体分子以连锁反应方式依次被激活（称级联酶促反应）而产生各种生物学效应。补体的激活途径有三条：经典途径、旁路途径和 MBL 途径。三条途径具有共同的末端通路，即膜攻击复合物的形成，引起细胞溶解效应。

一、补体激活的经典途径

经典途径又称传统途径，其主要激活物是 IgG（IgG1～IgG3）或 IgM 类抗体与相应抗原形成的免疫复合物。补体成分的激活顺序为：C1→C4→C2→C3→C5～C9。整个激活过程可人为地分为识别、活化和膜攻击三个阶段。

1. 识别阶段　是 C1 识别免疫复合物形成活化的 C1s 酯酶阶段。当抗体与相应的抗原结合后，抗体发生变构，其 Fc 段的补体结合位点暴露，被 C1q 识别，并与之结合，导致 C1q 构象改变，在 Ca^{2+} 参与下，相继激活 C1r、C1s，活化的 C1s 具有酯酶的活性。

C1 活化需要一定条件，1 个 C1q 分子有 6 个球形结构组成，必须同时与 2 个以上免疫球蛋白的 Fc 段结合（桥联）才能使其发生构象改变（图 26 - 1），进而导致 C1r 和 C1s 的相继活化。由于 IgG 为单体，需要 2 个或 2 个以上 IgG 分子相互靠拢后才能与 C1q 结合，而 IgM 为五聚体，单个 IgM 分子即可结合 C1q，故 IgM 激活补体的能力大于 IgG。

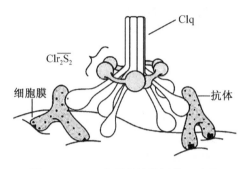

图 26-1　C1 分子结构及活化示意图

2. 活化阶段　是 C3 转化酶($\overline{\text{C462a}}$)和 C5 转化酶($\overline{\text{C462a3b}}$)形成阶段。具有酶活性的 C1s 分别裂解 C4、C2，产生的 C4b 和 C2a 结合到靶细胞膜上，形成 $\overline{\text{C4b2a}}$，即 C3 转化酶。$\overline{\text{C4b2a}}$ 裂解 C3，产生的 C3b 与 $\overline{\text{C4b2a}}$ 结合，形成 $\overline{\text{C4b2a3b}}$，即 C5 转化酶。补体裂解过程中生成的小分子 C4a、C2b、C3a 释放到液相中，发挥各自的生物学活性。

3. 膜攻击阶段　是形成攻膜复合物(MAC)、裂解靶细胞阶段，也是补体活化的共同末端效应阶段。在 C5 转化酶的作用下，使 C5 裂解成 C5a 和 C5b，C5a 释放到液相中，C5b 继续结合在细胞膜表面，依次与 C6、C7、C8 结合形成 C5b678 复合物，C8 是 C9 的结合部位，通常可与 12～15 个 C9 分子结合，共同组成攻膜复合物 C5b6789n (membrane attack complex, MAC)，MAC 贯穿整个靶细胞膜，形成跨膜通道，使电解质从细胞内逸出，水分子大量进入，导致靶细胞膨胀破裂(图 26-2)。

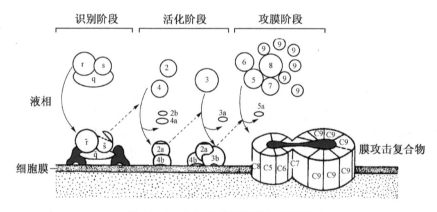

图 26-2　补体经典激活途径示意图

二、补体激活的旁路途径

旁路途径又称替代途径。其激活过程不需要 C1、C4、C2 参加，而直接从 C3 开始活化，然后完成 C5～C9 活化的级联反应。参与的补体成分还包括 B 因子、D 因子和 P 因子(备解素)。

本途径激活物主要是脂多糖(细菌内毒素)、酵母多糖、葡聚糖、菊糖、凝聚的 IgA 和 IgG4 等物质(图 26-3)。

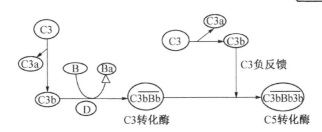

图 26-3 补体旁路激活途径示意图

三、补体激活的 MBL 途径

MBL 是一种具有凝集素作用的钙依赖性糖蛋白(甘露聚糖结合凝集素),属于凝集素家族,正常血清中含量极低,在病原微生物感染早期,肝细胞合成与分泌 MBL 增加。MBL 可与细菌的甘露糖残基结合,再与丝氨酸蛋白酶结合,形成 MBL 相关的丝氨酸蛋白酶(MBL-associated serine protease,MASP)。该酶的生物学活性与活化的 C1s 相同,可裂解 C4 和 C2,形成 C3 转化酶,之后的反应过程与经典途径相同。

旁路途径和 MBL 途径的活化不需抗原抗体复合物参与,故在病原微生物感染时补体发挥作用顺序依次是旁路途径、MBL 途径、经典途径。当经典途径和 MBL 途径活化时,通过 C3 放大途径也可活化旁路途径,由此可见,通过 C3 活化为中心将补体的三条激活途径紧密联系在一起(图 26-4)。补体三条激活途径比较见表 26-1。

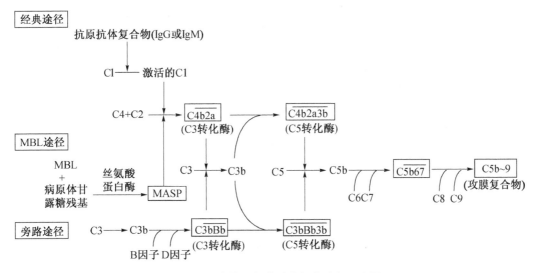

图 26-4 补体三条激活途径全过程示意图

表 26-1 补体三条激活途径比较

比较项目	经典途径	旁路途经	MBL 途径
激活物质	抗原抗体(IgG1~IgG3 或 IgM)复合物	细菌脂多糖、酵母多糖等	病原体表面的糖结构
参与补体成分	C1~C9	C3,C5~C9,B 因子、D 因子、P 因子	C2~C9
所需离子	Ca^{2+}、Mg^{2+}	Mg^{2+}	Ca^{2+}、Mg^{2+}

比较项目	经典途径	旁路途经	MBL 途径
C3 转化酶	$\overline{C4b2a}$	$\overline{C3bBb}$	$\overline{C4b2a}$
C5 转化酶	$\overline{C4b2a3b}$	$\overline{C3bBb3b}$	$\overline{C4b2a3b}$
作用	参与特异性免疫,感染后期发挥作用	参与非特异性免疫,感染早期发挥作用	参与非特异性免疫,感染急性期发挥作用

第三节　补体系统的生物学作用

补体系统激活后最终在靶细胞膜表面组装 MAC,发挥多种生物学作用,主要包括以下几个方面。

一、溶解细胞作用

补体系统激活后,可在靶细胞表面形成 MAC,从而导致靶细胞(如肿瘤细胞、病毒感染细胞或其他靶细胞)溶解,这是机体抗感染免疫的重要防御机制。在某些病理情况下,自身抗体与相应抗原结合后可激活补体的经典途径,导致自身组织细胞损伤。

二、调理作用

补体活化片段 C3b、C4b 是重要的调理素,通过其氨基端与细菌等靶细胞结合,羧基端可与吞噬细胞表面的补体受体结合,促进吞噬细胞对靶细胞的吞噬与杀伤。补体的这种调理吞噬作用,是机体抗感染免疫的重要防御机制之一。

三、免疫黏附与清除免疫复合物作用

免疫复合物或细菌激活补体之后,可通过 C3b 黏附于具有 C3b 受体(CR1)的红细胞、血小板等细胞上,形成较大的聚合物,有助于吞噬细胞吞噬清除免疫复合物,即为免疫黏附作用。免疫黏附作用可增强机体的抗感染或清除循环免疫复合物的能力。

四、介导炎症反应

1. 过敏毒素作用　C3a、C4a 和 C5a 具有过敏毒素作用,可与肥大细胞、嗜碱性粒细胞表面相应受体结合,促使其脱颗粒,释放组胺等生物活性介质,引起毛细血管扩张及通透性增加、平滑肌收缩、局部水肿等过敏性炎症反应。

2. 趋化作用　C3a、C5a、C5b67 具有趋化作用,能吸引具有相应受体的吞噬细胞向炎症区域游走和聚集,增强炎症反应。

3. 激肽样作用　C2b 具有激肽样作用,能使毛细血管扩张、通透性增加,引起充血和水肿。

五、免疫调节作用

补体活化产物可通过多种作用机制,参与免疫应答的调节,如 C3b/C4b 介导的调理作用,可促进 APC 对抗原的摄取与提呈,有助于启动特异性免疫应答;C3b 与 B 细胞表面 CR1

结合,使 B 细胞活化、增殖、分化为浆细胞;NK 细胞结合 C3b 后可增强对靶细胞的 ADCC 作用。

补体各成分及其裂解片段的主要生物学作用见表 26-2。

表 26-2 补体主要生物学作用

补体主要 生物学作用	参与反应的 主要补体成分	作用特点
溶解细胞作用	C1~C9	攻膜复合物介导靶细胞(细菌、病毒感染细胞、肿瘤细胞、其他靶细胞等)溶解
调理作用	C3b、C4b	C3b、C4b 结合于吞噬细胞表面的相应受体,促进吞噬细胞处理抗原
免疫黏附、清除 免疫复合物作用	C3b	C3b 黏附于具有 C3b 受体的红细胞或血小板上,形成较大聚合物,有助于吞噬细胞吞噬清除免疫复合物
过敏毒素作用	C3a、C4a、C5a	过敏毒素与肥大细胞、嗜碱粒细胞相应受体结合,使其释放组胺等活性介质,引起过敏反应
趋化作用	C3a、 C5a、C5b67	趋化因子吸引吞噬细胞至其存在的炎症局部,有助于吞噬清除抗原
激肽样作用	C2b	增强血管通透性,引起局部充血和水肿

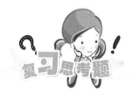

一、名词解释

1. 补体　2. 补体调理作用　3. 免疫黏附

二、选择题(A 型题)

1. 补体经典途径的激活顺序是　　　　　　　　　　　　　　　　　　　　　　　　　(　　)

A. C1、C2~C9　　　　　　　　　　　B. C1、C4、C2、C3、C5~C9

C. C1、C2、C4、C3~C9　　　　　　　D. C3、C5~C9

E. C1、C5、C4、C2、C3~C9

2. 以下不是补体生物学作用的是　　　　　　　　　　　　　　　　　　　　　　　　(　　)

A. 结合抗原作用　　B. 调理作用　　C. 炎症介质作用　　D. 溶菌作用　　E. 穿过黏膜

3. 存在于正常人血清中激活后具有酶活性的蛋白质是　　　　　　　　　　　　　　　(　　)

A. 补体　　　　B. 抗体　　　　C. 抗毒素　　　　D. 干扰素　　　　E. 细胞因子

4. 具有趋化作用的补体成分是　　　　　　　　　　　　　　　　　　　　　　　　　(　　)

A. C2a　　　　B. C2b　　　　C. C3b　　　　D. C5b　　　　E. C5b67

5. 关于补体的叙述错误的是　　　　　　　　　　　　　　　　　　　　　　　　　　(　　)

A. 以无活性的酶原形式存在　　　　　　B. 化学成分为糖蛋白

C. C1q 的含量最高　　　　　　　　　　D. C3 含量最高

E. 易被理化因素灭活

6. 参与攻膜阶段的补体成分是　　　　　　　　　　　　　　　　　　　　　　　　　(　　)

A. C1、C0   B. C1~C3   C. C1~C4   D. C1~C5   E. C5~C9

7. 同时具有过敏毒素和趋化作用的补体成分是   ( )

A. C3b、C4b   B. C3a、C4a、C5a

C. C1q、C1r、C1s   D. C3a、C5a

E. C3a、C5a、C5b67

8. 具有激肽样作用的补体成分是   ( )

A. C3a   B. C4a   C. C5a   D. C2b   E. C1r

9. 同时具有调理作用和免疫黏附作用的补体成分是   ( )

A. C3a、C5a   B. C4a、C5a

C. C1q、C1r、C1s   D. C3b

E. C4 b、C5b67

10. 关于 C3 叙述错误的是   ( )

A. 血清中含量最高   B. 是参与三条激活途径的成分

C. 可被裂解为 C3a、C3b   D. C3a 具有调理作用

E. C3b 具有免疫黏附作用

三、简答题

1. 简述补体系统的组成成分及理化特性。

2. 比较补体三条激活途经的主要差异。

3. 简述补体主要生物学作用及其特点。

（齐永长）

第二十七章 主要组织相容性复合体

导　学

主要组织相容性复合体(MHC)是一组与移植排斥反应、免疫应答密切相关的基因群。人类的 MHC 称为人类白细胞抗原(HLA)基因复合体。本章主要介绍 HLA 基因复合体及其编码产物 HLA 分子,重点掌握 HLA 的概念、分布及生物学功能。

第一节　主要组织相容性复合体的概念及基因结构

一、主要组织相容性复合体的概念

在人类同种异体或同种不同品系动物(除无颌类外的所有脊椎动物)个体间进行组织器官移植时,可因两者组织细胞表面同种异型抗原存在差异而发生移植排斥反应。这种引起移植排斥反应的同种异型抗原称为组织相容性抗原(histocompatibility antigen,HA)或移植抗原(transplantation antigen,TA)。HA 包括多种复杂的抗原系统,其中能引起迅速而强烈的排斥反应的抗原系统称为主要组织相容性抗原(major histocompatibility antigen,MHA)系统。编码 MHA 的基因群称为主要组织相容性复合体(major histocompatibility complex,MHC)。因为人类的 MHA 首先在白细胞表面发现的,故人类的 MHA 又称人类白细胞抗原(human leucocyte antigen,HLA),而将编码 HLA 的基因群称为 HLA 基因复合体。

二、主要组织相容性复合体的结构

人类的 HLA 基因复合体位于第 6 号染色体短臂上,DNA 片段长度为 3 600 kb。其基因结构十分复杂,根据其编码的产物不同,从着丝点一侧起将其依次分为Ⅱ类基因区、Ⅲ类基因区和Ⅰ类基因区(图 27-1)。

1. HLA-Ⅰ类基因区　该基因区集中在远离着丝点的一端,按序包括 B、C、A 三个经典的基因座位,仅编码 HLA-Ⅰ类分子异二聚体中的重链。轻链称为 β_2 微球蛋白($\beta_2 m$),由第 15 号染色体上的基因编码。

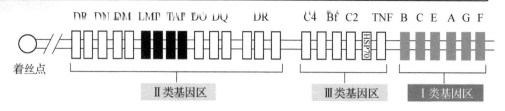

图 27-1　人类 HLA 基因结构示意图

2. HLA-Ⅱ类基因区　位居 HLA 基因复合体中靠近着丝点处,结构较为复杂,包含按序排列的 DP、DQ、DR 三个经典亚区和一些与抗原处理和提呈有关的基因,HLA-Ⅱ类基因区编码 HLA-Ⅱ类分子。

3. HLA-Ⅲ类基因区　Ⅲ类基因区的基因位居Ⅰ类与Ⅱ类基因区之间,新近检出多个免疫功能相关基因,多数和炎症反应有关,分属以下四个家族:肿瘤坏死因子基因家族、转录调节基因或类转录因子基因家族、MHCⅠ类链相关分子(MIC)和热休克蛋白基因家族。

第二节　HLA 的分子结构、分布及功能

一、HLA-Ⅰ类分子和 HLA-Ⅱ类分子的结构

1. HLA-Ⅰ类分子结构　HLA-Ⅰ类分子是由一条重链(α链)和一条轻链(β链)通过非共价键结合形成的异二聚体。α链为跨膜糖蛋白,由细胞内延伸到细胞外,其全长可分为三段四区:胞内段(胞质区)、跨膜段(跨膜区)和胞外段(包括免疫球蛋白样区、抗原肽结合区)(图 27-2)。α链通过跨膜段和胞内段固定在细胞膜上,胞外段从 N 端开始形成 α_1、α_2、α_3 三个结构域,远膜端的 α_1 和 α_2 两个结构域构成抗原结合槽(内源性抗原肽结合区);β链可自由存在于血液,电泳位于 β_2 位置,故又称 β_2 微球蛋白($\beta_2 m$)。$\beta_2 m$ 不是跨膜蛋白,通过非共价键与α链连接在一起。$\beta_2 m$ 与 α_3 结构域共同构成免疫球蛋白样区,是 HLA-Ⅰ类分子与 T 细胞表面 CD8 分子识别结合的部位。

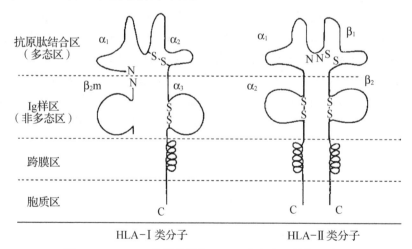

图 27-2　HLA-Ⅰ类分子和 HLA-Ⅱ类分子结构示意图

2. HLA-Ⅱ类分子的结构　HLA-Ⅱ类分子是由α链和β链以非共价键结合而成的异二聚体。α链和β链均为跨膜糖蛋白,它们的编码基因均位于 HLA-Ⅱ类基因区的 D 区内。

每条链类似 HLA - Ⅰ类分子中的 α 链,分为"三段四区",且跨膜段和胞内段的结构与 HLA - Ⅰ类分子相似(图 27 - 2)。但胞外段各含有两个结构类似的结构域,从 N 端开始,分别称为 α_1、α_2 和 β_1、β_2。其中,位于远膜端的 α_1 和 β_1 结构域形成抗原结合槽,是 HLA - Ⅱ类分子结合外源性抗原的区域;α_2 和 β_2 位于近膜端,为免疫球蛋白样区,是 HLA - Ⅱ类分子与 T 细胞表面 CD4 分子识别结合的部位。

二、HLA - Ⅰ类分子和 HLA - Ⅱ类分子的分布

膜结合形式的 HLA - Ⅰ类分子主要分布于体内所有有核细胞表面,包括血小板和网织红细胞表面;可溶形式的 HLA - Ⅰ类分子见于血清、初乳和尿液等体液中。HLA - Ⅱ类分子主要表达于专职 APC(树突状细胞、B 细胞、巨噬细胞)表面以及其他少数细胞(胸腺上皮细胞、活化的 T 细胞等)的表面。

三、HLA - Ⅰ类分子和 HLA - Ⅱ类分子的生物学功能

1. 提呈抗原 HLA - Ⅰ类分子提呈内源性抗原,供 CD8+ T 细胞识别;HLA - Ⅱ类分子提呈外源性抗原,供 CD4+ T 细胞识别。

2. 限制特异性免疫应答 这是由免疫应答的限制性特点(双识别)所决定的。APC 摄取抗原后,将抗原加工成抗原肽,并与 HLA 分子形成抗原肽 - HLA - Ⅰ/Ⅱ类分子复合物。CD4+ T 细胞通过 TCR 识别外源性抗原肽,通过 CD4 分子识别 APC 表面的 HLA - Ⅱ类分子;CD8+ T 细胞通过 TCR 识别内源性抗原肽,通过 CD8 分子识别 APC 表面的 HLA - Ⅰ类分子。

3. 参与 T 细胞分化过程 胸腺上皮细胞以及其他 APC 上的 HLA - Ⅰ/Ⅱ类分子通过提呈自身蛋白质抗原肽,参与 T 细胞在胸腺中的发育过程。

4. 参与移植排斥反应 在同种异体间进行组织器官移植时,HLA - Ⅰ/Ⅱ类分子作为同种异型抗原,可刺激机体产生强烈的移植排斥反应。

HLA - Ⅰ类分子和 HLA - Ⅱ类分子的结构、分布及生物学功能特点见表 27 - 1。

表 27 - 1　HLA - Ⅰ类分子和 HLA - Ⅱ类分子的结构、分布及生物学功能

HLA 分子类型	分子结构组成	抗原肽结合结构域	分布情况	主要生物学功能
HLA - Ⅰ类分子	α 链 + β_2m	$\alpha_1 + \alpha_2$	所有有核细胞表面及血清、初乳和尿液等体液中	提呈内源性抗原肽,供 CD8+ T 细胞识别
HLA - Ⅱ类分子	α 链 + β 链	$\alpha_1 + \beta_1$	APC、活化的 T 细胞等	提呈外源性抗原肽,供 CD4+ T 细胞识别

第三节　HLA 在医学上的意义

一、HLA 与移植排斥反应

临床实践证明,器官移植的成败主要取决于供、受者间的组织相容性,其中 HLA 等位基因的匹配程度尤为重要。组织相容性程度的确定,涉及对供者和受者分别作 HLA 分型和进行供受间交叉配合试验。HLA 型别匹配的程度由高到低的顺序是:同卵双生者>同胞>亲

属⌒无亲缘关系者。

二、HLA 与输血反应

临床发现多次接受同型血输血的病人会发生非溶血性输血反应,主要与病人血液中存在的抗白细胞和抗血小板 HLA 的抗体有关。因此,对多次接受输血者应注意选择 HLA 相同或不含抗白细胞抗体的血液,以避免此类输血反应的发生。

三、HLA 与疾病的关联

从第一个被发现与 HLA 有明确联系的疾病以来,迄今记录在案和 HLA 关联的疾病已达 500 余种,以自身免疫疾病为主,也包括一些肿瘤和传染性疾病。典型的例子是强直性脊柱炎,患者 HLA - B27 抗原阳性在 58%～97%。研究 HLA 与疾病的相关性可有助于对某些疾病的诊断、预测、分类及预后判断。

四、HLA 异常表达与临床疾病

细胞表面 HLA 异常表达(升高或降低),均可导致疾病的发生。如恶变细胞表面的 HLA - Ⅰ类分子的表达往往降低甚至缺失,以致不能有效地激活特异性 $CD8^+$ Tc 细胞,造成恶变细胞逃避了机体的免疫监视,进而发展为肿瘤;相反,某些自身免疫病的靶细胞,如 Graves 病患者的甲状腺上皮细胞、1 型糖尿病患者的胰岛 β 细胞等,原先不表达 HLA - Ⅱ类分子,可被诱导表达 HLA - Ⅱ类分子,从而启动自身免疫反应,导致自身免疫病的发生。上述异常表达的机制及其免疫病理学意义未明,可能和它们促进免疫细胞的过度活化有关。

五、HLA 与法医学

编码 HLA 的基因为单倍型遗传,子代 HLA 基因型是由其双亲各一单倍型组成,即子代与亲代间必然有一个单倍型相同。法医学中据此可进行亲子鉴定。此外,由于编码 HLA 基因的多样性(同一个体中 HLA 基因座位的变化)及多态性(群体中各基因座位等位基因数量的变化),无血缘关系的人群中,HLA 表型完全相同的概率极低,据此可协助法医鉴定死者或罪犯身份。

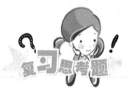

复习思考题

一、名词解释

1. MHC   2. HLA

二、选择题(A 型题)

1. 与强直性脊柱炎密切相关的 HLA 分子是   (   )

A. HLA - A5   B. HLA - B8   C. HLA - B27   D. HLA - B7   E. HLA - DR3

2. 进行器官移植时常常会发生排斥反应,此时 HLA 分子被认为是   (   )

A. 异种抗原   B. 异嗜性抗原

C. 同种异型抗原   D. 同种抗原

E. 改变的自身抗原

3. 不是由 HLA 基因编码的产物是 （ ）

A. HLA-Ⅱ类分子 α 链　　　　　　 B. HLA-Ⅰ类分子 α 链

C. β_2 微球蛋白(β_2m)　　　　　 D. HLA-Ⅱ类分子 β 链

E. 低分子量多肽(LMP)

4. HLA 基因复合体定位于 （ ）

A. 第 2 号染色体　　　　　　　　 B. 第 6 号染色体

C. 第 9 号染色体　　　　　　　　 D. 第 15 号染色体

E. 第 17 号染色体

5. 器官移植中的最佳供者是 （ ）

A. 受者父母　　　　　　　　　　 B. 受者同胞兄弟姐妹

C. 受者妻子　　　　　　　　　　 D. 受者单卵孪生同胞兄弟姐妹

E. 受者子女

6. 专职 APC 提呈外源性抗原的关键性分子是 （ ）

A. HLA-Ⅰ类分子　　　　　　　 B. HLA-Ⅱ类分子

C. HLA-Ⅲ类分子　　　　　　　 D. CD1 分子

E. 黏附分子

三、简答题

1. 区别 MHC 与 HLA 两者间的关系。

2. 比较 HLA-Ⅰ类分子和 HLA-Ⅱ类分子的结构、分布及生物学功能。

3. 简述 HLA 的医学意义。

（尚　智）

第二十八章 免疫应答

第一节　免疫应答概述

一、免疫应答的概念与类型

　　1. 免疫应答的概念　是指机体的免疫系统受到抗原刺激后,免疫活性细胞对抗原的识别、自身活化、增殖、分化,产生特异性免疫效应的全过程。

　　2. 免疫应答的类型　见表 28-1。

表 28-1 免疫应答的类型

分类依据	免疫应答类型	举 例
依据介导免疫应答的细胞	①T 细胞介导的细胞免疫	抗胞内寄生菌感染
	②B 细胞介导的体液免疫	抗毒素中和外毒素
依据抗原刺激的反应状态	①正免疫应答(免疫应答)	抗感染、抗肿瘤等
	②负免疫应答(免疫耐受)	对自身抗原表现为自身免疫耐受
依据抗原刺激机体的顺序	①初次应答	抗原第一次进入机体引起的免疫应答
	②再次应答	机体再次接触相同抗原引起的免疫应答

二、免疫应答的场所

外周免疫器官(特别是淋巴结和脾)是免疫活性细胞接受抗原刺激,产生免疫效应的主要场所,APC 和淋巴细胞是免疫应答产生的主要物质基础。

免疫应答的重要生物学意义是:机体能及时清除体内抗原性异物,维护自身的生理平衡与稳定。如抗感染免疫和抗肿瘤免疫等。但在某些情况下,免疫应答也可对机体造成损伤或生理功能紊乱,引起超敏反应或其他免疫性疾病。

三、免疫应答的基本过程

免疫应答过程复杂,可人为地分为三个阶段(图 28-1)。

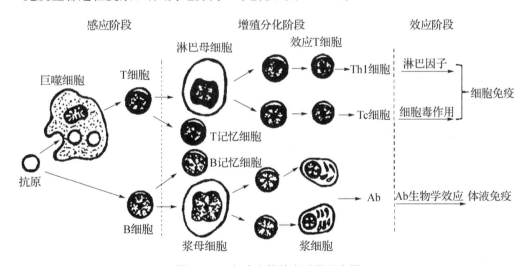

图 28-1 免疫应答基本过程示意图

1. 感应阶段(抗原识别阶段) 为抗原提呈与识别过程,包括抗原提呈细胞(APC)摄取、加工、提呈抗原和抗原特异性淋巴细胞(T、B 细胞)识别抗原两个步骤。

(1) APC 提呈抗原:进入机体的抗原被 APC 摄取后,在 APC 内将其加工或处理后变为抗原肽并与 HLA-Ⅰ/Ⅱ类分子结合,以抗原肽-HLA-Ⅰ/Ⅱ类分子复合物形式表达于 APC 表面。

(2) T、B 细胞识别抗原:B 细胞通过细胞表面的抗原受体(BCR)特异性识别并结合抗原。T 细胞需要双识别,即 T 细胞表面抗原受体(TCR)与抗原肽识别并结合;CD4+、CD8+分子分别与 HLA-Ⅱ类分子、HLA-Ⅰ类分子识别并结合,即 HLA 的限制性。

2. 增殖分化阶段 为免疫活性细胞活化、增殖与分化阶段。T、B 淋巴细胞接受抗原刺激后,活化、增殖、分化为效应淋巴细胞或浆细胞,并分泌免疫效应分子(淋巴因子或抗体)。在此阶段,部分淋巴细胞中途停止分化,成为记忆细胞(Tm/Bm)。记忆细胞具有记忆抗原信息的功能,且寿命较长,可在体内存活数月至数年或更长时间。在间隔一定的时间后,当它们再次遇到相同抗原时,可迅速增殖分化为效应 T 细胞或浆细胞,发挥特异性免疫效应。

3. 效应阶段 为免疫效应物质发挥免疫作用的阶段。效应 T 细胞通过释放淋巴因子或直接细胞毒作用发挥细胞免疫效应;抗体与相应抗原结合后,通过中和作用、调理作用、ADCC 等发挥体液免疫效应。

四、免疫应答的特点

免疫应答具有特异性、获得性、排他性、多样性、记忆性、转移性、耐受性等特点,其中,特异性、记忆性和耐受性是适应性免疫应答最重要的特点。

第二节 B 细胞介导的体液免疫应答

一、体液免疫的概念

B 淋巴细胞接受抗原刺激后活化、增殖、分化为浆细胞,浆细胞合成并分泌抗体发挥免疫效应。因抗体主要存在于各种体液中,故将 B 细胞介导的免疫应答称为体液免疫应答,简称体液免疫。

二、抗体产生的一般规律

1. 初次应答 指抗原物质初次进入机体引起的免疫应答。

2. 再次应答 指初次应答中所形成的记忆细胞再次接触相同抗原刺激后所产生的迅速、高效、持久的免疫应答,即再次应答,或称回忆应答。

初次应答与再次应答的反应特点是完全不同的,两者区别见表 28-2。

表 28-2 初次应答与再次应答的区别

区别点	初次应答	再次应答
反应潜伏期	长(1~2 周)	短(1~2 天)
产生抗体量	少,效价低	多,效价高
产生抗体种类	主要为 IgM	主要为 IgG
抗体亲和力	低	高
免疫维持时间	短	长

初次应答和再次应答均先产生 IgM,后产生 IgG。IgM 维持时间短,初次应答中当 IgM 接近消失时才出现 IgG 类抗体;再次应答中增多的抗体主要是 IgG,IgM 含量与初次应答相似(图 28-2)。

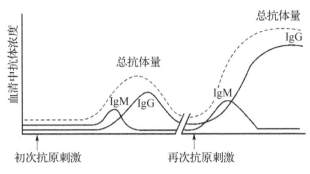

图 28-2 抗体产生的一般规律示意图

3. 抗体产生规律的意义 ①指导预防接种：由于抗体产生需一定的潜伏期，因此疫苗和类毒素的接种应安排在传染病流行季节之前的一段时间内进行；因再次应答免疫效果强于初次应答，同一种疫苗或类毒素应接种 2 次或 2 次以上，以达到强化免疫效果。②传染病诊断：在免疫应答中，IgM 产生早、消失快，因此，血液中 IgM 类抗体水平升高可作为传染病早期诊断依据之一。③传染病病情评估：检测传染病病人体内抗体含量的变化，可及时了解病程，并评估疾病转归。可在疾病的早期和恢复期抽取病人的双份血液标本作抗体检查，一般抗体滴度增长 4 倍有诊断意义。

三、体液免疫的生物学效应

体液免疫应答的主要效应分子是特异性抗体，因此，体液免疫清除的抗原为细胞外游离的或细胞表面的抗原，在抗细胞外感染和Ⅰ、Ⅱ、Ⅲ型超敏反应中发挥免疫效应。

1. 中和作用 细菌外毒素的抗体（抗毒素）与细菌外毒素特异性结合后可中和外毒素的毒性；抗病毒抗体与相应病毒结合后，可阻止病毒进入易感细胞，使病毒失去感染能力。

2. 调理作用 细菌等病原体与相应抗体（IgG）结合后，IgG 的 Fc 段可与吞噬细胞表面的 Fc 受体结合，从而促进吞噬细胞吞噬病原体，此为抗体介导的调理作用。

3. 激活补体 通过抗原抗体结合激活补体的经典途径，发挥补体的溶菌、溶细胞作用。

4. ADCC 作用 细胞型抗原与相应抗体（IgG）结合后，IgG 的 Fc 段可与 NK 细胞膜上的 Fc 受体结合，激活 NK 细胞，杀伤抗原靶细胞。

5. 抑制病原体黏附 分布在呼吸道、消化道等黏膜表面的 SIgA，能与细菌等病原体特异性结合，有效阻止入侵的病原体与黏膜细胞结合，阻断病原体进入黏膜下组织，发挥黏膜的局部抗感染作用。

6. 免疫损伤 在异常情况下，IgE、IgG、IgM、IgA 等抗体可参与Ⅰ、Ⅱ、Ⅲ型超敏反应，引起机体免疫损伤。

第三节 T 细胞介导的细胞免疫应答

一、细胞免疫的概念

T 细胞介导的免疫应答称为细胞免疫应答，简称细胞免疫。其基本过程为：T 细胞接受抗原刺激后活化、增殖、分化为效应 T 细胞，效应 T 细胞再次接触相同抗原时，通过效应 Tc（CTL）细胞的细胞毒作用及效应 Th1 细胞分泌细胞因子发挥细胞免疫效应。细胞免疫清除的抗原主要是细胞内的抗原物质。

二、效应性 T 细胞的作用机制

（一）效应 Th1 细胞介导的炎症反应

效应 Th1 细胞再次受到同一抗原刺激后,通过释放多种细胞因子发挥细胞免疫效应（图 28 - 3）,使局部组织形成了以淋巴细胞和单核巨噬细胞浸润为主的炎症反应或迟发超敏反应。主要的细胞因子及其作用见表 28 - 3。

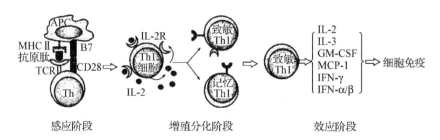

图 28 - 3 Th1 细胞作用过程示意图

表 28 - 3 主要的细胞因子及其作用

细胞因子	主要作用
白细胞介素 2（IL - 2）	①刺激 CD8$^+$T 细胞增殖分化为效应 Tc 细胞 ②增强 NK 细胞、巨噬细胞的杀伤活性 ③刺激 CD4$^+$T 细胞增殖分化,分泌 IL - 2、IFN - γ 和 TNF - β ④诱导 LAK 细胞的抗肿瘤活性
γ 干扰素（IFN - γ）	①活化增强巨噬细胞吞噬杀伤活性 ②增强 NK 细胞的活性,增强抗肿瘤和抗病毒活性 ③增强 MHCⅡ/Ⅰ类分子表达,提高抗原提呈能力
肿瘤坏死因子（TNF - β）	①产生炎症作用和杀伤靶细胞 ②抗病毒作用 ③激活中性粒细胞、巨噬细胞,释放 IL - 1、IL - 6、IL - 8

（二）效应 Tc 细胞介导的细胞毒作用

效应 Tc 细胞通过抗原受体与细胞抗原（靶细胞）特异性结合后,主要通过释放穿孔素、颗粒酶等物质导致靶细胞死亡。效应 Tc 细胞在杀伤靶细胞的过程中,自身不受损伤,可连续杀伤多个靶细胞（图 28 - 4）。

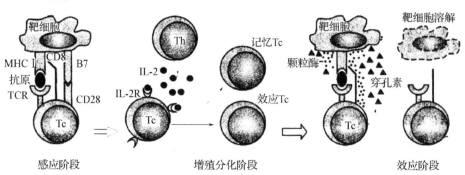

图 28 - 4 效应 Tc 细胞作用过程示意图

三、细胞免疫的生物学效应

1. 抗细胞内感染　细胞免疫主要清除胞内寄生菌(如结核分枝杆菌、伤寒沙门菌、麻风分枝杆菌等)、病毒、真菌及某些寄生虫感染。

2. 抗肿瘤　效应 Tc 细胞可直接杀伤带有相应抗原的肿瘤细胞。细胞免疫过程中产生的某些细胞因子(如 TNF、IFN 等)在抗肿瘤免疫中具有一定的作用。

3. 免疫损伤　细胞免疫功能异常亦可导致迟发型超敏反应、移植排斥反应及某些自身免疫性疾病等。

体液免疫与细胞免疫的区别见表 28-4。

表 28-4　体液免疫与细胞免疫的区别

区别点	体液免疫	细胞免疫
介导的细胞	B 淋巴细胞	T 淋巴细胞
主要效应物质	抗体	效应 Tc 细胞、效应 Th1 细胞
清除的抗原	细胞外游离及细胞表面抗原	细胞内抗原及细胞抗原
反应速度	快,数分钟至数小时内发生	慢,48~72 小时后发生
免疫转移	能	能
生物学效应	①抗细胞外感染	①抗细胞内感染
	②黏膜局部抗感染(抑制病原体黏附)	②抗肿瘤
	③免疫损伤(Ⅰ~Ⅲ型超敏反应)	③免疫损伤(移植排斥反应、Ⅳ型超敏反应)

第四节　免疫耐受

一、免疫耐受的概念

免疫耐受是指机体免疫系统接受某种抗原刺激后产生的特异性免疫无应答状态。免疫耐受具有特异性,只对诱导产生免疫耐受的抗原形成无应答状态,对其他抗原仍具有正常的免疫应答能力。

免疫耐受可天然形成,如机体对自身组织抗原的免疫耐受;也可为后天获得,如人工注射某种抗原后诱导的获得性耐受。诱导耐受形成的抗原称为耐受原,同一抗原物质既可是耐受原,也可是免疫原,主要取决于抗原的理化性质、剂量、进入机体途径、机体遗传背景和生理状态等因素。

二、免疫耐受的医学意义

免疫耐受有别于免疫抑制(抗原非特异性的免疫无应答)和免疫缺陷(对所有抗原缺乏全部或某一特定类型的免疫应答)所导致的非特异性免疫无应答反应,它是在特异性抗原诱导下产生的。免疫耐受的诱导、维持和破坏与许多临床疾病的发生、发展和转归有关。因此,目前人们正在研究通过诱导和维持免疫耐受的方法来防治超敏反应、自身免疫性疾病和器官移植排斥反应;而对某些传染性疾病和肿瘤等,则可通过解除免疫耐受,激发免疫应答来促进病原体的清除和肿瘤的控制。

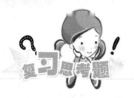

一、名词解释

1. 免疫应答　2. 体液免疫　3. 细胞免疫　4. 免疫耐受

二、选择题（A 型题）

1. 最易形成免疫耐受的抗原刺激途径是　　　　　　　　　　　　　　　　　　　　（　　）

A. 口服　　　　　B. 皮下注射　　　　C. 静脉注射　　　　D. 肌内注射　　　　E. 腹腔注射

2. 初次免疫应答的特点是　　　　　　　　　　　　　　　　　　　　　　　　　　（　　）

A. 抗体产生慢，维持时间短　　　　　　　B. 抗原呈递细胞是 B 细胞

C. 抗体滴度较高　　　　　　　　　　　　D. 所需抗原浓度低

E. TI 抗原可引起初次和再次免疫应答

3. 初次体液免疫应答产生的抗体主要是　　　　　　　　　　　　　　　　　　　　（　　）

A. IgG　　　　　B. IgA　　　　　C. IgM　　　　　D. IgD　　　　　E. IgE

4. 再次体液免疫应答产生的抗体主要是　　　　　　　　　　　　　　　　　　　　（　　）

A. IgG　　　　　B. IgA　　　　　C. IgM　　　　　D. IgD　　　　　E. IgE

5. 下列哪项不是体液免疫应答的生物学功能　　　　　　　　　　　　　　　　　　（　　）

A. 调理作用　　　B. ADCC 作用　　　C. 中和作用　　　D. 抗肿瘤　　　　E. 激活补体

三、简答题

1. 免疫应答的基本过程分为哪三个阶段？
2. 简述抗体产生的一般规律及临床意义。
3. 比较体液免疫和细胞免疫的特点及生物学效应。

（尚　智）

第二十九章 抗感染免疫

导　　学

　　抗感染免疫是机体抵抗病原生物感染的防御功能,包括非特异性免疫和特异性免疫。本章主要介绍非特异性免疫的组成、特点及功能,简要介绍特异性免疫的特点。学习本章内容时,要重点掌握非特异性免疫的组成及其在抗感染中的作用。

　　抗感染免疫是机体抵抗病原生物感染的防御功能,包括非特异性免疫和特异性免疫。在抗感染免疫过程中,非特异性免疫发生在前,是机体抗感染免疫的"先头部队";特异性免疫发生在后,两者相辅相成,共同完成抗感染免疫作用。

第一节　非特异性免疫

　　非特异性免疫是机体在长期的种系发育和生物进化过程中逐渐形成的一种天然防御功能。其特点是:①生来就有,并可以遗传,故又称为先天性免疫;②作用无特异性,对各种病原生物都有一定的防御功能。机体的非特异性免疫由屏障结构、吞噬细胞及体液中的杀菌物质组成。

一、屏障结构

1. 皮肤黏膜屏障

（1）机械性阻挡作用:健康完整的皮肤黏膜是构成机体抗感染免疫的第一道防线。皮肤表面覆盖多层鳞状上皮细胞,构成阻挡微生物的有效屏障;黏膜上皮细胞的屏障作用较弱,但肠蠕动、呼吸道上皮细胞纤毛的定向摆动、某些分泌液和尿液的冲洗作用等,均有助于排除入侵黏膜表面的病原体。

（2）分泌杀菌物质:皮肤或黏膜能分泌多种抑菌、杀菌物质,例如皮肤的汗腺能分泌乳酸,使汗液呈酸性(pH5.2～5.8),不利于细菌的生长;胃黏膜分泌胃酸对肠道致病菌有很强的杀灭作用;唾液、泪液、乳汁等分泌液中的溶菌酶,能溶解革兰阳性菌。

（3）生物拮抗作用:存在于皮肤黏膜上的正常菌群,对病原生物有拮抗作用,例如肠道中的大肠埃希菌,分解糖类产酸,能抑制痢疾志贺菌和金黄色葡萄球菌的生长。

2. 血脑屏障　　血脑屏障是血-脑脊液屏障的简称,主要由脑内致密的毛细血管内皮细胞层、基底膜和包在外面的神经星状胶质细胞突起构成。这些组织结构致密,病原菌及其他大分子物质通常不易通过,故能保护中枢神经系统。血脑屏障是随个体发育而逐步成熟的,婴幼儿由于血脑屏障尚未发育完善,所以较易发生脑膜炎、脑炎等中枢神经系统感染。

3. 胎盘屏障　　胎盘屏障是由母体子宫内膜的基蜕膜和胎儿的绒毛膜滋养层细胞共同构成。可防止母亲血液中的病原生物或其毒性产物进入胎儿体内,保护胎儿在宫内正常发育。在妊娠前 3 个月内,胎盘屏障尚未发育完善,母体中的病原体有可能经胎盘侵犯胎儿,干扰其正常发育,导致胎儿流产、畸形甚至死亡。因此,在健康教育中,应告知孕妇在妊娠早期尽量避免到人群聚集的地方,以防止感染病原生物。

二、吞噬细胞

1. 吞噬细胞的种类　　人体内吞噬细胞的种类有两类:一类是小吞噬细胞,主要是血液中的中性粒细胞;另一类是大吞噬细胞,即单核巨噬细胞系统,包括血液中的单核细胞和组织器官中的巨噬细胞。

2. 吞噬细胞的作用　　上述两类吞噬细胞的吞噬作用基本相似,但中性粒细胞主要吞噬存在于细胞外的细菌,而单核巨噬细胞系统的细胞主要吞噬细胞内寄生物以及衰老、恶变的细胞。通过皮肤黏膜伤口侵入体内的病原生物,首先被由毛细血管内游出的小吞噬细胞吞噬杀灭;少数未被吞噬者可经淋巴管到达局部淋巴结,由淋巴结中的巨噬细胞吞噬杀灭;极少数毒力强的病原菌可经淋巴结入侵血液和其他脏器,再被该处的巨噬细胞杀灭。吞噬细胞犹如重重关卡,及时阻挡、清除入侵的病原生物,在机体早期抗感染免疫中发挥重要作用。

吞噬细胞的杀菌过程一般分为三个阶段:

(1) 吞噬细胞与病原菌接触:这种接触可以是偶然相遇,也可通过趋化因子(如补体活化产物 C3a、C5a、C567,炎症组织分解产物,细菌多糖物质等)的作用,使吞噬细胞向感染部位聚集。

(2) 吞入病原菌:有两种方式:一是吞噬作用,即对较大的颗粒物质如细菌等,由吞噬细胞伸出伪足将细菌包绕并摄入细胞质内,形成吞噬体;另一种是吞饮作用,即对小分子物质如病毒等,由细胞膜内陷直接将其吞入细胞质中,形成吞噬小泡。

(3) 杀死和破坏病原菌:吞噬体形成后,胞浆中的溶酶体与之靠近接触,融合成为吞噬溶酶体,溶酶体中的各种水解酶如过氧化物酶、碱性磷酸酶、蛋白酶、脂酶、核酸酶等即可发挥杀灭、溶解及消化作用,并将不能消化的残渣排出吞噬细胞外。

3. 吞噬作用的后果　　由于病原生物种类、机体免疫状况等不同,吞噬作用可有以下三种后果:

(1) 完全吞噬:多数细菌被吞噬后,可完全被杀死、消化,称为完全吞噬。如化脓性球菌被吞噬后,5～10 分钟被杀死,30～60 分钟被消化。

(2) 不完全吞噬:有些胞内寄生菌,如结核分枝杆菌、伤寒沙门菌等,被吞噬后,在未产生特异性细胞免疫的机体内,细菌不但不被杀死,反而在吞噬细胞内生长繁殖并损伤破坏吞噬细胞,病原菌还可随游走的吞噬细胞经血液、淋巴液扩散到其他部位,造成广泛的病变,这种现象称不完全吞噬。

(3) 引起组织损伤:吞噬细胞在吞噬过程中,有时向胞外释放多种溶酶体酶,破坏邻近组织细胞,造成组织损伤,如损伤肾小球基底膜,引起肾小球肾炎等。

三、体液中的杀菌物质

正常人体血液、淋巴液等体液中存在多种杀菌物质,其中重要的有补体、干扰素、溶菌酶、乙型溶素等。

1. 补体　补体具有溶解细菌、溶解病毒作用,在机体抗感染免疫早期发挥重要作用,在特异性免疫中,可辅助抗体清除抗原性异物(详见"补体系统"章节)。

2. 干扰素　干扰素是由病毒或其他干扰素诱生剂刺激机体细胞产生的一类糖蛋白,具有广泛的抗病毒、抗肿瘤和免疫调节等作用。干扰素在病毒感染早期即可产生,因此是机体抗病毒感染的重要组成部分。

3. 溶菌酶　溶菌酶是一种低分子碱性蛋白,主要由巨噬细胞产生,广泛存在于人体的组织及体液(血液、唾液、呼吸道分泌液)中。溶菌酶能溶解革兰阳性菌细胞壁的肽聚糖,使细菌裂解。革兰阴性菌因肽聚糖外面有外膜包绕,一般不受溶菌酶影响,但如果同时有相应的抗体和补体存在时,溶菌酶对其仍有杀菌作用。

4. 乙型溶素　是血浆中一种对热较稳定的碱性多肽,在血浆凝固时由血小板释放,故血清中浓度显著高于血浆水平。乙型溶素可作用于革兰阳性菌细胞膜,产生非酶性破坏效应,但对革兰阴性菌无效。

此外,参与非特异性免疫的还有白细胞素、吞噬细胞杀菌素等(表 29-1)。

表 29-1　正常体液中的杀菌物质

抗菌物质	主要来源	化学成分	抗菌范围
补体	血清	球蛋白	革兰阴性菌
乙型溶素	中性粒细胞	碱性多肽	革兰阳性菌
溶菌酶	吞噬细胞、泪液、唾液、乳汁等	碱性多肽	革兰阳性菌
白细胞素	中性粒细胞	碱性多肽	革兰阳性菌
吞噬细胞杀菌素	中性粒细胞	碱性多肽	革兰阴性菌、少数革兰阳性菌
调理素	血清	蛋白质	革兰阳性菌

第二节　特异性免疫

特异性免疫是指机体出生后,在生活过程中与病原生物及其代谢产物等抗原物质接触后产生或接受免疫效应分子后获得的免疫。其特点是:①后天获得,是出生后经抗原刺激(感染或接种疫苗)后产生;②有明显的特异性,只对相应的病原生物感染有防御作用。因此,特异性免疫又称后天性免疫或获得性免疫。

特异性抗感染免疫是由体液免疫和细胞免疫两部分组成,前者主要发挥抗细胞外感染;后者主要发挥抗细胞内感染。其抗感染免疫作用在第二十八章节已述,这里不再赘述。

由于抗感染免疫是机体的一种生理功能,故凡能影响机体生理功能的因素(年龄、遗传、营养、内分泌、体育锻炼等)均可影响机体的抗感染能力。

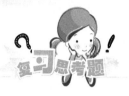

一、名词解释

1. 非特异性免疫　2. 特异性免疫　3. 完全吞噬　4. 不完全吞噬

二、选择题（A 型题）

1. 吞噬细胞主要包括　　　　　　　　　　　　　　　　　　　　　　　　　　　　（　　）

A. NK 细胞和单核-巨噬细胞　　　　　　B. 单核-巨噬细胞和中性粒细胞

C. 中性粒细胞和树突状细胞　　　　　　D. NK 细胞和中性粒细胞

E. 中性粒细胞和 APC

2. 不属于正常体液中的抗菌物质是　　　　　　　　　　　　　　　　　　　　　　（　　）

A. 抗生素　　　　B. 溶菌酶　　　　C. 补体　　　　D. 白细胞素　　　　E. 乙型溶素

3. 既具有吞噬杀菌作用又具有抗原加工提呈作用的细胞是　　　　　　　　　　　　（　　）

A. 中性粒细胞　　B. 巨噬细胞　　　C. 树突状细胞　　D. B 细胞　　　　E. NK 细胞

4. 对机体非特异免疫叙述错误的是　　　　　　　　　　　　　　　　　　　　　　（　　）

A. 在种系进化过程中逐渐形成　　　　　B. 与生俱来

C. 可遗传　　　　　　　　　　　　　　D. 针对性强

E. 与机体的组织结构和生理功能密切相关

5. 关于抗感染免疫叙述，下列错误的是　　　　　　　　　　　　　　　　　　　　（　　）

A. 完整的皮肤与黏膜屏障是抗感染的第一道防线

B. 吞噬细胞和体液中的杀菌物质是抗感染的第二道防线

C. 体液免疫主要针对胞外寄生菌的感染

D. 细胞免疫主要针对胞内寄生菌的感染

E. 抗体与细菌结合可直接杀死病原菌

三、简答题

1. 简述屏障结构的组成及其主要作用。

2. 简述特异性抗感染免疫作用。

（尚　智）

第三十章 超敏反应

导　　学

　　本章主要介绍超敏反应的概念和分类、Ⅰ型超敏反应的发生机制、特点、临床常见疾病及防治原则;简要介绍Ⅱ、Ⅲ、Ⅳ型超敏反应的发生机制及临床常见疾病。在学习本章内容时,要重点掌握Ⅰ型超敏反应的发生机制、防治原则以及各型超敏反应的临床常见疾病。

　　超敏反应又称变态反应,是指机体再次接受相同抗原刺激时发生的一种以生理功能紊乱和(或)组织细胞损伤为主的病理性免疫应答。

　　引起超敏反应的抗原称为变应原或过敏原。变应原可以是完全抗原,也可以是半抗原。人群中只有少数人接触变应原后会发生超敏反应,临床称其为过敏体质。

　　根据超敏反应的发生机制和临床特点,将其分为Ⅰ、Ⅱ、Ⅲ、Ⅳ型超敏反应。

第一节　Ⅰ型超敏反应

　　Ⅰ型超敏反应又称速发型超敏反应或过敏反应,可发生于局部,亦可发生于全身。其主要特点有:①主要由亲细胞抗体 IgE 介导;②发生快,消退也快;③具有明显个体差异和遗传倾向;④以生理功能紊乱为主,一般不发生组织损伤。

一、发生机制

(一)参与Ⅰ型超敏反应的主要物质及其作用

1. 变应原　能诱导Ⅰ型超敏反应的变应原种类繁多,主要包括以下几种:

(1)吸入性变应原:植物花粉、真菌孢子及菌丝、螨、动物皮屑、粉尘、羽毛等。

(2)食入性变应原:蛋、奶、鱼、虾、蟹、贝、食物添加剂等。

(3)药物:青霉素、磺胺、普鲁卡因、有机碘化合物等。

(4)其他:动物免疫血清、病原微生物及其代谢物、石油、橡胶、化纤、塑料制品、昆虫及其毒液等。

　　上述各种变应原可通过呼吸道、消化道、皮肤接触等途径进入机体。

2. 亲细胞抗体IgE 亲细胞抗体IgE又叫变应素，是引起I型超敏反应的关键物质。产生IgE的浆细胞分布于鼻咽、扁桃体、气管和胃肠道黏膜下固有层淋巴组织中，这些部位也是变应原入侵和I型超敏反应发生的常见部位。正常人血清中IgE含量极低（约为0.0003 mg/ml），而过敏患者体内IgE含量可明显高于正常人1 000~10 000倍。IgE具有明显的亲细胞特性，其产生后迅速与肥大细胞或嗜碱性粒细胞膜上的IgE Fc受体结合，使机体处于致敏状态。

3. 参与细胞 参与I型超敏反应的细胞主要是肥大细胞、嗜碱性粒细胞。肥大细胞主要分布于呼吸道、消化道和泌尿生殖道的黏膜上皮及皮肤下的结缔组织内靠近血管处。嗜碱性粒细胞主要分布于外周血中，数量较少，但可被招募到超敏反应发生部位发挥作用。这两种细胞表面均有高亲和力的IgE Fc受体，能与IgE Fc段牢固结合，胞质内含有嗜碱性颗粒，包括组胺、白三烯、血小板活化因子等参与I型超敏反应的生物活性介质。

（二）发生过程

1. 致敏阶段 变应原通过不同途径进入机体内，刺激某些B细胞产生大量IgE抗体，IgE通过其Fc段与肥大细胞或嗜碱性粒细胞表面的IgE Fc受体结合，使机体对该变应原处于致敏状态。通常这种致敏状态可维持数月或更长时间，如长期不接触相同变应原，这种致敏状态可逐渐消失。

2. 发敏阶段 当相同变应原再次进入致敏机体时，即与肥大细胞或嗜碱性粒细胞表面结合的IgE的Fab段发生特异性结合，使这两类细胞脱颗粒，释放组胺、白三烯、血小板活化因子等多种生物活性介质（图30-1）。

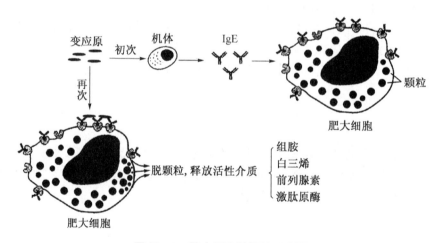

图30-1 肥大细胞脱颗粒示意图

3. 效应阶段 生物活性介质作用于效应器官组织，引起机体局部或全身生理功能紊乱（图30-2）：

（1）平滑肌收缩：常见于气管、支气管及胃肠道平滑肌。

（2）毛细血管扩张，通透性增加：导致全身血容量下降、血浆外渗，局部水肿、嗜酸性粒细胞浸润为主的炎症，严重时可致休克。

（3）黏膜腺体分泌增加：可表现为流泪、流涕、痰多、腹泻等。

（4）刺激感觉神经：引发强烈痒感。

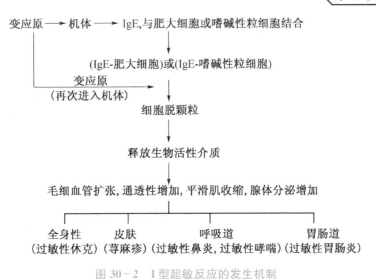

图 30 - 2　Ⅰ型超敏反应的发生机制

二、临床常见疾病

1. 过敏性休克　过敏性休克是最严重的Ⅰ型超敏反应。可于再次接触相应变应原数分钟内发生，患者出现胸闷、气急、呼吸困难，面色苍白，出冷汗，手足发凉，脉搏细速，甚至血压下降，意识障碍或昏迷。若抢救不及时可导致死亡。

（1）药物过敏性休克：以青霉素引起过敏性休克最为常见。青霉素本身通常无免疫原性，但其降解产物青霉噻唑醛酸或青霉烯酸为半抗原，与人体组织蛋白结合后获得免疫原性，可刺激机体产生特异性IgE抗体，使机体致敏。当再次接触青霉素时，即可触发Ⅰ型超敏反应，重者可发生过敏性休克，甚至引起死亡。青霉素分子不稳定，在弱碱性溶液中易分解为青霉烯酸，因此临床使用青霉素时应现用现配。少数情况下初次注射青霉素也可发生过敏性休克，这可能与患者曾经使用过被青霉素污染的注射器或从空气中吸入青霉素降解产物使机体处于致敏状态有关。因此，临床上在使用青霉素等易引起过敏性休克的药物前必须进行皮肤过敏试验。

此外，链霉素、普鲁卡因、先锋霉素等也可引起类似青霉素样的药物过敏性休克。

（2）血清过敏性休克：临床上使用动物免疫血清如破伤风抗毒素、白喉抗毒素进行紧急预防或治疗时，也可引起过敏性休克。故临床使用动物免疫血清前，也应进行皮肤过敏试验。近年来，由于异种动物免疫血清的纯化，临床上此类过敏反应已较少见。

2. 呼吸道过敏反应　可因吸入植物花粉、尘螨、真菌和动物皮屑等变应原或呼吸道感染引起。临床以过敏性鼻炎和支气管哮喘较为常见。

3. 消化道过敏反应　少数人在食入鱼、虾、蟹等食物或服用某些药物后可出现荨麻疹和恶心、呕吐、腹痛、腹泻等胃肠道过敏反应。研究表明，可能与这些人胃肠道黏膜表面缺乏SIgA和蛋白水解酶有关。

4. 皮肤过敏反应　可由药物、食物、油漆、羽毛和肠道寄生虫或冷热刺激等引起。主要表现为皮肤荨麻疹、湿疹和血管性水肿等。

三、防治原则

Ⅰ型超敏反应的防治应从变应原和机体的免疫状态两方面考虑。一方面尽可能找出变应原,使病人避免与其再接触;另一方面,当超敏反应发生后,可针对其发生机制切断或干扰其某个环节,终止超敏反应的发展,达到治疗目的。

1. 查找并避免接触变应原

(1)询问病史:详细询问过敏史及家族过敏史,查明变应原,避免与其接触。

(2)皮肤过敏试验:在使用青霉素、链霉素、普鲁卡因等易引起超敏反应的药物和使用白喉抗毒素及破伤风抗毒素等动物免疫血清时,除询问患者有无过敏史外,均应做皮肤过敏试验。

2. 脱敏疗法和减敏疗法

(1)脱敏疗法:抗毒素皮试阳性但又必须使用者,可采用小剂量、短间隔(20~30分钟)、连续多次注射的方法进行脱敏治疗。

脱敏疗法的机理:一般认为小剂量变应原进入机体内与有限数量致敏靶细胞上 IgE 结合后,释放的生物活性介质较少,不足以引起明显的临床症状,并能及时被体内某些物质所灭活。经过短时间内少量多次反复注射可使体内致敏细胞逐渐脱敏直至机体致敏状态被解除,当再次注入大剂量变应原时,不会发生超敏反应,从而达到暂时脱敏的目的。这种脱敏是暂时的,很快会重建致敏状态,以后再注射异种动物血清时,仍需做皮肤过敏试验。

(2)减敏疗法:对某些已查明但日常生活中又难以避免的变应原(如植物花粉或尘螨等),可采用小剂量、长间隔(一周左右)、逐渐增量、多次皮下注射相应变应原的方法,称为减敏疗法。

减敏疗法的机制:可能是改变变应原进入机体的途径,诱导机体产生大量的 IgG 类循环抗体。该抗体能与再次进入的变应原结合,阻止其与致敏靶细胞上的 IgE 结合,从而阻断 I 型超敏反应的发生。这种特异性 IgG 抗体称为封闭抗体。

3. 药物治疗

(1)抑制生物活性介质合成和释放的药物:阿司匹林、色甘酸钠、肾上腺素、异丙肾上腺素、氨茶碱等可稳定肥大细胞膜,提高细胞内 cAMP 的含量,抑制细胞脱颗粒和释放生物活性物质。

(2)生物活性介质拮抗药物:苯海拉明、异丙嗪、氯苯拉敏等药物可通过与组胺竞争效应器上的组胺受体而发挥拮抗组胺的作用。

(3)降低效应器反应性的药物:肾上腺素不仅可解除支气管平滑肌痉挛,还可使外周血管收缩升高血压,因此在抢救过敏性休克时具有重要作用。葡萄糖酸钙、维生素 C 除具有解痉、降低毛血血管通透性外,也可减轻皮肤和黏膜的炎症反应。

(4)免疫抑制剂:糖皮质激素、中药雷公藤、环孢素 A 等能降低机体对变应原的免疫应答。

第二节　Ⅱ型超敏反应

Ⅱ型超敏反应是血清中的 IgG、IgM 类抗体与靶细胞表面抗原或半抗原特异性结合,在补体、巨噬细胞和 NK 细胞参与下引起的以细胞溶解或组织损伤为主的病理性免疫反应,故又称细胞毒型或细胞溶解型超敏反应。其特点有:①靶细胞主要是血细胞和某些自身组织细胞;②抗体主要为 IgG 或 IgM;③补体、巨噬细胞和 NK 细胞参与反应,使靶细胞破坏。

一、发生机制

1. 靶细胞及其表面抗原 正常组织细胞、改变的自身组织细胞或吸附有外来抗原、半抗原或免疫复合物的自身组织细胞,均可成为Ⅱ型超敏反应中被攻击杀伤的靶细胞。靶细胞表面的常见抗原主要有:①同种异型抗原,如 ABO 抗原、Rh 抗原、HLA 抗原;②异嗜性抗原,如乙型溶血性链球菌 M 蛋白与人类肾小球基底膜有共同抗原;③修饰的自身抗原,如感染、理化因素、药物等所致改变的自身抗原;④吸附到自身组织细胞上的外来抗原或半抗原。

2. 抗体、补体和效应细胞的作用 参与Ⅱ型超敏反应的抗体主要是 IgG、IgM。抗体与靶细胞膜表面相应的抗原结合后,可通过以下三条途径溶解或破坏靶细胞:

(1) 激活补体:IgG 和 IgM 抗体与靶细胞表面的抗原结合形成免疫复合物,通过经典途径激活补体,使靶细胞溶解破坏。

(2) 调理吞噬:IgG 的 Fc 段或补体 C3b 都可与吞噬细胞结合,激活吞噬细胞,发挥调理作用,促进吞噬细胞对靶细胞的吞噬。

(3) ADCC 作用:IgG 的 Fab 段与靶细胞抗原结合,其 Fc 段与 NK 细胞上 Fc 受体结合,发挥 ADCC 作用,杀伤靶细胞(图 30－3)。

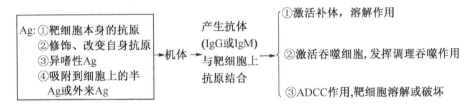

图 30－3 Ⅱ型超敏反应的发生机制

二、临床常见疾病

1. 输血反应 常发生于 ABO 血型不符的输血。若将 A 型血输入到 B 型血患者体内,由于 A 型血的红细胞上有 A 抗原,B 型血受血者血浆中有天然抗 A 抗体(IgM),两者结合后,迅速活化补体,导致血管内溶血。患者很快出现寒战高热、意识障碍、血红蛋白尿,甚至死亡。故临床输血前应严格查对制度,避免输血反应的发生。

2. 新生儿溶血症 可因母子血型抗原不同引起,多见于母子间 Rh 血型不符的胎儿,也可见于母子间 ABO 血型不符的胎儿。母子 Rh 血型不符多见于母亲为 Rh$^-$ 血型,胎儿为 Rh$^+$ 血型。Rh$^-$ 的母亲由于输血、妊娠后流产或分娩,胎儿 Rh$^+$ 红细胞进入母体内刺激母体产生抗 Rh 抗体(IgG 类),当母体再次妊娠时,若胎儿血型仍为 Rh$^+$,母体内抗 Rh 抗体便可通过胎盘进入胎儿体内,致使胎儿红细胞溶解破坏,引起流产或新生儿溶血症。初次分娩后 72 小时内给母体注射 Rh 抗体,可有效地预防再次妊娠时发生新生儿溶血症。母子 ABO 血型不符引起的新生儿溶血症发生率相对较高,但症状一般比母子间 Rh 血型不符者轻。

3. 药物过敏性血细胞减少症 青霉素、磺胺等药物作为半抗原,吸附在红细胞、白细胞或血小板上,获得免疫原性,刺激机体产生抗体,当再次使用同样药物时,吸附在血细胞表面的药物抗原与相应的抗体结合,激活补体导致血细胞溶解。有些半抗原药物,可与体内蛋白质结合成完全抗原,刺激机体产生抗体,引起血细胞溶解。至于何种血细胞溶解,取决于药物吸附在何种血细胞上。例如青霉素吸附在红细胞上引起溶血性贫血,氨基比林吸附在粒细胞上引起粒细胞减少症,奎宁吸附在血小板上引起血小板减少性紫癜。

4. 自身免疫性溶血性贫血　服用甲基多巴类药物或某些病毒(如流感病毒、EB病毒等)感染后,可使红细胞膜表面成分改变,形成自身抗原,刺激机体产生抗红细胞的自身抗体,与红细胞结合后导致自身免疫性溶血性贫血。

5. Graves病　是一种特殊的Ⅱ型超敏反应,为抗体刺激型超敏反应。患者体内产生抗甲状腺刺激素受体的自身抗体。此抗体与甲状腺细胞表面的甲状腺刺激素受体结合,刺激甲状腺细胞合成分泌甲状腺素,从而引起甲状腺功能亢进。

6. 肺-肾综合征　是以肺出血和严重肾小球肾炎为特征的疾病。病因尚未确定,可能是病毒感染损伤肾小球基底膜,使其表面成分改变,刺激机体产生抗肾小球基底膜的自身抗体,该抗体与肾小球基底膜结合,引起肾炎。由于肺泡基底膜与损伤的肾小球基底膜有共同抗原,抗肾小球基底膜的抗体与肺泡基底膜结合,引起肺组织损伤、出血。

第三节　Ⅲ型超敏反应

Ⅲ型超敏反应又称免疫复合物型或血管炎型超敏反应。中等大小可溶性免疫复合物沉积在局部或全身毛细血管基底膜后,通过激活补体和在一些效应细胞(如血小板、嗜碱性粒细胞、中性粒细胞等)的共同参与下,引起以充血水肿、局部坏死和中性粒细胞浸润为主要特征的炎症反应和组织损伤。其特点是:①可溶性抗原与抗体形成中等大小的免疫复合物,是引起Ⅲ型超敏反应的关键;②参与的抗体主要有IgG、IgM、IgA;③补体及相关效应细胞(血小板、嗜碱性粒细胞、中性粒细胞等)参与反应。

一、发生机制

1. 中等大小可溶性免疫复合物的形成　可溶性抗原与相应抗体(IgG、IgM或IgA)特异性结合时,两者的比例不同,形成免疫复合物分子大小也不同。比例合适时形成大分子不溶性免疫复合物,易被吞噬细胞吞噬清除;当抗原量远远超过抗体量时,形成小分子可溶性免疫复合物,可通过肾小球滤过;只有在抗原量稍多于抗体量时,形成中等大小可溶性免疫复合物并长期存在血循环中,才有可能沉积在毛细血管基底膜引起Ⅲ型超敏反应。

2. 免疫复合物的沉积　免疫复合物的沉积与以下因素有关:①血管活性胺类:由于免疫复合物激活补体释放出过敏毒素C3a、C5a,作用于肥大细胞、嗜碱性粒细胞,使之释放组胺,以及激活血小板释放血管活性胺类,均可引起血管的内皮细胞收缩,内皮细胞间隙增大,从而使中等大小的免疫复合物嵌入内皮细胞间隙,沉积在血管基底膜。②局部解剖和血流动力学因素:沉积的部位多为管腔小、血压高的毛细血管迂回处,如肾小球、心肌、关节滑膜、皮肤等处微血管壁基底膜。

3. 免疫复合物沉积后引起的组织损伤

(1) 补体和中性粒细胞的作用:免疫复合物通过经典途径激活补体,产生过敏毒素C3a、C5a等,使肥大细胞或嗜碱性粒细胞释放组胺等炎性介质引起局部水肿;C3a、C5a具有趋化作用,可吸引中性粒细胞大量聚集,中性粒细胞在吞噬免疫复合物的同时,释放出溶酶体酶,造成血管及周围组织损伤。

(2) 血小板的作用:免疫复合物和C3b可使血小板聚集和活化,释放血管活性胺,加重局部的炎性渗出;同时激活凝血系统,形成血栓和引起出血,导致局部组织缺血、淤血和出血(图30-4)。

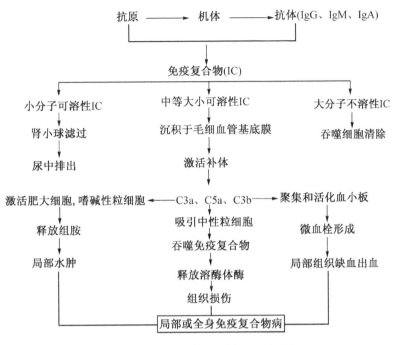

图30-4 Ⅲ型超敏反应的发生机制

二、临床常见疾病

Ⅲ型超敏反应所致疾病统称为免疫复合物病,有局部和全身两类。

1. 局部免疫复合物病

(1) Arthus反应:1903年Arthus发现给家兔反复皮下注射正常马血清数次后,再次注射马血清时,注射部位可出现红肿、出血甚至坏死等强烈的炎症反应,此现象称为Arthus反应。

(2) 类Arthus反应:可见于胰岛素依赖型糖尿病患者。局部反复注射胰岛素后可刺激机体产生胰岛素抗体,若再次注射胰岛素时,在注射局部于一至数小时后出现红肿、出血和坏死,几天后逐渐消退恢复。此外,粉尘中含有植物性或动物性蛋白质及霉菌的孢子,经吸入后刺激机体产生抗体,当再次吸入相同抗原时,则在肺泡间形成免疫复合物,引起间质性肺炎,即过敏性肺泡炎。

2. 全身免疫复合物病

(1) 血清病:治疗白喉或破伤风患者,初次一次性注射大剂量抗毒素血清(马血清),约经1～2周,注射局部出现红肿,临床表现为发热、皮疹、关节痛、淋巴结肿大、一过性蛋白尿等临床表现,此称血清病。原因是一次性大量注射抗毒素血清后,刺激机体产生抗马血清抗体,与体内残留的马血清结合,形成中等大小的免疫复合物沉积引起发病。此外,大剂量使用青霉素也可引起类似反应。

(2) 链球菌感染后肾小球肾炎:占急性肾小球肾炎的80%。常见于A群溶血性链球菌感染后2～3周,此时体内产生的抗链球菌抗体与链球菌抗原形成免疫复合物,沉积在肾小球基底膜引起组织损伤。其他病原生物如葡萄球菌、肺炎链球菌、乙肝病毒和疟原虫感染后也可发生类似疾病。

(3)类风湿关节炎：病因未明，目前认为可能与病毒或支原体的持续性感染有关，当此类病原体感染机体，可使患者体内 IgG 分子发生变性，从而刺激机体产生抗变性 IgG 的自身抗体（以 IgM 为主），临床上称为类风湿因子（RF）。当自身变性 IgG 与类风湿因子结合形成免疫复合物，反复沉积于小关节滑膜，即可引起类风湿关节炎。检测 RF 是临床辅助诊断类风湿关节炎的指标之一。

(4)系统性红斑狼疮：病因未明。患者体内常出现抗核抗体，与循环中的核抗原形成可溶性循环免疫复合物，反复沉积在肾小球、关节、皮肤或其他部位的血管壁内，引起肾小球肾炎、关节炎、皮肤红斑和多部位的脉管炎等。该病常反复发作，经久不愈。

第四节　Ⅳ型超敏反应

Ⅳ型超敏反应又称迟发型超敏反应或细胞介导型超敏反应，是由效应 T 细胞与相应抗原作用后，引起的以单核细胞浸润和组织损伤为主要特征的炎症反应。其特点为：①反应迟缓，再次接触变应原后 24～72 小时发生；②由 T 细胞介导；③病变特征是以单核细胞浸润和组织损伤为主的炎症反应。

一、发生机制

Ⅳ型超敏反应的发生机制与细胞免疫机制基本相同，参与反应的效应 T 细胞有效应 Th1 细胞和效应 Tc 细胞。细胞免疫应答以清除病原体为主，而Ⅳ型超敏反应主要引起组织损伤，两者常伴随发生。

1. Th$_1$ 细胞介导的炎症反应　效应 Th$_1$ 细胞再次接触相同抗原后，可释放 IFNγ、TNFβ、IL2 等细胞因子，使巨噬细胞在抗原存在部位聚集并活化，产生以单核细胞浸润为主的炎症反应。

2. 效应 Tc 细胞介导的细胞毒作用　效应 Tc 细胞可直接与靶细胞表面的相应抗原作用，通过释放穿孔素和丝氨酸蛋白酶，导致靶细胞溶解破坏；也可诱导靶细胞表达凋亡分子（Fas），与效应 Tc 细胞表面表达的凋亡分子配体（FasL）结合，促进靶细胞凋亡（图 30-5）。

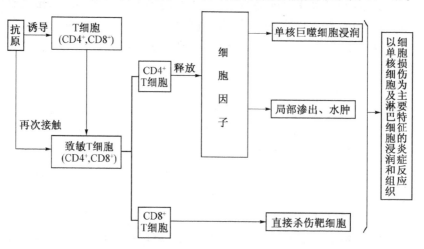

图 30-5　Ⅳ型超敏反应的发生机制

二、临床常见疾病

1. **感染性超敏反应** 细胞内寄生的病原生物,如胞内寄生菌(结核分枝杆菌、伤寒沙门菌等)、病毒、真菌及寄生虫等在感染过程中引起的Ⅳ型超敏反应称感染性超敏反应。如肺结核继发感染时,病灶局限,很少播散,但局部组织损伤较重,可发生坏死、液化和空洞等。一般认为前者归于细胞免疫效应,而后者是由Ⅳ型超敏反应所致。

2. **接触性皮炎** 是一种皮肤局部Ⅳ型超敏反应。某些人与油漆、染料、化妆品、农药、塑料、青霉素等物质接触后,这些半抗原能与机体表皮内角蛋白结合形成完全抗原,当再次接触同种抗原时,1~3天后局部出现红肿、硬结、水泡,严重时可发生剥脱性皮炎。

3. **移植排斥反应** 进行同种异体组织或器官移植时,因供者与受者之间组织相容性抗原(HLA)不同,可刺激受者机体产生Ⅳ型超敏反应,2~3周后移植物被排斥、坏死、脱落。

根据发生机制将超敏反应分为四种类型,但临床上所见超敏反应往往并不是单一型,常为混合型。有的超敏反应性疾病可由多种免疫发病机制引起,如链球菌感染后肾小球肾炎可通过Ⅱ型超敏反应或Ⅲ型超敏反应引起。同一抗原也可在不同条件下引起不同类型的超敏反应,如青霉素除引起Ⅰ型超敏反应外,还能引起Ⅱ型、Ⅲ型、Ⅳ型超敏反应,临床护理中应引起注意。各型超敏反应的特点比较见表30-1。

表30-1 各型超敏反应的特点比较

区别点	Ⅰ型超敏反应	Ⅱ型超敏反应	Ⅲ型超敏反应	Ⅳ型超敏反应
同义名称	速发型超敏反应或过敏反应	细胞毒型或细胞溶解型超敏反应	免疫复合物型或血管炎型超敏反应	迟发型或细胞介导型超敏反应
参加成分	IgE、肥大细胞、嗜碱性粒细胞	IgG、IgM、补体、巨噬细胞、NK细胞	IgG、IgM、IgA补体、中性粒细胞、嗜碱性粒细胞、血小板	T细胞
反应速度	数秒至30分钟	数小时	数小时至数天	1~3天
发生机制	过敏原与肥大细胞和嗜碱性粒细胞表面的IgE结合,细胞脱颗粒,释放生物活性介质,作用于效应器官	抗体作用于细胞表面的抗原或吸附的半抗原,在补体、巨噬细胞、NK细胞等协同下溶解靶细胞	中等大小的可溶性免疫复合物沉积在血管壁基底膜,激活补体,吸引中性粒细胞,释放溶酶体酶,引起炎症	致敏的T细胞再次与相同抗原相遇,Tc细胞直接杀伤靶细胞,Th₁细胞释放细胞因子,激活巨噬细胞,释放溶酶体酶,损伤组织、细胞
常见疾病	①过敏性休克;②呼吸道过敏反应;③消化道过敏反应;④皮肤过敏反应	①输血反应;②新生儿溶血症;③药物过敏性血细胞减少症;④自身免疫性溶血性贫血	①血清病;②链球菌感染后急性肾小球肾炎;③系统性红斑狼疮;④类风湿关节炎	①传染性超敏反应;②接触性皮炎;③移植排斥反应

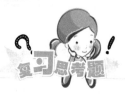

一、名词解释

1. 变应原　2. 超敏反应　3. 感染性超敏反应

二、选择题（A 型题）

1. IgE 与哪一类细胞具有高度的亲和力 （　　）

A. 上皮细胞　　　　　　　　　　　　B. 单核细胞

C. 肥大细胞与嗜碱性粒细胞　　　　　D. 巨噬细胞

E. NK 细胞

2. 母胎 Rh 血型不符引起新生儿溶血症,属于 （　　）

A. Ⅰ型超敏反应　　　　　　　　　　B. Ⅱ型超敏反应

C. Ⅲ型超敏反应　　　　　　　　　　D. Ⅳ型超敏反应

E. Ⅴ型超敏反应

3. 抗毒素皮试阳性患者正确的治疗措施是 （　　）

A. 禁用抗毒素　　　　　　　　　　　B. 改用抗生素

C. 仍使用抗毒素,但半量一次注射　　D. 可使用抗毒素,但需少量多次注射

E. 改用类毒素

4. 参与Ⅰ型超敏反应的抗体是 （　　）

A. IgG　　　　　　B. IgM　　　　　　C. IgA　　　　　　D. IgE　　　　　　E. IgD

5. 下述属于Ⅱ型超敏反应疾病的是 （　　）

A. 食物过敏症　　　　　　　　　　　B. 支气管哮喘

C. 荨麻疹　　　　　　　　　　　　　D. 过敏性休克

E. 血小板减少性紫癜

6. ABO 血型不符输血引起的输血反应是 （　　）

A. Ⅰ型超敏反应　　　　　　　　　　B. Ⅱ型超敏反应

C. Ⅲ型超敏反应　　　　　　　　　　D. Ⅳ型超敏反应

E. 免疫复合物型超敏反应

7. 下述属于Ⅲ型超敏反应性疾病的是 （　　）

A. 类风湿关节炎　　　　　　　　　　B. 接触性皮炎

C. 荨麻疹　　　　　　　　　　　　　D. 免疫性溶血性贫血

E. 移植排斥反应

8. 下述属于Ⅳ型超敏反应性疾病的是 （　　）

A. 输血反应　　　　　　　　　　　　B. 链球菌感染后肾小球肾炎

C. 接触性皮炎　　　　　　　　　　　D. 荨麻疹

E. 溶血性贫血

三、简答题

1. 叙述青霉素过敏性休克的发生机制及防治原则。

2. 比较各型超敏反应的特点。

3. 叙述输血反应的发生机制,临床工作中如何预防?

（盛亚琳）

第三十一章 免疫缺陷病与自身免疫病

导　学

　　本章主要介绍免疫缺陷病、自身免疫病的免疫特点、常见种类、发病机制及其治疗原则。通过本章内容学习，了解常见免疫缺陷病和自身免疫病的特征性表现及治疗原则，为今后专业课的学习奠定基础。

第一节　免疫缺陷病

　　免疫缺陷病(immunodeficiency disease，IDD)是指机体的免疫系统中任何一个组分缺失或功能不全而导致的临床综合征。

　　免疫缺陷病按病因不同可分为原发性(先天性)免疫缺陷病和继发性(获得性)免疫缺陷病两大类。免疫缺陷病的共同特点是：①易感染。患者可出现反复、持续、严重的感染，是造成患者死亡的主要原因。体液免疫缺陷、吞噬细胞缺陷、补体缺陷者易发生化脓性球菌感染；而细胞免疫缺陷者易导致病毒、真菌、胞内菌和原虫感染。②有发生恶性肿瘤倾向。恶性肿瘤的发病率比正常人群高 100～300 倍，以白血病和淋巴系统肿瘤居多。③易并发自身免疫病。免疫缺陷病患者并发自身免疫病者高达 14%。④临床表现复杂多样。⑤有遗传倾向性。

一、原发性免疫缺陷病

　　原发性免疫缺陷病是由于免疫系统遗传基因异常或先天性免疫系统发育异常所致，多发生于婴幼儿。2011 年 WHO 和国际免疫协会(IUIS)联合组织会议将原发性免疫缺陷病分为八大类：以抗体缺陷为主的免疫缺陷病；T、B 细胞联合免疫缺陷；吞噬细胞数量、功能先天性缺陷；免疫失调性疾病；天然免疫缺陷；补体缺陷；自身炎性反应性疾病和其他定义明确的免疫缺陷综合征。

　　1. X 连锁无丙种球蛋白血症　X 连锁无丙种球蛋白血症又称 Bruton 病，为最常见的以抗体缺陷为主的免疫缺陷病，其特征为血循环和淋巴组织中 B 细胞数目缺少或缺失，血清中各种 Ig 水平明显降低或缺乏(IgG<2 g/L)，但 T 细胞数量及功能正常。该病由在一条染色

体上携带有缺陷基因但表现型正常的母亲传给其子,是一种 X 连锁隐性遗传,女性为携带者,男性发病。患儿于出生后 6～9 个月才出现症状(此时从母体获得的 IgG 类抗体已降解和消耗),临床上以反复化脓性细菌感染为特征,有些患儿伴有自身免疫病。

2. 重症联合免疫缺陷病　即 T、B 细胞联合免疫缺陷性疾病,有性联隐性遗传和常染色体隐性遗传两种类型。是因骨髓干细胞分化缺陷而表现 T、B 细胞减少,体液免疫和细胞免疫几乎完全缺陷。患者表现为严重和持续的病毒及机会性感染,如口腔、皮肤的白假丝酵母菌感染,轮状病毒或肠道细菌引起的顽固腹泻,卡氏肺孢子菌引起的肺炎等,并迅速恶化。若未接受同种异体骨髓移植治疗,患者一般在 1～2 岁内死亡。

3. X 连锁慢性肉芽肿病　是常见的吞噬细胞功能缺陷病,为编码还原型辅酶Ⅱ(NADPH)氧化酶系统的基因缺陷所致。患者吞噬细胞缺乏 NADPH 氧化酶,杀菌过程受阻,杀菌能力下降,被吞噬的细菌能在细胞内继续存活和繁殖,并随吞噬细胞游走播散至其他组织器官。持续的慢性感染可引起吞噬细胞在局部聚集,并刺激 T 细胞形成肉芽肿。其临床特征为反复化脓性细菌感染,在淋巴结、肺、脾、肝、骨髓等多个器官中形成化脓性肉芽肿。

4. 补体系统缺陷病　补体系统中几乎所有的成分包括调节因子和补体受体都可以发生缺陷。其临床表现为反复化脓性细菌感染和自身免疫病,如 C3、C5～C9、D 因子、P 因子等缺陷可导致严重的化脓性细菌感染;C1 抑制分子缺陷可引起遗传性血管神经性水肿;红细胞表面补体受体缺乏可引起系统性红斑狼疮。

二、继发性免疫缺陷病

继发性或获得性免疫缺陷病是后天因素造成免疫系统损伤或功能障碍而引起的一类疾病。引起继发性免疫缺陷的因素很多,除人类免疫缺陷病毒(HIV)引起的获得性免疫缺陷综合征(AIDS)外,还可继发于营养不良、感染、恶性肿瘤、免疫抑制剂治疗等。

1. 获得性免疫缺陷综合征(AIDS)　是以细胞免疫缺陷为主的联合免疫缺陷症,是由人类免疫缺陷病毒(HIV)感染所致。HIV 属于有包膜的逆转录病毒,分为 HIV1 和 HIV2 两型,目前世界范围的 AIDS 主要由 HIV1 所致。HIV 进入人体后,主要选择性侵犯宿主的 CD4$^+$T 细胞,引起以 CD4$^+$T 细胞缺陷和功能障碍为中心的严重免疫缺陷,从而合并各种机会感染、恶性肿瘤和中枢神经系统损害,造成患者死亡。

2. 继发于其他疾病的免疫缺陷病　营养不良、恶性肿瘤和感染是引起继发性免疫缺陷的三大要素。①营养不良:是引起继发性免疫缺陷最常见的原因。蛋白质、脂肪、维生素和微量元素等营养素摄入不足可影响免疫细胞的成熟,降低机体对抗原物质的免疫应答。②感染:多种病毒(如 HIV、麻疹病毒、风疹病毒、巨细胞病毒)、细菌(如结核分枝杆菌、麻风分枝杆菌)、寄生虫(如疟原虫)均可导致免疫缺陷。③恶性肿瘤:特别是淋巴组织的恶性肿瘤常可进行性抑制患者的免疫功能。此外,药物(免疫抑制剂如激素、环孢素 A、抗癌药物等)、手术、创伤、放疗和脾切除等均可引起继发性免疫缺陷。

三、免疫缺陷病的治疗原则

免疫缺陷病治疗的基本原则是尽可能减少感染并及时控制感染,设法重建或恢复患者的免疫功能。

1. 控制感染　持续、严重的反复感染常常是免疫缺陷病患者的主要致死原因,应积极用抗生素预防和控制感染。

2. 免疫重建 通过同种异体骨髓移植以代替患者受损的免疫系统,重建患者的免疫功能。目前已用于重症联合免疫缺陷病、慢性肉芽肿病等的治疗。

3. 基因治疗 利用基因工程技术,将正常外源基因导入患者的淋巴细胞或脐血干细胞,再将此细胞输回体内,使机体免疫功能重建。用这种方法治疗腺苷酸脱氢酶引起的重症联合免疫缺陷病已获成功,是世界上应用基因治疗最早获得成功的实例。

4. 免疫制剂 补充各种免疫分子(免疫球蛋白、细胞因子、补体等)以增强机体的免疫功能。

第二节　自身免疫病

一、概念和基本特征

1. 概念 机体免疫系统会对自身组织成分发生免疫应答,产生低水平的自身抗体或自身效应 T 细胞,这种现象称为自身免疫(autoimmunity)。自身免疫可以是生理性的,也可是病理性的。生理性的自身免疫能促进机体清除衰老破损的细胞,维持自身生理平衡和稳定。若自身免疫过分强烈,导致相应的自身组织器官损伤或功能障碍,并有相应临床表现时,称为自身免疫病(autoimmune disease,AID)。

2. 基本特征

(1) 患者血液中可测到高效价的自身抗体和(或)自身效应 T 细胞。

(2) 自身抗体和(或)自身效应 T 细胞作用于表达相应抗原的组织细胞,造成相应组织器官损伤或功能障碍。

(3) 在实验动物中可复制出与自身免疫病相似的病理模型,并能通过患病动物的血清或相应致敏淋巴细胞被动转移。

(4) 病情的转归与自身免疫应答强度有关。

(5) 反复发作和慢性迁延,用免疫抑制剂治疗有一定效果。

(6) 有遗传倾向,部分自身免疫病易发生于女性。

二、发病机制

自身免疫性疾病由自身抗体和(或)自身效应 T 细胞对自身抗原发生免疫应答引起,其发病机制与下列因素有关:

1. 遗传因素 遗传因素在自身免疫性疾病的发病机制中起重要作用。许多自身免疫病的发生与个体的主要组织相容性复合体(MHC)基因型有关,有些个体的 MHC 分子适合提呈自身成分的抗原肽,因此易患某些自身免疫病。例如强直性脊柱炎患者 90% 以上带有 HLAB27 抗原;类风湿关节炎发病与 HLADR4 有关;桥本甲状腺炎的发生与 HLADR5 有关。

2. 自身抗原的出现

(1) 隐蔽抗原的释放:隐蔽的自身抗原,如精子、眼晶状体蛋白、眼葡萄膜色素、甲状腺球蛋白等,在手术、外伤或感染等情况下被释放出来,与免疫系统接触并引发自身免疫应答,从而导致自身免疫病的发生。如精子抗原释放可引起男性不育症;甲状腺球蛋白释放后可引起桥本甲状腺炎;眼晶状体蛋白和眼葡萄膜色素抗原释放,可引起晶体过敏性眼炎和交感性眼炎。

（2）修饰的自身抗原：在物理、化学、生物以及药物等因素作用下，自身组织细胞的抗原性质发生改变，诱导自身免疫应答，导致自身免疫病发生。如肺炎支原体可改变红细胞的免疫原性，使其刺激机体产生抗红细胞的抗体，引起溶血性贫血。

（3）共同抗原的作用：因外来抗原与机体组织细胞有相同或相似的抗原决定簇，故可出现交叉反应引起疾病。如乙型溶血性链球菌与人体肾小球基底膜和心瓣膜有共同抗原，故链球菌感染后可引起急性肾小球肾炎和风湿热。

（4）免疫细胞和免疫调节异常：淋巴细胞的突变、多克隆刺激剂的旁路活化、Th1 和 Th2 细胞功能失衡等因素均是引起自身免疫病的重要原因。

三、分类及常见的自身免疫病

目前自身免疫病尚无统一的分类标准，可以按照以下方法分类。

1. 按病变范围分类　可分为器官特异性自身免疫病和全身性自身免疫病两大类。前者的自身抗原为某一器官的特定成分，病变局限于该器官，一般预后较好；后者的自身抗原是多器官、组织的共有成分，例如细胞核成分、线粒体等，病变广泛遍及多器官和结缔组织，又称为系统性自身免疫病（见表 31－1）或结缔组织病（胶原病），一般预后不良。

表 31－1　常见的自身免疫病

类　别	病　名	自身抗原	特　点
器官特异性	桥本甲状腺炎 弥漫性甲状腺肿 重症肌无力 晶状体过敏性眼炎 胰岛素依赖型糖尿病 不孕症	甲状腺球蛋白、过氧化酶 甲状腺刺激素受体 乙酰胆碱受体 眼晶状体蛋白 胰岛 β 细胞 精子	①自身抗原为某一器官特定成分 ②病变局限于该器官 ③预后较好
全身性	系统性红斑狼疮 类风湿关节炎 干燥综合征 多发性硬化症 强直性脊柱炎	DNA、组蛋白 关节滑膜抗原、变性 IgG 线粒体、细胞核、核小体 髓磷脂碱性蛋白 免疫复合物	①自身抗原非器官特异的多器官、组织的共有成分 ②病变遍及多器官组织 ③预后不良

2. 按发病原因分类　分为原发性和继发性自身免疫病两类。前者的发生与遗传因素密切相关，如 Addison 病；后者由特定的外因所致，如眼外伤后的交感性眼炎。

3. 其他分类　按病程可分为急性和慢性自身免疫病；按发病部位可分为内分泌系统、消化系统、血液系统、结缔组织等自身免疫病。

四、治疗原则

目前自身免疫病的治疗通常对症治疗，也可通过调节免疫应答的不同环节以阻断疾病进程，达到治疗目的。

1. 预防和控制微生物感染　多种微生物可诱发自身免疫病，采用疫苗和抗生素控制微生物的感染，可降低某些自身免疫性疾病的发病率。

2. 免疫抑制剂治疗　免疫抑制剂是治疗自身免疫性疾病的有效药物。一些真菌代谢物如环孢菌素 A 和 FK506 对多种自身免疫性疾病的治疗有明显疗效。其机制是抑制 IL2 基因的活化,进而抑制 T 细胞的分化增殖。皮质激素抑制炎症反应可减轻自身免疫性疾病的症状。

3. 应用细胞因子及其受体的阻断剂　应用细胞因子及其受体的阻断剂可以治疗自身免疫性疾病,如 TNF 单克隆抗体对类风湿关节炎具有明显的疗效。

此外,还有免疫调节法、免疫耐受法等,目前大都处于探索阶段,未在临床广泛应用。

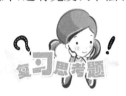

一、名词解释

1. 原发性免疫缺陷病　2. 继发性免疫缺陷病　3. 自身免疫病

二、选择题(A 型题)

1. 下列哪种不是自身免疫病　　　　　　　　　　　　　　　　　　　(　　)

　A. 弥漫性慢性甲状腺肿　　　　　　　B. 重症肌无力

　C. 慢性肉芽肿病　　　　　　　　　　D. 强直性脊柱炎

　E. 胰岛素依赖型糖尿病

2. 下列哪一种自身免疫病患者最可能检出抗自身变性 IgG 的抗体　　　(　　)

　A. 恶性贫血　　　　　　　　　　　　B. 重症肌无力

　C. 甲状腺功能亢进　　　　　　　　　D. 类风湿关节炎

　E. 肺肾出血性综合征

3. 与肾小球基底膜有共同抗原成分的是　　　　　　　　　　　　　　(　　)

　A. 大肠埃希菌 O 脂多糖　　　　　　B. A 族链球菌的 M 蛋白

　C. A 族链球菌产生的溶血素　　　　　D. 支原体

　E. 大肠埃希菌 O86

三、简答题

1. 简述免疫缺陷病的类型及其共同特点。

2. 简述自身免疫病的发病机制。

(盛亚琳　夏和先)

第三十二章 免疫学应用

导　学

本章主要介绍免疫学检测技术、免疫学预防与治疗的相关原理和方法。在学习本章内容时,要重点掌握人工自动免疫与人工被动免疫的概念、常用生物制品及注意事项。

第一节　免疫学检测技术

随着现代免疫学以及细胞生物学、分子生物学等相关学科的进展,免疫学检测技术亦不断发展和完善,新的方法不断出现,已成为当今生命科学主要的研究手段之一,为病原体检测和免疫功能判断提供了重要的方法和手段。常用的免疫学检测技术有抗原、抗体的检测及细胞免疫功能检测两大类。

一、抗原、抗体检测

1. 抗原抗体反应原理　抗原与相应抗体之间发生的特异性结合反应,在体外一定的条件下出现可见反应(凝集、沉淀等)现象,通过对这些反应结果的观察、分析,可鉴定抗原或抗体。既可以用已知抗原检测未知抗体,又可以用已知抗体检测未知抗原。由于抗体主要存在于血清中,试验时多用血清作为标本,所以常把体外检测抗原、抗体的试验称为血清学反应。抗原抗体反应具有特异性、比例性、可逆性和阶段性等特点。抗原抗体反应除了受抗原、抗体自身因素影响外,还受环境中的电解质、温度、酸碱度等因素的影响。

2. 抗原或抗体的检测方法　由于新技术的不断涌现,抗原抗体反应的类型也不断发展和完善。现介绍几种常用的检测方法:

(1) 凝集反应:是指细菌或细胞等颗粒性抗原,或表面包被抗原的颗粒状载体与相应抗体结合后,在一定条件下形成肉眼可见的凝集现象。由于具有灵敏度高、方法简便等特点,广泛应用于临床检验。常见的凝集反应类型有:

1) 直接凝集反应:是颗粒性抗原与相应抗体直接结合而出现的凝集现象(图 32-1)。

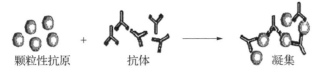

图 32-1 直接凝集反应示意图

2）间接凝集反应：是将可溶性抗原吸附于与免疫无关的颗粒状载体上，形成致敏载体颗粒，再与相应抗体反应出现肉眼可见的凝集现象（图 32-2）。

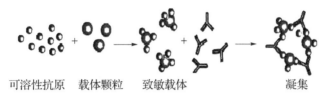

图 32-2 间接凝集反应示意图

（2）沉淀反应：是指可溶性抗原（如细菌的培养滤液、细胞或组织的浸出液、血清蛋白等）与相应抗体在适宜条件下发生特异性结合而出现肉眼可见的沉淀物称为沉淀反应。沉淀反应可以在液体中进行，也可以在半固体琼脂凝胶中进行。在液体中进行的沉淀反应有环状沉淀反应和絮状沉淀反应；凝胶内沉淀反应分为单向琼脂扩散和双向琼脂扩散等。

1）单向琼脂扩散试验：简称单扩。抗原在含有特异性抗体的琼脂板中扩散，抗原与抗体比例适宜时，形成白色沉淀环（图 32-3）。

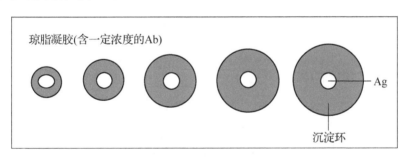

图 32-3 单向琼脂扩散试验结果示意图

2）双向琼脂扩散试验：简称双扩。抗原与抗体同时在琼脂板中扩散，若两者相互对应，则在比例适宜处形成沉淀线（图 32-4）。

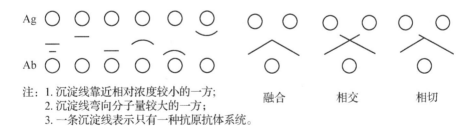

注：1. 沉淀线靠近相对浓度较小的一方；
　　2. 沉淀线弯向分子量较大的一方；
　　3. 一条沉淀线表示只有一种抗原抗体系统。

图 32-4 双向琼脂扩散试验结果示意图

3. 免疫标记技术　用酶、荧光素、放射性核素、胶体金等标记物对抗体（或抗原）进行标记，使其与对应的抗原（或抗体）特异性反应后，再通过检测标记物来分析测定待检物质的免疫技术。常用的免疫标记技术有放射免疫技术、荧光免疫技术、酶免疫技术、金标免疫技术、发光免疫技术、生物素-亲和素免疫技术等。

（1）酶免疫技术：是以酶标记抗体（或抗原）来检测对应的抗原（或抗体）的方法。该方法将抗原抗体反应的特异性与酶的高效催化反应的专一性相结合，通过酶作用于底物后显色反应，对标本中待检抗体（或抗原）进行定性、定位或定量分析，常用的方法有酶联免疫吸附试验（enzyme linked immunosorbent assay，ELISA）（图32－5）和酶免疫组化技术。

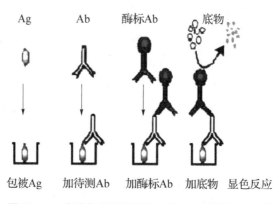

图32－5　酶联免疫吸附试验（ELISA）间接法示意图

将已知的抗原包被于塑料板或微球（包被载体）上，加待测标本，如标本中有相应的特异性抗体，即与包被在载体上的抗原结合，形成抗原抗体复合物，然后加酶标记的抗体，经洗涤后再加底物显色。可根据颜色的深浅判定待测标本中的抗体量。

（2）荧光免疫技术：是以荧光物质标记抗体或抗原，用于相应抗原或抗体的定性、定量和定位分析。

二、免疫细胞功能的检测

1. T细胞总数测定　临床上常用E花环试验来测定T细胞总数。T细胞表面具有绵羊红细胞受体，在体外与绵羊红细胞结合形成花环，即E花环。实验时将外周血中分离的淋巴细胞与绵羊红细胞按一定的比例混合，温育后置4℃过夜，取细胞悬液涂片染色，镜下计数淋巴细胞，凡结合有3个或3个以上绵羊红细胞的淋巴细胞即为E花环。计数并计算出T细胞占淋巴细胞的百分数，正常值为60％～80％。

2. T细胞亚群测定　T细胞可分为CD4$^+$T细胞和CD8$^+$T细胞两个亚群，可采用间接免疫荧光法检测。正常人CD4$^+$T细胞与CD8$^+$T细胞比值约为（1.5～2.0）：1。比值发生改变，可视为免疫异常，可能与某些疾病的发生和发展相关。

3. T细胞功能测定　T细胞功能测定常用T细胞增殖试验，即淋巴细胞转化试验（淋转试验）。当T细胞在体外培养时，若受到非特异性有丝分裂原（如PHA、ConA）等刺激或特异性抗原刺激后，能转化为淋巴母细胞。T细胞转化率正常值为70％。

第二节　免疫预防

机体内的特异性免疫的获得方式有自然免疫和人工免疫两种。自然免疫又包括两种形式：在机体感染病原生物后产生的免疫力，如患病痊愈或隐性感染，这种获得免疫的方式称为自然自动免疫;胎儿或新生儿经过胎盘或乳汁从母体获得抗体,这种获得免疫方式称为自然被动免疫。人工免疫也包括两种形式:把疫苗等抗原物质注入体内,使机体产生免疫力,则称为人工自动免疫,即通常所说的预防接种;把抗体等免疫效应物质直接输入给机体,让机体立即获得免疫力,则称为人工被动免疫。

根据特异性免疫的原理,应用人工免疫的方法使机体获得免疫力,以预防传染病的措施称为免疫预防。人工免疫用的疫苗、类毒素、免疫血清以及免疫诊断用品(诊断血清、诊断菌液等),都来源于生物体,故称为生物制品。人工自动免疫和人工被动免疫给机体输入的物质不同。两者的区别见表 32-1。

表 32-1　人工自动免疫与人工被动免疫的区别

区别点	人工自动免疫(预防接种)	人工被动免疫
输入物质	抗原(疫苗、类毒素等)	抗体(抗毒素、丙种球蛋白等)
免疫显效时间	慢,接种后 2～3 周	快,接种后立即生效
接种次数	1～3 次	1 次
免疫维持时间	长,数月至数年	短,2～3 周
主要用途	预防	治疗或紧急预防

一、人工自动免疫

人工自动免疫是用人工的方法给机体输入疫苗、类毒素等含抗原的生物制品,刺激机体产生特异性免疫力的方法,又称预防接种。其特点是免疫显效较慢,但维持时间长,可达数月至数年,主要用于传染病的预防。

1. 人工自动免疫常用的生物制剂

(1)疫苗

1)死疫苗:用物理或化学方法将病原微生物杀死而制备的制剂,称死疫苗或灭活疫苗。常用的死疫苗有伤寒副伤寒甲乙联合疫苗、乙型脑炎疫苗、百日咳疫苗等。

2)活疫苗:用人工变异或从自然界筛选出来的减毒或无毒的活病原微生物制成的疫苗,称活疫苗或减毒活疫苗。常用的活疫苗有卡介苗、麻疹减毒活疫苗、口服脊髓灰质炎减毒活疫苗等。

死疫苗与活疫苗的比较见表 32-2。

表 32-2　死疫苗与活疫苗的比较

区别点	死疫苗	活疫苗
制剂特点	强毒株灭活制成	无毒或弱毒株
接种方式	皮下注射	口服,吸入,皮内注射等
接种次数及量	2～3 次,量较大	1 次,量较小
保存及有效期	易保存,有效期约 1 年	不易保存,4 ℃冰箱数周
副作用	较大	较小
免疫效果	较差,维持数月至两年	较好,维持 3～5 年

3) 新型疫苗：目前已成功研制并开始使用新型疫苗。主要有：①亚单位疫苗：是提取病原微生物有效抗原成分制成的疫苗，如乙型肝炎亚单位疫苗。②基因工程疫苗：是利用 DNA 重组技术生产的疫苗，将编码有效抗原成分的目的基因与载体重组后导入宿主细胞，随着宿主细胞的增殖，目的基因表达有效抗原成分，由此制备的疫苗称为基因工程疫苗。③结合疫苗：是将细菌荚膜多糖的水解物化学连接于其他抗原或类毒素制成的疫苗，白喉类毒素作为荚膜多糖的蛋白载体，使其成 TD 抗原，以刺激 B 细胞产生 IgG 类抗体。④合成肽疫苗：是用人工合成多肽抗原连接适当载体，再加入佐剂制成的疫苗。

(2) 类毒素：将细菌外毒素用 0.3%～0.4% 甲醛处理后，使其失去毒性，保留免疫原性，即为类毒素。若在类毒素中加入适量的磷酸铝或氢氧化铝等吸附剂，则成为吸附精制类毒素。常用的制剂有白喉类毒素、破伤风类毒素等。类毒素可与灭活疫苗混合制成联合制剂使用，如百日咳鲍特菌灭活疫苗与白喉类毒素、破伤风类毒素混合制成的百白破三联疫苗。

2. 预防接种的方法及注意事项

(1) 接种对象：凡免疫功能低下、与病原微生物接触机会多、疾病危害大、流行地区的易感者均可考虑接种。

(2) 接种剂量、次数与间隔：接种剂量须严格按生物制品使用规定进行，通常死疫苗接种量大，需接种 2～3 次，每次间隔 7～10 天。活疫苗因能在体内繁殖，故接种次数可少或一般只需接种一次。类毒素接种 2 次，因其吸收慢，产生免疫力需要时间较长，故每次间隔需 4～6 周。

计划免疫是按有关规定程序有计划地进行人群预防接种，以提高人群免疫水平，达到控制以至最终消灭相应传染病的重要措施，我国目前推荐的儿童计划免疫程序见表 32-3。

表 32-3　我国推荐儿童计划免疫程序表

接种年龄	接种疫苗
出生时	卡介苗，乙型肝炎疫苗第一针
1 个月	乙型肝炎疫苗第二针
2 个月	三价脊髓灰质炎疫苗第一次
3 个月	三价脊髓灰质炎疫苗第二次，百白破联合疫苗第一针
4 个月	三价脊髓灰质炎疫苗第三次，百白破联合疫苗第二针
5 个月	百白破联合疫苗第三针
6 个月	乙型肝炎疫苗第三针
8 个月	麻疹减毒疫苗
1.5～2 岁	百白破联合疫苗加强免疫
4 岁	三价脊髓灰质炎疫苗加强免疫
7 岁	卡介苗，麻疹疫苗，百白破联合疫苗加强免疫

(3) 接种后反应：常见于接种后 24 小时发生，表现为局部红肿、疼痛、淋巴结肿大。全身可出现短时间发热、头痛、恶心等。一般症状较轻，1～2 天后即恢复正常，一般无需处理。个别反应较剧烈，甚至出现过敏性休克、接种后脑炎等，应予注意。

（4）禁忌证：凡高热、严重心血管疾病、急性传染病、恶性肿瘤、甲亢、活动性肺结核、糖尿病和免疫缺陷病等患者，均不宜接种疫苗，以免病情恶化。为防止流产或早产，孕妇应暂缓接种。

二、人工被动免疫

人工被动免疫是指用人工的方法给机体输入含有特异性抗体的免疫血清制剂，使机体立即获得特异性免疫力的方法。其特点是免疫显效快，输入后立即生效，但维持时间短，一般只有 2～3 周，主要用于传染病的治疗或紧急预防。

1. 人工被动免疫常用的生物制剂

（1）抗毒素：是用类毒素多次免疫马，取马血清分离纯化而成。主要用于某些细菌外毒素所致疾病的治疗。如白喉抗毒素、破伤风抗毒素等。

（2）人血浆丙种球蛋白和胎盘丙种球蛋白：人血浆丙种球蛋白是正常人血浆提取物，含 IgG 和 IgM；而胎盘丙种球蛋白则是从健康产妇胎盘血液中提取，主要含 IgG。由于多数成人已隐性感染或显性感染过麻疹、甲型肝炎等传染病，血清中含有相应的抗体。因此，这两种丙种球蛋白可用于上述疾病的治疗或紧急预防。

（3）人特异性免疫球蛋白：来源于恢复期病人及高效价特异性抗体的供血者血浆和接受类毒素、疫苗免疫者血浆。由于含有高效价的特异性抗体，故其免疫效果较丙种球蛋白好，不易发生超敏反应，更适用于对动物血清过敏者及使用丙种球蛋白效果不佳的患者。如乙型肝炎恢复期病人免疫球蛋白、破伤风恢复期病人免疫球蛋白。

2. 人工被动免疫注意事项

（1）防止超敏反应：动物免疫血清使用前应询问病史，做皮肤过敏试验，如阳性者必须使用，可采用特异性脱敏疗法。

（2）注意早期和足量使用：使用抗毒素治疗外毒素引起的疾病时一定要在外毒素尚未结合组织细胞前使用，才能发挥其中和毒素作用。若毒素已与组织细胞结合，抗毒素不再发挥中和毒素作用。

（3）不滥用丙种球蛋白：多次注射丙种球蛋白，易引起超敏反应。如给无麻疹接触史者注射丙种球蛋白，使其不易隐性感染，反而使易感人群增多。给儿童注射丙种球蛋白预防麻疹，虽能推迟发病年龄，但较大年龄发病时症状较重、并发症多，故应严格控制丙种球蛋白的使用。

第三节 免疫治疗

针对机体低下或亢进的免疫状态，利用免疫学原理及疾病发生机制，人为地增强或抑制机体的免疫功能以达到治疗疾病的方法称免疫治疗。常见的免疫治疗方法有免疫增强、免疫抑制和免疫重建。

一、免疫增强

即用物理、化学或生物手段来增强机体的免疫功能。增强机体免疫功能的制剂称为免疫增强剂，常用的免疫增强剂见表 32－4。

表 32 - 4　常用的免疫增强剂

类　型	举　例
微生物制剂	卡介苗、OK - 432
化学合成制剂	左旋咪唑、西咪替丁、合成多聚核苷酸
免疫因子	细胞因子、免疫核糖核酸、胸腺素
中药制剂	黄芪多糖、枸杞多糖、刺五加多糖、香菇多糖、灵芝多糖

细胞因子具有广泛的生物学活性，将细胞因子作为药物，可预防和治疗多种免疫性疾病。目前已在临床应用的部分细胞因子类药物见表 32 - 5。

表 32 - 5　目前临床应用的部分细胞因子类药物

细胞因子	适应证
IFN - α	肝炎、恶性肿瘤、AIDS、白血病、Kaposi 肉瘤
IFN - β	多发性硬化症
IFN - γ	类风湿关节炎、慢性肉芽肿、生殖器疣、恶性肿瘤、过敏性皮炎、感染性疾病
G - CSF	AIDS、自身骨髓移植、化疗导致的粒细胞减少症、白血病、再生障碍性贫血
GM - CSF	AIDS、自身骨髓移植、化疗导致的血细胞减少症、再生障碍性贫血
EPO	慢性肾衰竭导致的贫血、失血后贫血、恶性肿瘤或化疗导致的贫血
IL - 2	免疫缺陷病、恶性肿瘤
IL - 11	恶性肿瘤或化疗导致的血小板减少症

过继免疫治疗是将对疾病有免疫力的供者的免疫应答产物转移给其他个体，或自体细胞经体外处理后回输自身，以发挥治疗疾病的作用。可分为特异性与非特异性两类，前者是用抗原致敏过的淋巴细胞或淋巴因子注入机体，使其获得对该抗原的免疫力；后者是将正常人的淋巴因子注入机体使其获得对多种抗原的免疫力。

二、免疫抑制

即用物理、化学或生物手段抑制机体的免疫功能。免疫抑制法主要用于治疗自身免疫病、移植排斥反应和炎症等。抑制机体免疫功能的制剂称为免疫抑制剂，常用的免疫抑制剂见表 32 - 6。

表 32 - 6　常用的免疫抑制剂

类　型	举　例
激素	糖皮质激素
真菌代谢产物	环孢素 A、FK506
单克隆抗体	抗 T 细胞及其亚群单抗、免疫毒素
抗肿瘤药物	氮芥、环磷酰胺、硫唑嘌呤
中药制剂	雷公藤多甙、川芎、当归

三、免疫重建

免疫重建是将免疫功能正常个体的造血干细胞或淋巴细胞移植给免疫缺陷个体,使后者免疫功能得到全部或部分恢复。目前多用于治疗再生障碍性贫血、白血病及免疫缺陷病等。包括骨髓移植和脐血干细胞移植。骨髓移植是指取患者自身或健康人的骨髓输给患者,使骨髓中的干细胞进入患者体内定居、分化,帮助患者恢复造血能力。骨髓移植包括同种异体骨髓移植和自体骨髓移植。脐血干细胞免疫原性较弱,来源方便,因此可作为免疫重建细胞来源,代替同种异体移植。

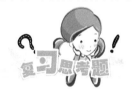

一、名词解释

1. 凝集反应　2. 生物制品　3. 人工自动免疫　4. 人工被动免疫

二、选择题(A 型题)

1. 双向免疫扩散试验中,如抗体浓度大于抗原浓度,则沉淀线　　　　　　　　　　( )

A. 靠近抗原孔　　B. 靠近抗体孔　　C. 在两孔中间　　D. 呈多条沉淀线　　E. 以上均不是

2. 下列情况属于人工被动免疫的是　　　　　　　　　　　　　　　　　　　　( )

A. 通过胎盘、初乳获得的免疫　　　　B. 天然血型抗体的产生

C. 通过注射类毒素获得的免疫　　　　D. 通过注射抗毒素获得的免疫

E. 通过隐性感染获得的免疫

3. 用免疫荧光技术间接法检测组织中的抗原,应将荧光素标记　　　　　　　　( )

A. 抗原　　　　　　　　　　　　　B. 相应抗体

C. 抗免疫球蛋白抗体　　　　　　　　D. 抗原抗体复合物

E. 抗 C3 抗体

4. 隐性感染后获得的免疫属于　　　　　　　　　　　　　　　　　　　　　　( )

A. 过继免疫　　　　　　　　　　　B. 人工被动免疫

C. 人工自动免疫　　　　　　　　　　D. 自然自动免疫

E. 自然被动免疫

5. 胎儿从母体获得 IgG 属于　　　　　　　　　　　　　　　　　　　　　　　( )

A. 过继免疫　　　　　　　　　　　B. 人工被动免疫

C. 人工自动免疫　　　　　　　　　　D. 自然自动免疫

E. 自然被动免疫

6. 下列哪项不是死疫苗的特点　　　　　　　　　　　　　　　　　　　　　　( )

A. 接种剂量较大　　　　　　　　　B. 免疫效果好

C. 一般需接种 2～3 次　　　　　　　D. 疫苗较易保存

E. 无毒力回复突变的危险

7. 下列哪种疫苗为活疫苗　　　　　　　　　　　　　　　　　　　　　　　　( )

A. 伤寒疫苗　　B. 百日咳疫苗　　C. 流脑疫苗　　D. 麻疹疫苗　　E. 霍乱疫苗

8. 下列哪项属于人工自动免疫　　　　　　　　　　　　　　　　　　　　　　( )

A. 注射丙种球蛋白预防麻疹　　　　　B. 接种卡介苗预防结核

C. 注射胸腺素治疗恶性肿瘤　　　　　D. 静脉注射 CIK 细胞治疗肿瘤

E. 注射破伤风抗毒素治疗破伤风

9. 有关活疫苗的特点哪项是错误的 （ ）

A. 接种量少　　　B. 接种次数少　　　C. 易保存　　　D. 免疫效果好　　　E. 持续时间较长

10. 关于抗毒素的使用,哪项是错误的 （ ）

A. 可能发生过敏反应

B. 治疗时要早期足量

C. 可作为免疫增强剂给儿童多次注射

D. 对过敏机体应采取脱敏疗法

E. 只能用于紧急预防或治疗

三、简答题

1. 比较人工自动免疫和人工被动免疫的特点。

2. 简述常见的免疫治疗方法。

（尚　智）

实验指导

实验目的与实验室规则

一、实验目的及要求

病原生物学与免疫学基础实验是本课程的重要组成部分,通过实验,加深对基本理论知识的理解;熟悉医学微生物、寄生虫及免疫学相关的检测技术,学会常用的消毒、灭菌方法及无菌技术,建立无菌观念;通过正确的观察和分析实验结果,培养学生实事求是的科学态度、严肃认真的工作作风及分析和解决问题的能力,为培养良好的职业能力和职业素养打下基础。为此应做到以下几点:

1. 每次实验前作好预习,明确实验目的、内容和操作中注意点及其理论依据,避免或减少错误发生。

2. 实验过程中,严格无菌操作,加强"无菌观念"的培养和训练。

3. 实验过程中,应持实事求是的科学态度和严肃认真的工作作风,实验结果需真实记录,进行分析,得出结论。如实验结果与理论不符,应探究原因,训练科学思维能力。

4. 实验完成后要及时写出实验报告。

二、实验室规则

病原生物学与免疫学基础的实验对象大多是病原微生物,因此严格遵守无菌操作规则、防止实验中的自身感染和环境污染是本学科实验室的重要原则。

1. 进实验室要穿工作服,离实验室时脱下并反折放好。工作服应经常清洗干净。

2. 进实验室只需携带必须物品,并要远离操作部位。

3. 实验室内严禁吃零食、吸烟、用嘴舔或咬笔等。

4. 实验室内应保持安静、整洁、有秩序,不得高声谈笑或随便走动等,以免发生意外或影响他人实验。

5. 凡具有传染性的实验标本、培养物、带菌材料、动物、器具等,均需按要求处理,不得随便乱放或用自来水冲洗。实验室内任何物品不得携带出外。

6. 实验操作时一旦发生意外,应当立即报告指导老师,不得擅自处理。

7. 实验结束时,应整理好桌面,实验器材物归原处。需培养的送温箱,需消毒灭菌的物品集中到指定的地方。

8. 爱护公物,节约实验器材,显微镜要注意保护和保养。水电用毕要立即关闭。

9. 离开实验室前,应用消毒液洗手,并用清水洗净。

10. 实验完毕,消毒桌面,清扫地面,整理桌凳,检查水电,关好门窗。

实验一 细菌形态结构与生长繁殖实验

【实验目的】

1. 学会显微镜油镜的使用与保养方法。
2. 学会辨认细菌基本形态和特殊结构。
3. 初步学会制作细菌涂片、革兰染色法的操作及结果判断。
4. 了解培养基的制备程序及常用培养基的种类。
5. 了解细菌的接种方法。
6. 了解细菌在培养基上生长现象与代谢产物。

【实验材料】

1. 示教标本　细菌基本形态、特殊结构标本片。
2. 器材　普通显微镜、香柏油、二甲苯、擦镜纸、革兰染色液、蒸馏水、生理盐水、接种环、接种针、酒精灯、靛基质试剂、载玻片、盖玻片、滴管、吸管等。
3. 培养基　基础培养基制备相关材料、肉汤培养基、普通琼脂平板、琼脂斜面、半固体培养基、血琼脂平板、庖肉培养基、双糖铁培养基、葡萄糖和乳糖发酵管、蛋白胨水、SS琼脂平板等。
4. 菌种　大肠埃希菌、葡萄球菌、痢疾志贺菌、肖氏副伤寒沙门菌、枯草芽胞杆菌等。

【实验内容与方法】

一、显微镜油镜的使用及保护方法(示教)

1. 油镜的原理　从聚光器出来的光线通过标本玻片经空气进入物镜时,由于玻片与空气的折光率不同而发生折射,使一部分光失掉,进入物镜的光线减少,结果视野暗淡,物像不清。如果使用折光率与玻片($n=1.52$)相近似的香柏油($n=1.515$)即可减少折射,增加视野光亮度,提高分辨率,获得清晰的物像(实验图1)。

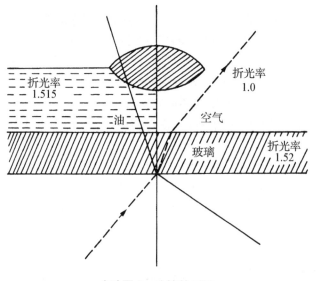

实验图 1　油镜的原理

2. 油镜的使用与保护

(1) 将显微镜平稳地放在实验台上。使用油镜时,必须端坐,载物台不要倾斜,以免菌液或镜油流出,污染载物台,并影响实验结果。

(2) 先将低倍镜对准中央聚光器,打开灯光电源开关并调节光线强弱。若以自然光线为光源时,用反光镜的平面;以灯光为光源时,用反光镜的凹面。

(3) 将玻片标本放在载物台上,用移动器或固定夹固定。先用低倍镜对好光线,然后转换油镜头观察,将聚光器升高与载物台相平,把光圈完全打开。

(4) 在标本上滴加 1 滴香柏油,为了避免损伤镜头或玻片,用眼睛从侧面看着油镜,慢慢扭动粗螺旋,将油镜头浸入油内,几乎与玻片接触为止,但勿使两者相碰(其工作距离仅有 0.18 mm)。然后从目镜上观察,扭动粗螺旋使镜筒慢慢上移,看到模糊物像时,换用细螺旋调节至物像清晰为止。

(5) 观察标本时应练习两眼同时睁开观察,最好左眼窥镜,右眼配合绘图或记录。

(6) 观察完毕,用粗螺旋将镜筒提升,立即用擦镜纸(切不可用手、布或其他纸类)擦净镜头上的镜油。如油已干,可在擦镜纸上滴少许二甲苯擦拭,并随即用擦镜纸擦去残留的二甲苯。然后将物镜转成"八"字形,下降镜筒和聚光器,双手托持显微镜,放入镜箱中。

二、细菌的基本形态与特殊结构观察(示教)

1. 细菌的基本形态观察 使用显微镜油镜,观察各种球菌、杆菌和螺形菌的染色标本片,以认识细菌的基本形态。观察时应注意细菌的形态、大小、排列和染色反应,同时绘图或记录。

2. 细菌的特殊结构观察 观察示教镜下肺炎链球菌的荚膜、破伤风梭菌的芽胞、伤寒沙门菌的鞭毛。注意细菌菌体与特殊结构的形状、染色、大小、位置等形态特点,并绘图。

3. 革兰染色法

(1) 细菌染色标本制作:细菌染色标本制作的基本步骤为:涂片→干燥→固定→染色。①涂片:取洁净载玻片 1 张,将接种环在酒精灯火焰中烧灼灭菌,用接种环分别取 1 环生理盐水于载玻片两端(如系液体标本,可不加生理盐水)。用灭菌接种环进行无菌操作,挑取大肠埃希菌和葡萄球菌落少许,分别涂布于盐水中,并研成均匀混浊的菌液。②干燥:在空气中自然干燥。必要时,可将标本面向上,在火焰上方烘干,切勿紧靠火焰,以免标本烤焦。③固定:固定的目的是杀死细菌,使细菌黏附在玻片上,改变细菌对染料的通透性,便于染料着色。将已干燥的涂片标本面向上,用玻片夹夹住玻片一端,以钟摆速度通过酒精灯火焰温度最高处 3 次,载玻片以热而不烫为宜。④染色:根据检查目的的不同,选用不同的染色方法进行染色。滴加染液,以覆盖标本为度,不宜过多。

(2) 革兰染色法操作步骤:①初染:滴加结晶紫染液数滴于已固定的涂片标本上,染 1 分钟,水洗。②媒染:加卢戈碘液数滴,染 1 分钟,水洗。③脱色:滴加 95%乙醇数滴,轻轻摇动玻片至无紫色液脱下为止(约 30 秒至 1 分钟),水洗。④复染:加稀释苯酚复红液数滴,复染 30 秒,水洗,用滤纸吸干,油镜观察。结果:紫色为革兰阳性菌(G^+);红色为革兰阴性菌(G^-)。

三、细菌的培养与代谢产物观察(示教)

1. 培养基制备

(1) 制备程序:配料→溶化→测定及矫正 pH→滤过→分装→灭菌→保存备用。

（2）培养基（肉膏汤）的制备：①称取牛肉膏 0.3～0.5 g，蛋白胨 1 g，氯化钠 0.5 g，装入三角烧瓶内，加蒸馏水 100 ml，混合加热溶化；②冷却至 40～45 ℃时，以 0.1 mol/L NaOH 溶液矫正 pH 至 7.6；③再煮 10 分钟，过滤澄清，补足失水，并重新测矫 pH；④分装于试管或三角烧瓶中，分装量为试管高度的 1/3，加塞，包扎管口，高压灭菌 20 分钟；⑤冰箱储保备用。

2. 细菌接种

（1）平板分区划线接种法：该方法可从混杂的材料中分离出目的菌。操作步骤为：

1）烧灼接种环灭菌，待冷，挑取一环混合菌液（葡萄球菌与大肠埃希菌）。

2）左手持普通琼脂平板，用五手指固定，以拇指启开皿盖，皿盖与皿底不能超过 45°角。

3）将挑取的菌液轻轻涂在平板边缘（为原始部位），接种划线时，接种环与平皿底平面保持 30°～45°的角度。烧灼接种环灭菌，待冷，然后从原始部位开始进行第一次划线，划线时用腕力使接种环来回划动。

4）用左手大拇指与中指旋转平板约 60°的角度，烧灼接种环灭菌，待冷，进行第二次划线，连续进行第三、第四或第五次划线，每次划线与前次划线重叠 2～3 条（实验图 2）。

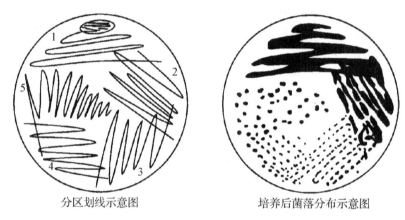

分区划线示意图　　　　　　　　培养后菌落分布示意图

实验图 2　细菌划线接种法

5）划线完毕，烧灼接种环灭菌，合上皿盖，并在皿底记录标本名称（或标本号）、接种日期。将平皿倒置（皿底在上）放于 37 ℃ 培养箱中培养 18～24 小时。

（2）斜面接种法：琼脂斜面培养基一般用作纯培养，某些特殊的斜面培养基可用以观察生化反应等。具体操作：

1）用左手食指、中指、无名指和大拇指握住斜面培养管。

2）右手持接种环或接种针，并烧灼灭菌，待冷。

3）右手持接种环的同时用小指和手掌拔取管塞，将管口通过火焰灭菌。

4）用接种环或接种针挑取细菌标本（大肠埃希菌），迅速伸入培养管内，在斜面上先由底部向上划一条直线，再由斜面底部向上轻轻蛇形划线（实验图 3）。

5）取出接种环，在火焰上灭菌管口，塞上管塞，灭菌接种环，将培养管做好标记，置 37 ℃ 培养箱培养 18～24 小时。

（3）液体接种法：液体培养基常用于细菌生长现象观察、细菌生化反应、增菌培养等。具体操作：

1）如同斜面接种，左手握住肉汤管。

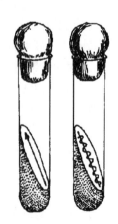

实验图 3　斜面接种法

2) 右手持接种环(针),灭菌冷却后,用小指和手掌拔取管塞,将管口通过火焰灭菌。

3) 用接种环(针)挑(蘸取)细菌标本(大肠埃希菌),伸入肉汤管内,在接近液面的管壁上轻轻研磨,使细菌混入肉汤中(实验图4)。

4) 取出接种环(针),在火焰上灭菌管口,塞上管塞,灭菌接种环(针),将肉汤管做好标记,置37℃培养箱中培养18~24小时。

(4) 穿刺接种法:常用于观察细菌动力及保存菌种等。具体操作:

1) 如同斜面接种法,左手握半固体培养基管。

2) 右手持接种针,并烧灼灭菌,待冷。

3) 右手持接种针的同时用小指和手掌拔取管塞,将管口通过火焰灭菌。

4) 用接种针蘸取细菌标本(大肠埃希菌),将接种针从培养基中心部位向下垂直刺入近管底部(但不能完全刺入管底),并循原线路退出(实验图5)。

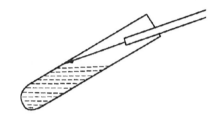 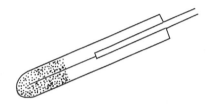

实验图4　液体接种法　　　　　　　实验图5　穿刺接种法

5) 管口通过火焰灭菌,塞上管塞,灭菌接种针。将培养管做好标记,置37℃培养箱培养18~24小时。

3. 细菌生长现象观察(示教)

(1) 细菌在液体培养基的生长现象:①均匀混浊生长(金黄色葡萄球菌);②菌膜形成(枯草芽胞杆菌);③沉淀生长(链球菌)。

(2) 细菌在固体培养基上的生长现象:在普通琼脂平板上,金黄色葡萄球菌与大肠埃希菌,经分离培养,形成菌落。葡萄球菌菌落直径2~3 mm,金黄色,湿润不透明,圆形凸起,边缘整齐,为S型菌落。大肠埃希菌菌落较大,圆形,光滑,湿润,灰白色。

(3) 细菌在半固体培养基中的生长现象:大肠埃希菌有鞭毛,有动力,沿穿刺线向周围扩散生长,穿刺线模糊,四周呈雾状;痢疾志贺菌无鞭毛,无动力,沿穿刺线生长,穿刺线四周培养基透明澄清(实验图6)。

4. 细菌代谢产物观察(示教)

(1) 糖发酵试验:将大肠埃希菌分别接种到葡萄糖及乳糖发酵管中,再将痢疾志贺菌分别接种到葡萄糖及乳糖发酵管中,置37℃培养箱中培养18~24小时后观察结果。大肠埃希菌既能分解乳糖,又能分解葡萄糖产酸产气,使培养基变黄色,倒置小导管中有气泡,用符号"⊕"表示。痢疾志贺菌分解葡萄糖只产酸不产气,培养基变黄,导管中无气泡,用"＋"表示;痢疾志贺菌不分解乳糖,发酵管不变色,导管中无气泡用"－"表示。糖发酵管除葡萄糖和乳糖外,还有麦芽糖、蔗糖及甘露醇等。

(2) 靛基质试验:将大肠埃希菌、痢疾志贺菌分别接种到两支蛋白胨水中,37℃培养18~24小时后,沿培养基管壁缓慢滴入靛基质指示剂0.5 ml,使试剂浮于培养物表面,观察结果。接种大肠埃希菌的试管出现红色,为阳性,用"＋"表示;接种痢疾志贺菌的试管出现黄色,为阴性,用"－"表示(实验图7)。

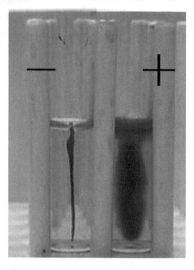

实验图 6　半固体培养基生长现象

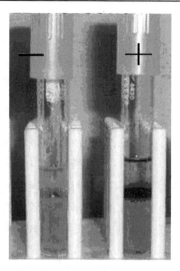

实验图 7　靛基质试验

（3）双糖铁试验（KIA）：是检测细菌分解葡萄糖、乳糖及胱氨酸（半胱氨酸）的组合试验。培养基中，葡萄糖与乳糖的比例为 1∶10，指示剂为酚红。若细菌分解葡萄糖、乳糖产酸产气，使斜面和底层均呈黄色，且有气体；若细菌只分解葡萄糖产酸，不分解乳糖，在最初培养的 8～12 小时内，葡萄糖分解产生的少量酸可使斜面和底层呈黄色。连续培养，由于培养基中葡萄糖含量少，所生成的少量酸被空气中氧所氧化，同时细菌利用含氮物质生成碱性化合物，可中和斜面部分的酸，经 18～24 小时后，斜面又恢复成红色。底层因处于缺氧状态，细菌分解葡萄糖所生成的酸一时不被氧化而仍保持黄色。因此，KIA 培养基斜面呈红色，底层呈黄色，说明该细菌只分解葡萄糖产酸，不分解乳糖。若细菌分解胱氨酸（半胱氨酸）产生硫化氢，硫化氢与培养基中亚铁离子作用，生成黑色的硫化亚铁，使培养基底层变黑。将大肠埃希菌、肖氏沙门菌、痢疾志贺菌分别接种到 KIA 斜面培养基（先穿刺接种，再在斜面上从下至上划线），37 ℃培养 18～24 小时后，观察结果（实验表 1）。

实验表 1　几种肠道杆菌在 KIA 斜面培养基上的生长现象

菌　　名	斜面颜色	乳糖	底层颜色	葡萄糖	产气	H_2S
大肠埃希菌	变黄	⊕	变黄	⊕	有气体	－
肖氏沙门菌	变红	－	变黄、变黑	⊕	有气体	＋
痢疾志贺菌	变红	－	变黄	＋	无气体	－

注："－"表示不分解；"＋"表示产酸不产气；"⊕"表示产酸产气

【实验报告】

1. 绘出示教镜下细菌基本形态及特殊结构。
2. 记录革兰染色操作步骤并分析染色结果。
3. 记录细菌在固体培养基、液体培养基及半固体培养基中的生长现象。
4. 记录并分析细菌生化反应结果。

（盛亚琳）

实验二 细菌分布与消毒灭菌实验

【实验目的】

1. 熟悉细菌分布的检查方法,了解细菌的分布,树立无菌观念。
2. 掌握常用消毒灭菌方法及适用范围。
3. 掌握常用消毒灭菌器及滤菌器的使用方法。
4. 了解常用消毒灭菌器及滤菌器的构造。
5. 初步学会观察药物敏感试验的结果及其临床意义分析。

【实验材料】

1. 菌种 葡萄球菌、大肠埃希菌肉汤培养物或斜面培养物、枯草芽胞杆菌肉汤培养物。
2. 培养基 普通琼脂平板、肉汤培养基。
3. 化学消毒剂 75%乙醇。
4. 抗生素药敏滤纸片 青霉素、庆大霉素、链霉素、磺胺药敏滤纸等。
5. 其他 95%乙醇、酒精灯、接种环、小镊子、米尺、紫外线灯、灭菌黑纸片、煮沸消毒锅及所消毒物品、高压蒸汽灭菌器(手提式)及所灭菌物品、干烤箱及所灭菌物品、培养箱等。

【实验内容与方法】

一、细菌分布的检查(操作)

1. 空气中细菌的检查 每组取普通琼脂平板1个,将盖打开,暴露于空气中5~10分钟,然后盖上盖,于平板底面注明标记(班级、组别、空气),送37℃温箱培养18~24小时后,观察结果。

2. 咽喉部细菌的检查 以下两法任选一种。

(1) 咽拭子法:每两人为一组取血琼脂平板1个,在平板底部正中画线一分为二。两位同学互相用无菌棉签于咽部涂抹采集标本,无菌操作涂于血平板一边,再用灭菌接种环划线接种。在平板底面注明标记,置37℃温箱培养18~24小时后,观察结果。

(2) 咳碟法:取血平板1个,将盖打开,置于距口10 cm处,用力咳嗽数次,将盖盖好,在平板底面注明标记,置37℃温箱培养18~24小时,观察结果。

3. 水的细菌检查 用无菌试管取水约5ml(塘水或河水),用灭菌接种环取水一环,划线接种于普通琼脂平板,在平板底面注明标记,37℃温箱培养18~24小时观察结果。

二、消毒灭菌

1. 皮肤消毒试验(操作) 每两位同学取1个普通琼脂平板,用蜡笔在平板底部划分为五格,注上1、2、3、4、5,两人用手指在培养基上各涂一格,然后用75%乙醇消毒手指后再各涂另一格,留一格作对照,盖好盖,注明各人消毒前后所涂格号、班级、组别,置37℃温箱培养18~24小时后观察结果。

2. 煮沸消毒试验(操作) 取4支无菌肉汤管,标记1、2、3、4,1、2号管接种大肠埃希菌,3、4号管接种枯草芽胞杆菌,将1、3号管放水浴锅中煮沸5~10分钟,最后将4支肉汤管送37℃温箱培养18~24小时后观察结果。

3. 紫外线杀菌试验(示教) 取普通琼脂平板1个,用接种环密集划线接种大肠埃希菌后,以无菌镊子夹一张灭菌长方形黑纸片贴于平板中央,将平板置于紫外线灯下 20~30 cm 照射 30 分钟,除去黑纸(丢于消毒液中或烧掉,勿乱丢),放 37 ℃温箱培养 18~24 小时,观察结果。

4. 常用消毒灭菌器及滤菌器介绍(示教)

(1) 高压蒸汽灭菌器:是应用最广的灭菌器,凡能耐高温的普通培养基、敷料、手术器械、注射用水、玻璃器皿等,均可采用此器灭菌。

1) 类型:蒸汽压力灭菌器根据冷空气排放方式和程度不同,分为下排气式蒸汽压力灭菌器、预真空式蒸汽压力灭菌器和脉动真空式蒸汽压力灭菌器三大类。根据灭菌器的形状特点,还可分为立式、卧式、台式、移动式蒸汽压力灭菌器。

2) 原理:①下排气式蒸汽压力灭菌器是利用重力置换原理,使热蒸汽在灭菌器中从上而下将冷空气由下排气孔排出,由饱和蒸汽取代。在密闭的容器中,随着压力升高,蒸汽的温度也相应升高,一般在 0.103 MPa 蒸汽压下,温度可达到 121.3 ℃,维持 20 分钟左右,即可达到灭菌目的。②预真空式蒸汽压力灭菌器是利用真空泵将灭菌柜内部抽成真空,形成负压,以利于蒸汽迅速穿透到物品内部进行灭菌。③脉动真空式蒸汽压力灭菌器原理同预真空蒸汽压力灭菌器,它是多次抽真空,故空气排除更彻底,效果更可靠。

3) 使用方法与注意事项:①使用时,先加一定容量的水于灭菌器水箱内。②进行预热,正确装载灭菌物品。使用下排气式蒸汽压力灭菌器,物品体积不超过 30 cm×30 cm×25 cm,装载量不超过 80%;使用预真空式蒸汽压力灭菌器时,物品体积不超过 30 cm×30 cm×50 cm,装载量不得超过 90%,脉动真空式的装载量不得超过 95%。③盖好灭菌器盖(门),并将器盖(门)上螺旋拧紧加热。④下排气式蒸汽压力灭菌待压力上升至0.034 MPa时,打开排气阀,排净容器内冷空气,再关闭排气阀。预真空式蒸汽压力灭菌器和脉动真空式蒸汽压力灭菌器自动抽真空。⑤灭菌时注意观察饱和蒸汽压力下的温度,防止超热现象和禁止超压运行。⑥蒸汽压力上升至所需压力(通常为 0.103 MPa)时,温度一般在 121.3 ℃,维持 20 分钟左右,即可达到灭菌目的。⑦停止加热,待其压力自行下降至 0 后,方可打开器盖(门)取物。

(2) 干烤箱(干热灭菌器):本法适用于耐高温和干燥的器材灭菌。如试管、平皿、滴管等玻璃器材,瓷器等。

干烤箱是用两层金属板制成的箱子,中间充以石棉,箱底有热源(电炉),并附有温度计和自动调节器。灭菌时,加热箱内空气,靠热空气灭菌。用时将需灭菌的物品经清洗和晾干之后整齐摆放在箱内,不宜过挤,关闭两层箱门,通电,待温度升到 160~170 ℃,维持 2 小时即可达到灭菌目的。温度不可过高,如超过 180 ℃,棉塞和包装纸会被烤焦或燃烧。灭菌完毕,关闭电源,待温度自然下降到 40 ℃以下再开门取物,以防玻璃器皿骤冷发生破裂。

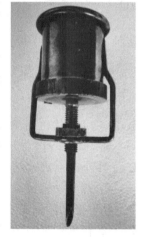

实验图8　蔡氏滤菌器

(3) 滤菌器:是一类能够阻留液体或空气中细菌的仪器。这类仪器不能除去 L 型细菌、病毒和支原体。常用于不耐热的血清、培养基、溶液及药品的除菌或分离细菌外毒素及病毒。

常用的细菌滤菌器有以下几种:

1) 蔡氏滤菌器:为金属滤器(实验图 8)。以石棉为滤板,每次用后换一石棉滤板。石棉滤板按孔径大小分为 K 号和 EK 号两种。前者可供澄清用,后者能阻止细菌通过。

2）玻璃滤菌器：滤板用玻璃粉制成,孔径大小由 0.15～250 μm 不等,一般分为 G1～G6,G5 和 G6 号均可阻止细菌通过。

3）薄膜滤菌器：由硝酸纤维素膜制成,孔径在 0.22～0.45 μm 时,可除去细菌,孔径在 20～100 nm 时可除去病毒。使用时从无菌包装中直接取出,配以无菌注射器使用,用完经高压蒸汽灭菌后妥善处理。

（4）煮沸消毒锅：此法主要用于食具、注射器和一般外科器械的消毒。煮沸消毒器是用金属制成的有盖长方形锅,锅内有一带孔的盘。(如无这种专用的消毒器,可用任何可以盛水加热的容器代替之),锅内加水,放入洗洁的欲消毒物件,使之全部浸没于水中(同时加入 2％碳酸氢钠,可以防止金属器械生锈),加盖,置电炉(或其他产热器上)加热煮沸,并维持 5～10 分钟。

三、药物敏感试验(纸片法)(示教)

1. 取普通琼脂平板一块,用无菌棉签蘸取大肠埃希菌或葡萄球菌液体培养物,密集划线涂布于整个琼脂平板表面。

2. 待平板上菌液稍干后,用镊子蘸取 95％乙醇在酒精灯上烧灼灭菌,待冷后分别夹取各种抗生素药敏纸片,贴于已接种好细菌的平板培养基表面(若药敏纸片未印字,须于平板底面注上抗生素名称),药敏纸片贴上后,不得移动。每次取药敏纸片前,均须先灭菌镊子并冷却。每张药敏纸片中心间距应大于 24 mm,纸片中心距平板边缘不少于 15 mm,直径为 70 mm 的平板可贴 4 张纸片(实验图 9)。

3. 将平板放入 37 ℃温箱培养 24 小时后观察结果。若细菌对某种抗生素敏感,则在药敏纸片周围出现一圈无菌生长的区域,称抑菌环(实验图 10)。测量抑菌环直径的大小,结合药物的性质,一般以敏感、中介、耐药三个等级报告结果。实验结果判断标准参考实验表 2,查表即可得出细菌对该药物的敏感度。

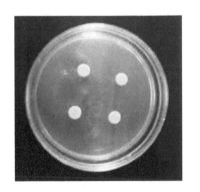

实验图 9　药敏纸片贴法

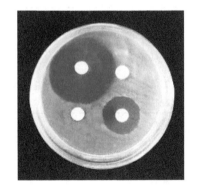

实验图 10　药物敏感试验的结果

实验表 2　纸片扩散法药敏试验结果判断表

抗菌药物	菌种	抗菌圈直径(mm)		
		耐药	中度敏感	敏感
青霉素 G	葡萄球菌	≤20	21～28	≥29
	其他细菌	≤11	12～21	≥22

续　表

抗菌药物	菌种	抗菌圈直径(mm)		
		耐药	中度敏感	敏感
头孢唑林		≤14	15～17	≥18
磺胺		≤12	13～16	≥17
庆大霉素	肠杆菌科	≤12	13～14	≥15
红霉素		≤13	14～22	≥23
环丙沙星		≤13	14～17	≥18

【实验报告】

1. 记录细菌分布检查的试验结果

标本	检查结果(有无微生物生长或菌落数)	结果解释
空气		
咽喉拭子		
水		

2. 记录消毒灭菌试验结果

(1) 皮肤消毒试验：

项　目	菌落数	结果解释
手消毒前		
手消毒后		

(2) 煮沸消毒试验：

管号	菌种	加热情况	细菌生长情况	结果解释
1	大肠埃希菌			
2	大肠埃希菌			
3	枯草芽胞杆菌			
4	枯草芽胞杆菌			

(3) 紫外线杀菌试验的结果观察：平板上用黑纸遮盖部分_____菌生长，未遮盖部分_____菌生长。这说明紫外线具有_____作用,但_____力弱。

3. 药物敏感试验(纸片扩散法)结果记录于下表。

抗生素	大肠埃希杆菌		金黄色葡萄球菌	
	抑菌圈直径(mm)	敏感度	抑菌圈直径(mm)	敏感度
青霉素 G				
红霉素				
庆大霉素				
磺胺				

4. 你做了细菌的分布检查试验后,对牢固树立无菌观念和严格无菌操作有何理解?

5. 药物敏感试验有何临床意义?

(张文霞)

实验三　病原菌、病毒及其他微生物实验

【实验目的】

1. 了解病原性球菌、肠道感染细菌等的形态、排列及染色特点。

2. 掌握病原性球菌感染及肠道感染细菌的标本采集及注意事项。

3. 了解病原性球菌在血琼脂平板上的菌落特点及溶血特性。

4. 熟悉血浆凝固酶试验、抗链球菌溶血素"O"试验、肥达反应的原理、方法、结果判断及意义。

5. 了解抗酸染色法的操作步骤、结果判断及意义。

6. 了解病毒包涵体及其他微生物的形态特征。

7. 熟悉皮肤丝状菌的检查方法。

【实验材料】

1. **标本**　病原性球菌、肠道杆菌、病毒包涵体、真菌及其他微生物染色标本片;病原性球菌培养物、肠道杆菌在 SS 琼脂平板和麦康凯琼脂平板及双糖铁培养基上培养物及真菌培养物;待检血清、脓汁及粪便标本。

2. **试剂**　革兰染色液、抗酸染色液、兔血浆、链球菌溶血素"O"胶乳试剂;伤寒及甲、乙副伤寒诊断菌液、无菌生理盐水、10％NaOH 或 KOH 液等。

3. **器材**　普通光学显微镜、酒精灯、接种环、载玻片、香柏油、胶乳反应板、微量移液器、试管、吸管、试管夹、水浴箱、振荡器等。

【实验内容和方法】

一、病原性球菌实验

1. 病原性球菌形态观察(示教)　分别将葡萄球菌、链球菌、肺炎链球菌、脑膜炎奈瑟菌、淋病奈瑟菌革兰染色标本片置于显微镜下,观察它们的形态、排列、结构及染色特点。

(1)金黄色葡萄球菌呈球形,排列成葡萄串状,革兰染色阳性。

(2)链球菌菌体呈球形或卵圆形,链状排列,革兰染色阳性。

(3)肺炎链球菌菌体呈矛头状,少数呈卵圆形,常成双排列,钝端相对,尖端向外。菌体表面有明显荚膜,革兰染色阳性。

(4)脑膜炎奈瑟菌呈肾形或豆形,成双排列,凹面相对,在临床患者脑脊液标本中常位于中性粒细胞内,革兰染色阴性。

(5)淋病奈瑟菌菌体呈豆形,常成双排列,临床患者分泌物涂片细菌常位于中性粒细胞内,革兰染色阴性。

2. 病原性球菌感染脓汁标本检查(操作演示)

(1)病原性球菌感染标本采集及注意事项:用无菌棉拭子擦取患者脓汁,立即置于无菌试管内尽快送检。在取材过程中要严格无菌操作,防止标本受污染。

（2）脓汁标本细菌学检查方法：

1）直接涂片染色镜检：脓汁涂片→干燥→固定，革兰染色（参考实验一），镜检。注意观察细菌形态、排列及染色性。

2）分离培养：将脓汁标本无菌操作分区划线接种于血液琼脂平板上，37 ℃培养 18～24 小时后观察菌落特点和溶血情况，并选取可疑菌落，进行涂片染色镜检。结合上述特征，大多数可以初步判断出细菌的种属。根据需要可以进一步做其他鉴定试验。

（3）病原性球菌培养物观察

1）金黄色葡萄球菌和表皮葡萄球菌：两种葡萄球菌均形成中等大小、圆形、凸起、表面光滑湿润、边缘整齐、不透明菌落。金黄色葡萄球菌产生金黄色脂溶性色素，使得菌落呈金黄色；表皮葡萄球菌产生白色或柠檬色色素，使菌落呈白色或柠檬色。在血琼脂平板上，金黄色葡萄球菌菌落周围有明显的透明溶血环。

2）甲型溶血性链球菌和乙型溶血性链球菌：两种链球菌在血琼脂平板上均形成细小如针尖状、圆形隆起、表面光滑湿润、边缘整齐、半透明或不透明的菌落。甲型溶血性链球菌菌落周围有 1～2 mm 宽呈草绿色的不完全溶血环；乙型溶血性链球菌菌落周围有 2～4 mm 宽界限清楚的透明溶血环。

3. 血浆凝固酶试验——玻片法（操作演示）

（1）取无菌生理盐水各 2 滴，分别置于洁净载玻片的两端。

（2）用无菌接种环分别挑取金黄色葡萄球菌和表皮葡萄球菌培养物少许，置于载玻片两端的生理盐水中，制成均匀的细菌悬液，观察有无自凝现象。

（3）若无自凝现象，则于每端悬液中分别加入兔血浆 1 滴，混匀观察。若 2 分钟内出现颗粒状凝集现象，即为阳性，表明该菌能够产生血浆凝固酶；若仍然是均匀的细菌悬液，则为阴性，表明该菌不能产生血浆凝固酶。

4. 抗链球菌溶血素"O"试验——胶乳凝集法（操作演示）

（1）实验前，将试剂预置达室温；轻轻混匀胶乳试剂。

（2）核对阳性和阴性对照。

（3）在不同的胶乳反应板孔中分别滴加待检血清及阳性、阴性质量控制血清各 1 滴（0.05 ml），然后在各孔内滴加抗"O"胶乳试剂 1 滴；轻轻摇动充分混匀，将反应板放在实验桌上，2 分钟观察结果，如有清晰凝集者为阳性（ASO＞200 IU/ml）。

（4）将阳性血清用生理盐水进一步稀释成 1∶2、1∶4，再重复上述步骤，有清晰凝集者为强阳性（ASO＞400 IU/ml、ASO＞800 IU/ml）。

本试验可辅助诊断风湿热、急性肾小球肾炎等与链球菌感染相关的疾病。

二、肠道感染细菌及其他细菌实验

1. 肠道感染细菌形态观察（示教）　分别将下列细菌标本片置普通光学显微镜下观察：大肠埃希菌、志贺菌、伤寒沙门菌、霍乱弧菌的革兰染色标本片；结核分枝杆菌抗酸染色标本片；白喉棒状杆菌 Albert 染色标本片；破伤风芽胞梭菌、炭疽芽胞梭菌标本片。主要观察各种细菌的形态、大小、结构、排列及染色特点。

2. 肠道感染细菌检查（操作演示）

（1）肠道感染细菌粪便标本采集及注意事项：用无菌棉拭子挑取新鲜的、未混入尿液的病人粪便（脓血或黏液部分），立即送检。如粪便为"米泔水"样则需有专人送检。

（2）粪便标本细菌学检查方法：将粪便标本分区划线接种于麦康凯、SS琼脂平板上，37 ℃培养18～24小时后观察生长现象。大肠埃希菌在麦康凯琼脂平板上形成较大的粉红色扁平湿润的菌落，SS琼脂平板上一般不生长。而志贺菌、伤寒沙门菌在麦康凯、SS琼脂平板上均形成无色或灰白色半透明中等大小菌落。进一步鉴定主要依靠细菌生化反应和血清学反应。

3. 肠道感染细菌鉴定的常见生化反应（示教） 肠道感染细菌鉴定的生化反应试验很多，常见的见实验一。

4. 肥达反应——试管法（操作演示）

（1）试验方法：①取 10 mm×75 mm 玻璃试管 1 支，加待检血清 0.2 ml 及生理盐水 3.8 ml混匀，使待检血清成 1∶20 稀释。②取 28 支玻璃小试管平均分 4 排置于试管架上，于第一列试管上分别标明"O"、"H"、"PA"、"PB"字样。③用 5 ml 移液管吸取 1∶20 稀释的待检血清 2ml 加入每排试管的第一列，每管 0.5 ml。④剩余的 1∶20 稀释的待检血清 2 ml，再加入生理盐水 2 ml，将其稀释成 1∶40。⑤用 5 ml 移液管吸取 1∶40 稀释的待检血清 2 ml 加入每排试管的第二列，每管 0.5 ml。⑥如上法继续将血清倍比稀释，并将其加完到第六列为止。⑦在最后一列各试管内加入 0.5 ml 生理盐水作为阴性对照。⑧取伤寒与副伤寒的 O、H、PA、PB 诊断菌液，加入相应各排试管中，每管 0.5 ml。振荡试管架数次，使诊断菌液与待检血清充分混匀。此时，每排试管中待检血清的最终稀释度依次为 1∶40、1∶80、1∶160、1∶320、1∶640、1∶1280。⑨将标本置于 37 ℃温箱孵育 24 小时后，轻轻拿出试管架（切忌振荡）在日光灯和黑色背景下观察结果。

（2）结果判断及意义：先观察生理盐水对照管，管底为圆形、边缘整齐的细菌沉淀物，若轻摇则散开呈混浊。之后每排均从第一管起与对照管比较观察，如管底有边缘不整齐的凝集块，液体出现不同程度的澄清的为凝集。凝集强弱程度以"＋"的多少来表示。"H"菌液的凝集常呈棉絮状，"O"菌液的凝集呈颗粒状。最终结果的凝集效价（滴度）以明显出现凝集（＋＋）的血清稀释度判定。由于正常人可能受隐性感染或预防接种的影响，所以在其血清中可有一定含量的相关抗体，且其效价随着不同地区沙门菌的流行情况而异。一般伤寒沙门菌的"H"凝集效价≥1∶160，"O"凝集效价≥1∶80，甲、乙副伤寒"H"凝集效价≥1∶80 时具有诊断价值。

5. 抗酸染色法（操作演示）

（1）方法：①制片：用接种环挑取已灭菌的肺结核病人痰标本 1～2 环均匀涂片，自然干燥后经酒精灯火焰固定。②染色步骤：用试管夹夹住载玻片一端，滴加苯酚复红染液盖满涂片，在酒精灯火焰上方微微加热，染液出现蒸汽即可，切勿沸腾。在染液即将干时，立即滴加染液，维持 4～5 分钟，待标本冷却后水洗；滴加 3％盐酸乙醇数滴于载玻片，轻轻摇动载玻片脱色，直至红色基本脱净为止，然后水洗；加碱性亚甲蓝染液 1～2 滴，复染 1 分钟，水洗；用滤纸吸干后镜检。

（2）结果及意义：抗酸性细菌（结核分枝杆菌）染成红色，非抗酸性细菌染成蓝色。若检出抗酸性细菌则具有辅助诊断意义。

三、病毒及其他微生物实验

1. 病毒包涵体及其他微生物形态观察（示教） 取狂犬病病毒包涵体、钩端螺旋体、梅毒螺旋体、白假丝酵母菌、新型隐球菌（墨汁负染法）标本片，置于普通光学显微镜下观察，注意观察形态、染色性及在细胞内外的位置等。

2.真菌培养物观察(示教)

(1)白假丝酵母菌菌落观察:白假丝酵母菌菌落外观呈乳酪状,暗淡无光,往往有假菌丝伸入培养基中,为酵母样菌落。

(2)根毛菌菌落观察:根毛菌菌落外观呈灰褐色或黄灰色,有许多丝状物呈棉絮状或绒毛状向空气中生长,为丝状菌落。

3.皮肤丝状菌检查(操作演示)   取待检标本(如毛发、皮屑、甲屑等)置于载玻片上,滴加 1~2 滴 10%NaOH 或 KOH 溶液,加盖玻片并微微加热,以促进角质蛋白溶解,使标本透明,稍压盖玻片后镜检。低倍镜发现可疑菌丝或孢子后改用高倍镜予以确认。

培养检查则需将待检标本先用 70%乙醇浸泡消毒,再用无菌盐水洗涤后接种于沙保弱培养基,22 ℃或室温培养 2~3 周后观察生长情况及菌落特点。一般 7~14 天即可生长良好,持续培养 3 周仍无生长可排除含有真菌。

【实验报告】

1.选择绘制镜下细菌、病毒及其他微生物的形态。

2.记录血浆凝固酶试验和抗"O"试验结果并分析其意义。

3.记录肠道感染细菌常见的生化反应和肥达反应试验结果。

（彭   成   张文霞）

实验四   医学蠕虫实验

【实验目的】

1.能识别常见蠕虫成虫的形态特征。

2.学会镜下观察常见蠕虫卵、两种微丝蚴、旋毛虫囊包蚴、尾蚴、囊尾蚴、绦虫的头节及孕节的形态结构。

3.能识别血吸虫、肝吸虫、肺吸虫、姜片虫的中间宿主或媒介植物形态特征。

4.学会粪便直接涂片法、饱和盐水浮聚法及肛门拭子法的操作方法。

5.学会厚血膜的制作。

【实验材料】

1.常见蠕虫成虫大体标本、虫卵玻片标本、两种微丝蚴染色玻片标本及囊包蚴、尾蚴、囊尾蚴、绦虫的头节和孕节的玻片标本。

2.吸虫中间宿主或媒介植物大体标本、囊尾蚴感染的猪肉大体(米猪肉)病理标本。

3.粪便标本(学生自备)。

4.器材   普通光学显微镜、生理盐水、饱和盐水、浮聚杯、竹签、载玻片、500 ml 量筒、粪筛、烧瓶、玻棒、透明胶纸、刺血针、棉签、试管、滤纸、滴管、75%乙醇棉球等。

【实验内容与方法】

一、线虫实验

1.蛔虫(示教)

(1)成虫大体标本:观察大小、形态、颜色,注意雌、雄虫的区别。

(2)蛔虫卵玻片标本:观察虫卵的形状、大小、颜色、卵壳厚薄、蛋白质膜的颜色及厚薄、卵内容物及卵细胞与卵壳的关系。注意受精蛔虫卵与未受精蛔虫卵的区别。

2. 钩虫(示教)

(1) 成虫大体标本:观察两种钩虫的大小、体态及雌、雄虫的区别。

(2) 钩虫卵玻片标本:观察虫卵的形状、大小、卵壳及卵内容物,特别注意卵壳薄而透明,与卵细胞间有明显间隙的特点。此外,还应注意与脱蛋白质膜的受精蛔虫卵相鉴别。

3. 蛲虫(示教)

(1) 成虫大体标本:观察其大小、形态及雌、雄虫的区别。

(2) 蛲虫卵玻片标本:观察其大小、形状(一侧扁平、一侧凸起)、卵壳厚薄及卵内容物(一条幼虫)的特点。

4. 鞭虫(示教)

(1) 成虫大体标本:注意成虫马鞭状外形的特点及雌、雄虫的区别。

(2) 鞭虫卵玻片标本:观察其形态、大小、颜色、卵壳、卵内容物以及虫卵的特征性结构(腰鼓形及两端透明栓塞状突起)。

5. 丝虫(示教)　班丝微丝蚴与马来微丝蚴染色示教玻片标本:高倍镜下观察两种微丝蚴的大小、体态、头间隙、体核的形态与排列及尾核的有无等特征,注意两者的区别。

6. 旋毛虫(示教)　旋毛虫囊包蚴示教标本片:低倍镜下观察囊包蚴的形状,囊内幼虫的形态、大小等特点。

二、吸虫实验

1. 血吸虫(示教)

(1) 成虫大体标本:肉眼观察成虫的固定标本,注意虫体的形态、大小、颜色及雌、雄合抱状态及雌、雄虫的区别。

(2) 成虫雌雄合抱玻片标本:注意观察雌雄合抱状态、口、腹吸盘及生殖系统的特征。

(3) 血吸虫尾蚴玻片标本:低倍镜下观察尾蚴的形态及尾部分叉的特征。

(4) 血吸虫卵玻片标本:低倍镜下观察血吸虫卵的形状、大小,注意卵壳周围有无黏附的污物、卵的侧棘及卵内毛蚴。

(5) 中间宿主:注意观察钉螺的形态、大小、颜色及表面结构。

2. 肝吸虫(示教)

(1) 成虫大体标本:注意观察虫体的形态、大小、颜色、透明度。

(2) 成虫玻片标本:低倍镜下观察虫体的口、腹吸盘和生殖系统的形状、位置特点。

(3) 肝吸虫卵玻片标本:低倍镜下观察其形态、大小、颜色、卵壳厚薄、卵盖特征及卵内毛蚴等。

(4) 中间宿主大体标本:观察豆螺、沼螺的外形特征;认识淡水鱼虾。

3. 肺吸虫(示教)

(1) 成虫大体标本:注意观察虫体外形、大小、颜色。

(2) 成虫玻片标本:低倍镜下观察虫体口、腹吸盘和生殖器官的特征。

(3) 肺吸虫卵玻片标本:低倍镜下观察肺吸虫卵的形态、大小、颜色,注意观察卵壳、卵盖及卵内容物的特征。

(4) 中间宿主大体标本:观察川卷螺、溪蟹、蝲蛄的外形特征,并注意与其他吸虫中间宿主相区别。

4. 姜片虫(示教)

(1) 成虫大体标本:注意观察虫体的大小、颜色及外形特征。

(2) 成虫玻片标本:低倍镜下观察口、腹吸盘及生殖系统的特征。

(3) 姜片虫卵玻片标本:低倍镜下注意观察虫卵的大小(最大蠕虫卵、酷似南瓜子)、形状、卵壳厚薄、小而明显的卵盖及卵内容物的特征。

(4) 中间宿主及传播媒介大体标本:观察扁卷螺并与其他吸虫中间宿主相鉴别;认识菱角、荸荠、茭白等水生植物。

三、绦虫实验

1. 猪带绦虫与牛带绦虫

(1) 成虫大体标本:观察比较两种绦虫的长度、节片数、节片厚薄、头节形态、链体中节片的特征。

(2) 囊尾蚴大体标本及玻片标本:肉眼观察囊尾蚴的形状、大小、颜色及囊内容物;低倍镜下观察两种绦虫囊尾蚴头节形态,注意比较形状、顶突、吸盘、小钩的有无。

(3) 囊尾蚴感染的猪肉病理标本:仔细观察被囊尾蚴寄生的猪肉(米猪肉)标本,注意观察寄生的囊尾蚴形状、大小、透明度等。

(4) 孕节染色玻片标本:肉眼或放大镜下观察比较猪带绦虫和牛带绦虫孕节形状、子宫分枝数及分枝的整齐度等特征。

(5) 带绦虫卵玻片标本:低倍镜下观察带绦虫卵,注意其形态、大小、颜色,再换高倍镜观察其胚膜及其放射状条纹、卵内六钩蚴的形态特征。

2. 包生绦虫(示教) 成虫玻片标本:低倍镜下观察成虫,注意观察其长度及头节、幼节、成节和孕节的形态特征。

四、医学蠕虫常用诊断方法

1. 粪便直接涂片法(操作) 本法适用于检查蠕虫卵,常连续涂片 3 次镜检可提高检出率。具体方法如下:

(1) 滴加生理盐水 1～2 滴于清洁的载玻片中央。

(2) 用竹签挑取绿豆大小的新鲜粪便于生理盐水中涂匀,制成直径约 1 cm 大小的粪膜,厚薄以透过粪膜涂片刚可辨认纸上字迹为宜。

(3) 将标本片置于光学显微镜下,先用低倍镜检查,如发现可疑虫卵,转换高倍镜观察,但需加盖玻片,以免污染镜头。

2. 饱和盐水浮聚法(操作) 利用饱和盐水的比重(1.17～1.18)大于某些蠕虫卵比重的特点,使粪便中虫卵浮聚于饱和盐水液面,可达到集卵的目的,以提高检出率。本法适用于线虫卵检查,尤以检查钩虫卵效果最佳。具体方法如下:

(1) 用竹签挑取黄豆大的粪便放入浮聚杯或青霉素小瓶内。

(2) 加入少量饱和盐水搅匀,再慢慢加入饱和盐水至近瓶口处,用竹签挑出粪渣。

(3) 用滴管继续滴加饱和盐水至瓶口,以液面略高出瓶口又不溢出为宜,覆以载玻片。

(4) 静置 15 分钟后,将载玻片迅速上提并翻转,直接镜检或上覆盖玻片镜检。

3. 肛门拭子法(示教) 本法适用于检查蛲虫卵及牛带绦虫卵。具体操作方法有两种:透明胶纸法和棉签拭子法。现将透明胶纸法介绍如下:

(1) 将宽约 2 cm 的透明胶纸剪成 6 cm 的长条,粘贴于载玻片上备用。

(2) 检查时,将胶纸掀起,以胶面粘贴于受检者肛门周围皮肤,使胶纸与受检者皮肤充分接触,并注意勿污染手指。

(3) 将胶纸贴于原载玻片上,镜检。如胶纸下有较多气泡,可在胶纸与载玻片之间滴加二甲苯 1 滴,使胶纸平展后镜检。

检查以清晨为宜,受检者勿大小便或洗浴,以免影响检出率。

4. 钩蚴培养法(示教)　本法是根据钩虫卵内幼虫在适宜条件下可在短时间内孵出而设计的方法。具体方法如下:

(1) 取 1 cm×10 cm 的洁净试管 1 支,加冷开水 1~2 ml。

(2) 将滤纸剪成与试管等宽但稍长于试管的"T"字形字条,在横条部分上写上受检者姓名或编号。

(3) 用竹签挑取黄豆大小的粪便,均匀涂抹在纸条竖部的上 2/3 处,再将纸条慢慢播入试管,使其下端浸泡在水中,以粪便不接触水面为宜。

(4) 将试管放入温箱,在 20~30 ℃条件下培养,注意每天向试管内补充冷开水,以保持水面高度。3 天后观察水底有无蛇形运动的钩蚴。

5. 自然沉淀法(示教)　本法主要用于蠕虫卵检查,因蠕虫卵比重大于水,可沉于水底,达到集卵的目的,且经水洗后,视野清晰,易于检查,检出率明显高于粪便直接涂片法。具体方法如下:

(1) 用竹签挑取粪便 20~30 g 于烧杯内,加水制成混悬液。

(2) 用金属筛(40~60 孔)或 2~3 层湿纱布滤入锥形量杯内,再加清水冲洗残渣,滤入锥形量杯内。

(3) 过滤后的粪液静置 20~30 分钟,倒去上层液体,留下沉淀物,重新加满清水,静置 15~20 分钟,弃去上层液体,如此反复 3~4 次,直至上层液清晰为止。

(4) 最后弃去上层液,取沉渣涂片镜检。

6. 毛蚴孵化法(示教)　本法是依据血吸虫卵的毛蚴在适宜温度的清水中,短时间内孵出的特性而设计的方法。具体方法如下:

(1) 取新鲜粪便 20~30 g,用自然沉淀法收集沉淀物,将沉渣倒入三角烧瓶内,加清水至瓶口。

(2) 将三角烧瓶置于 20~30 ℃的条件下进行孵化。

(3) 4~6 小时后用肉眼或放大镜观察结果。如见水面下有白色点状物作直线来往运动,即是毛蚴。如无毛蚴,每隔 4~6 小时(24 小时内)观察 1 次。

7. 血液检查微丝蚴(示教)　从血液中查找微丝蚴是诊断丝虫感染的主要方法。因微丝蚴有夜现周期性,采血时间以晚上 9 时患者入睡后为宜,常用的方法有:

(1) 新鲜血片检查:取耳垂或指尖血 1 大滴于载玻片上,加盖玻片,在低倍镜下观察微丝蚴在血中卷曲摆动情况。

(2) 厚血膜法:取末梢血 3 滴制成厚血片,干后溶血镜检,经染色检查可避免漏检。

【实验报告】

1. 绘出蛔虫受精卵、钩虫卵、蛲虫卵、血吸虫卵、姜片虫卵、肝吸虫卵、带绦虫卵的镜下形态。

2. 简述粪便直接涂片法和饱和盐水浮聚法的操作步骤。

(夏和先)

实验五　医学原虫与医学节肢动物实验

【实验目的】

1. 学会镜下识别溶组织内阿米巴、贾第虫的滋养体和包裹以及阴道滴虫、刚地弓形虫滋养体形态特征。

2. 学会镜下观察间日疟原虫红细胞内各期形态特点以及被寄生红细胞的变化；会镜下鉴别间日疟原虫与恶性疟原虫。

3. 学会厚、薄血片的制作。

4. 能识别蚊、蝇各期的形态。

5. 学会检查蠕形螨的方法。

【实验材料】

1. 标本　溶组织内阿米巴和贾第虫滋养体、包囊玻片标本；阴道滴虫标本；间日疟原虫和恶性疟原虫薄血片标本；弓形虫玻片标本；按蚊、库蚊、伊蚊成虫针插标本；蚊卵、幼虫、蛹玻片标本；舍蝇、大头金蝇、丝光绿蝇、黑尾黑麻蝇针插标本；蝇卵、幼虫、蛹的瓶装标本；粪便。

2. 器材　普通光学显微镜若干台、香柏油、二甲苯、擦镜纸、刺血针、载玻片、75%乙醇棉球、生理盐水、碘液、棉签、试管、透明胶纸等。

【实验内容与方法】

一、医学原虫实验

（一）形态观察

1. 溶组织内阿米巴（示教）

（1）溶组织内阿米巴包囊染色玻片标本（碘液染色）：注意观察包囊形态、大小、染色、核的数目以及未成熟包囊内的拟染色体及糖原泡的形状等。

（2）溶组织内阿米巴滋养体染色玻片标本（铁苏木素染色法）：注意观察滋养体的形态、大小；注意内、外质的分界；内质中被吞噬的红细胞或组织细胞；虫体伸出的伪足特点；细胞核的形状、核仁及染色质粒的大小与分布情况。

2. 阴道滴虫（示教）

（1）阴道滴虫玻片标本：注意观察滋养体的形态、大小、波动膜、鞭毛（4根前鞭毛与1根后鞭毛）、核和轴柱的结构特点。

（2）阴道滴虫活体标本：在条件允许的情况下，可采集阴道分泌物直接涂片，在低倍镜下可直接观察到活体滋养体呈水滴状的形态特征及做旋转运动的特点。

3. 贾第虫（示教）

（1）贾第虫包囊染色玻片标本（碘液染色）：注意观察其形态、大小、囊壁与虫体间的空隙、囊内鞭毛、轴柱、中央小体及细胞核的形状、位置与数目。

（2）贾第虫滋养体玻片标本（铁苏木素染色）：注意观察其形态、大小、核的特点、轴柱及鞭毛的结构等。

4. 疟原虫（示教）

（1）间日疟原虫薄血膜玻片标本（瑞氏或姬氏染色）：在高倍镜下选择红细胞分布均匀的

视野后滴加香柏油,继续在油镜下仔细寻找虫体,并注意观察以下内容:①早期滋养体(环状体)、晚期滋养体(大滋养体)、未成熟裂殖体、成熟裂殖体及雌、雄配子体的形态特征;②疟原虫的细胞核、细胞质及疟色素的染色性、形态、位置;③被寄生红细胞的变化,包括大小、着色、有无薛氏小点以及寄生的疟原虫数量。

(2)恶性疟原虫薄血膜玻片标本(瑞氏或姬氏染色):注意观察环状体、配子体的形态特征,并注意与间日疟原虫相鉴别。

5. 弓形虫(示教)

弓形虫滋养体玻片标本(瑞氏或姬氏染色):注意观察弓形虫的形态、大小、核的位置及染色性等特征。

(二)医学原虫常用的诊断方法

1. 粪便检查溶组织内阿米巴(示教)

(1)粪便直接涂片法:查活动滋养体。本法适用于诊断急性阿米巴痢疾。方法步骤同蛔虫卵检查,但应注意:①涂片应较薄;②粪便必须新鲜,尽快送检;③取带黏液血便,避免与尿液相混;④天气冷时注意保温;⑤盛粪便容器要干净,无化学药品污染。

(2)碘液涂片染色法:查包囊。本法适用于慢性阿米巴痢疾及包囊携带者的诊断。涂片方法同上,但以碘液代替生理盐水。碘液涂片染色结果,包囊染成黄色或黄绿色,糖原泡呈棕红色,囊壁、核仁和拟染色体均不着色。

2. 阴道分泌物和尿沉渣检查阴道滴虫(示教)

(1)阴道分泌物直接涂片法:在载玻片上滴加生理盐水 1 滴,用消毒棉签取阴道分泌物作涂片,检查活滋养体。气温较低时注意保温,提高检出率。

(2)尿沉渣检查:对疑为泌尿道感染阴道滴虫者,可取尿液 2～3 ml 离心沉淀,取沉渣涂片镜检。

3. 血液检查疟原虫(示教)

(1)薄血膜法:此法的优点是血膜中疟原虫形态典型,便于观察,但感染程度较轻时易漏检。具体操作方法是:①取洁净玻片 2 张,一张作涂片用,另一张作推片用;②将被检查者耳垂或指尖消毒后采血,第一滴血用消毒棉球擦去;③以推片一端的中部取血 1 小滴,血滴与载玻片接触,使血液与涂片接触并展开,保持推片与载玻片呈 30°～45°夹角由右向左迅速而均匀的推出,制成舌形薄血膜。

(2)厚血膜法:此法的优点是因血膜厚、血量多、疟原虫较集中,易于检出。但因红细胞重叠或被溶解,难以辨认疟原虫形态以及虫体与被寄生红细胞间的关系。具体操作方法是:用推片的一角取血 1 大滴,置载玻片上,迅速由里向外涂成直径约 1 cm 的厚血膜。为便于诊断,实际检查过程中,多将厚、薄血膜制于同一载玻片上。

上述厚、薄血片制好后,待血片晾干,厚血膜用蒸馏水溶血,再行瑞氏或姬氏染色,清水冲洗,晾干镜检。

二、医学节肢动物实验

1. 蚊(示教)

(1)按蚊、库蚊、伊蚊成虫针插标本:用放大镜观察三属蚊的成虫外形、体色、口器、触角、触须、翅、足及腹部特征及其相互间的区别。

（2）蚊卵、幼虫、蛹的玻片标本：用放大镜或低倍镜观察蚊卵、幼虫及蛹的玻片标本，注意观察其形态特征。

2. 蝇（示教）

（1）舍蝇、大头金蝇、丝光绿蝇、黑尾黑麻蝇成虫针插标本：用放大镜观察舍蝇、大头金蝇、丝光绿蝇、黑尾黑麻蝇成虫的外形、大小、体色、光泽、口器、触角、腹眼、胸背部条纹、翅、足垫等特征及其相互间的区别。

（2）蝇卵、幼虫、蛹的瓶装标本：用放大镜观察蝇卵、幼虫、蛹的各期形态特征。

3. 蠕形螨的检查方法　从皮肤取材镜检检查蠕形螨。常用的方法主要有透明胶纸粘贴法和挤压涂片法。

【实验报告】

1. 绘出溶组织内阿米巴大滋养体、包囊镜下形态。

2. 绘出阴道滴虫镜下形态。

3. 绘出间日疟原虫红细胞内各期镜下形态。

4. 比较厚、薄血膜法的优缺点。

（夏和先）

实验六　免疫学实验

一、免疫器官与免疫细胞的观察

【实验目的】

1. 认识胎儿的胸腺结构。

2. 观察吞噬细胞吞噬现象。

3. 观察 E 花环细胞，了解实验原理和临床意义。

4. 观察 T 淋巴细胞转化后的形态特点，了解该实验原理和临床意义。

【实验材料】

胎儿胸腺标本标本、吞噬细胞吞噬现象标本、E 花环与 T 淋巴细胞转化实验结果涂片染色标本。

【实验内容与方法】（示教）

1. 观察 4～6 个月以上胎儿胸腺标本和鸡腔上囊标本。胸腺位于胸腔纵隔上部，胸骨后方，由不对称两叶合并在一起，胸腺表面有结缔组织被膜。

2. 油镜观察被中性粒细胞吞噬的细菌和被巨噬细胞吞噬的鸡红细胞的染色标本。

（1）中性粒细胞吞噬细菌的染色标本片：中性粒细胞核和细菌经瑞氏染色被染成紫色，中性粒细胞的胞浆被染成淡红色。

（2）巨噬细胞吞噬鸡红细胞的染色标本片：巨噬细胞经瑞氏染色后核着色较深，多为马蹄形，胞浆着色较浅。鸡红细胞为椭圆形淡红色。

3. 油镜观察 E 花结实验结果染色标本片。

4. 油镜观察 T 淋巴细胞转化实验结果涂片染色标本。转化的淋巴细胞包括母细胞和过渡型细胞。母细胞的特点为正常细胞的 4～5 倍,核疏松呈网状结构并有 1～3 个核仁,胞浆丰富,嗜碱性,并可见空泡。过渡型细胞较正常细胞略大,核质较疏松,胞浆较多,嗜碱性。

二、抗原抗体反应实验

【实验目的】

1. 了解玻片凝集试验的方法、结果分析及临床应用。

2. 了解间接凝集试验的方法、结果分析及临床意义。

3. 了解单向琼脂扩散试验的方法、结果分析和临床应用。

4. 了解 ELISA 试验方法及结果分析。

5. 了解斑点金免疫层析试验方法及结果分析。

【实验材料】

(1) 标本:伤寒沙门菌、大肠埃希菌、待测血清、类风湿病人血清、免疫球蛋白参考血清、孕妇晨尿等。

(2) 试剂:伤寒诊断血清、生理盐水、伤寒沙门菌 H 和 O 诊断菌液(7×10^8 / ml)、伤寒沙门菌 H 和 O 抗血清(生理盐水做 1:10 稀释)、羊抗人 IgG 诊断血清、琼脂粉、类风湿因子(RF)免疫诊断试剂盒、ELISA 方法测定 HBsAg 试剂盒[酶标抗体(抗-HBs)、HBsAg 阳性及 HBsAg 阴性对照血清、洗涤液、显色剂(A、B)、终止液]、斑点金免疫层析妊娠试纸等。

(3) 器材:玻片、蜡笔、接种环、恒温水浴箱、刻度吸管、试管、试管架、浴箱、微量加样器、湿盒、已被抗体包被的微量反应板(48 孔)、酶标仪等。

【实验内容与方法】(示教)

1. 直接凝集试验

(1) 玻片凝集实验:①取玻片一张,用蜡笔划为三等份,左侧加生理盐水 1 滴,中间及右侧各加伤寒沙门菌诊断血清 1 滴;②用接种环无菌操作取伤寒沙门菌培养物,分别与左侧盐水及中间伤寒沙门菌诊断血清混匀,同法取大肠埃希菌培养物与右侧伤寒沙门菌诊断血清混匀;③轻轻晃动玻片,1～2 分钟后观察结果;④结果与分析:中间伤寒沙门菌与相应抗体反应出现凝集块者为阳性,左右两侧呈均匀浑浊者为阴性反应。

本法为定性试验,敏感性较低,但操作简便,反应迅速,目前仍然是细菌分型鉴定和 ABO 血型鉴定的常规实验。

(2) 试管凝集试验:本试验为一种半定量试验。常用已知抗原检测待检血清中有无相应抗体及其相对含量。以肥达反应为例,具体内容和方法参见实验三(肥达反应)。

2. 间接凝集试验

(1) 用生理盐水将类风湿病人血清 1:20 稀释备用。

(2) 用吸管吸取 1:20 类风湿病人血清和生理盐水各一滴于载玻片两侧,然后各加一滴类风湿因子免疫诊断试剂。

(3) 持玻片轻轻晃动使之充分混匀。5 分钟内出现均匀的乳白色凝集颗粒者为阳性,无凝集者为阴性(实验图 11)。

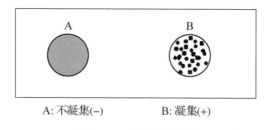

A: 不凝集(−)　　　　B: 凝集(+)

实验图 11　间接凝集反应

3. 单向琼脂扩散试验

（1）浇板：将诊断血清与预先融化的琼脂，在 56 ℃水浴中混匀，取 4.5 ml 浇注载玻片，制成免疫琼脂板。注意浇板要均匀、平整、无气泡、布满整张载玻片。

（2）打孔：待琼脂凝固后，用打孔器在琼脂板上打孔，孔径 3.5 mm，孔间距为 10～12 mm，孔边缘不要破裂，底部勿与载玻片脱离。

（3）稀释参考血清：将参考血清用生理盐水倍比稀释成 1∶10、1∶20、1∶40、1∶80 四个浓度。

（4）加样：用微量加样器，取不同浓度的参考血清及待检血清各 10 μl，分别加到各孔中。

（5）将加样后的琼脂板放入湿盒，置 37 ℃温箱温育，24 小时后观察结果。

（6）绘制标准曲线：以相应孔中 IgG 含量为横坐标，各稀释度标准血清的沉淀环直径为纵坐标，在半对数纸上描点并绘制标准曲线。

（7）结果与分析：抗原孔四周出现白色沉淀环者为阳性。测量沉淀环直径，如果沉淀环不太圆，则取最大直径和最小直径的平均值。从标准曲线上查得相对应的 IgG 含量，乘以稀释倍数，即为待检血清中 IgG 含量（实验图 12）。

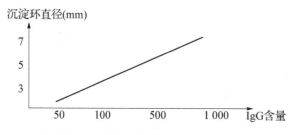

实验图 12　单向琼脂扩散试验标准曲线图

本方法比较稳定，易于操作。但观察时间太长，敏感性较低，每次试验均需做参考血清的标准曲线。

4. 酶联免疫吸附实验（ELISA）　ELISA 是一种用酶标记抗原或抗体，在固相反应板上进行抗原抗体反应的方法。常用于检测体液中的微量抗体或抗原，具有灵敏度高、特异性强、操作简单、容易判断等优点。以 ELISA 双抗体夹心法检测乙型肝炎病毒表面抗原为例，具体内容和方法如下：

（1）在微量反应板每孔加入待检标本血清 50 μl，设阳性、阴性对照各 2 孔，每孔加入阳性（或阴性）对照各 1 滴，并设空白对照 1 孔。

（2）每孔加入酶结合物 1 滴（空白对照除外），充分混匀，封板，置 37 ℃温箱孵育 30 分钟。

（3）弃去孔内液体，加洗涤液注满各孔，静置 5 秒，甩干，重复 5 次后在吸水纸上倒扣拍干。

（4）每孔加显色剂 A 液、B 液各 1 滴，充分混匀，封板，置 37 ℃温箱孵育 15 分钟。

（5）每孔加终止液 1 滴，充分混匀。

（6）用酶标仪读数，取波长 450 nm，先用空白孔校零，然后读取各孔 OD 值。

（7）结果与分析：样品 OD 值≥2.1 倍阴性对照平均 OD 值时，判断为阳性，否则为阴性。阴性对照 OD 值低于 0.05 作 0.05 计算，高于 0.05 按实际 OD 值计算（实验图 13）。也可用目测定性：孔内液体呈橘黄色为阳性；不显色或极淡黄色为阴性。

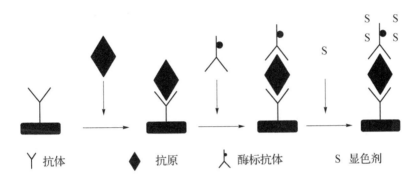

Y 抗体　◆ 抗原　人 酶标抗体　S 显色剂

实验图 13　ELISA 双抗体夹心法检测 HBsAg 实验原理示意图

5. 斑点金免疫层析试验（DICA）　DICA 是以硝酸纤维素薄膜为固相载体，将胶体金标记技术和蛋白质层析技术相结合的固相膜免疫分析技术。DICA 具有操作简便、快捷，单份标本测定立等可取，无需特殊仪器设备且试剂稳定，便于保存等特点。以免疫层析技术测定人绒毛膜促性腺激素（HCG）为例，方法如下：

将试纸条测试端浸入待检标本（孕妇晨尿）中，受微孔滤膜的毛细管作用，尿液向另一端缓慢移动，犹如层析一般，在移动过程中被分析物与固定于载体膜上金标记物区域的抗体结合而被检测区抗体捕获并富集，未结合物质（包括游离标记抗体）则越过此区域而被分离，最终通过胶体金的呈色条来判断测定结果（实验图 14）。只出现质控区一条红线为阴性；出现检测区和质控区两条红线为阳性。

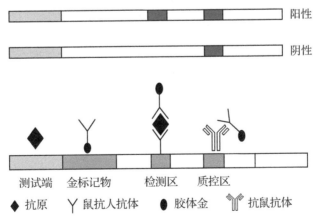

测试端　金标记物　检测区　质控区

◆ 抗原　Y 鼠抗人抗体　● 胶体金　Y 抗鼠抗体

实验图 14　斑点金免疫渗滤法测定尿 HCG 实验原理及结果示意图

三、常用生物制品观察

【实验目的】

认识常见生物制品并了解其用途。

【实验材料】

常见生物制品。

【实验内容与方法】

观察陈列出的常见生物制品。

四、实验报告

1. 绘制出 E 花环及 T 淋巴细胞转化实验结果染色标本镜下形态。

2. 记录玻片凝集试验、试管凝集试验的结果并分析其意义。

3. 记录 ELISA(双抗体夹心法)检测 HBsAg 的结果并分析其意义。

4. 记录 DICA 技术测定 HCG 的结果并分析其意义。

5. 填写常用生物制品种类及用途。

生物制品种类	生物制品名称	用　途
人工自动免疫生物制品		
人工被动免疫生物制品		
免疫增强剂		
免疫抑制剂		
诊断用的生物制品		

（尚　智）

参 考 文 献

［1］夏和先.病原生物学与免疫学基础.第2版.南京:东南大学出版社,2011.

［2］曹雪涛.医学免疫学.第6版.北京:人民卫生出版社,2013.

［3］宫晓波.病原生物与免疫学基础.北京:中国中医药出版社,2013.

［4］齐永长,陈瑞霞,马学萍.病原生物学与医学免疫学.武汉:华中科技大学出版社,2012.

［5］齐永长.病原生物与免疫学基础.南京:东南大学出版社,2009.

［6］彭慧丹,李建华.病原生物学与免疫学.大连:大连理工大学出版社,2013.

［7］胡野,徐志毅.病原生物与免疫.北京:高等教育出版社,2013.

［8］许正敏.病原生物与免疫学.第2版.北京:人民卫生出版社,2011.

［9］肖洋.病原生物学与免疫学基础.第2版.北京:高等教育出版社,2010.

［10］龚非力.医学免疫学.第3版.北京:科学出版社,2009.

［11］李凡,徐志凯.医学微生物学.8版.北京:人民卫生出版社,2013.

［12］刘辉.免疫学检验.第2版.北京:人民卫生出版社,2013.

［13］李雍龙.人体寄生虫学.第7版.北京:人民卫生出版社,2008.

［14］沈继龙,张进顺.临床寄生虫学检验.第4版.北京:人民卫生出版社,2012.

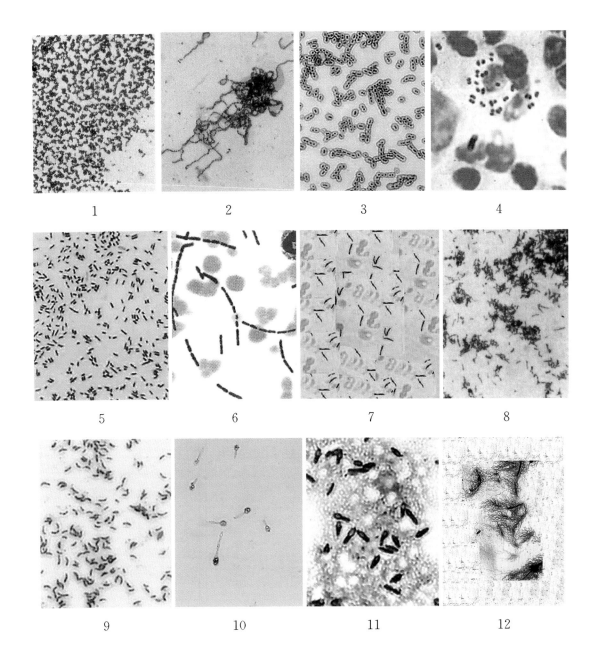

彩页 1　细菌形态与结构

1. 葡萄球菌	2. 链球菌	3. 肺炎链球菌(荚膜)
4. 淋病奈瑟菌	5. 大肠埃希菌	6. 炭疽链杆菌
7. 结核分枝杆菌	8. 白喉棒状杆菌	9. 霍乱弧菌
10. 破伤风梭菌(芽胞)	11. 产气荚膜梭菌(芽胞)	12. 变形杆菌(周鞭毛)

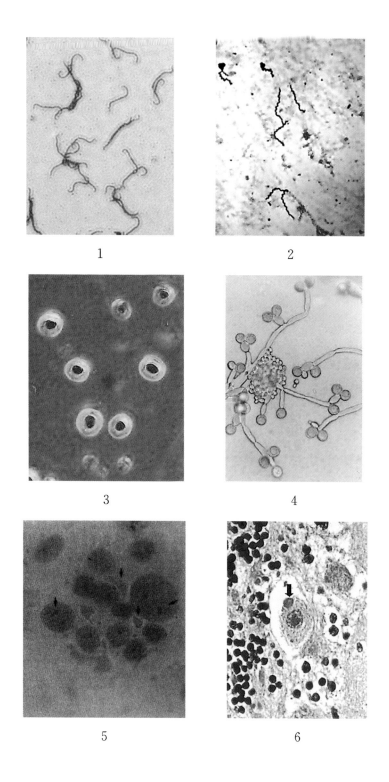

1

2

3

4

5

6

彩页 2 其他微生物形态

1. 钩端螺旋体
2. 梅毒螺旋体
3. 肺炎支原体（油煎蛋样菌落）
4. 白假丝酵母菌
5. 麻疹病毒包涵体
6. 狂犬病毒包涵体

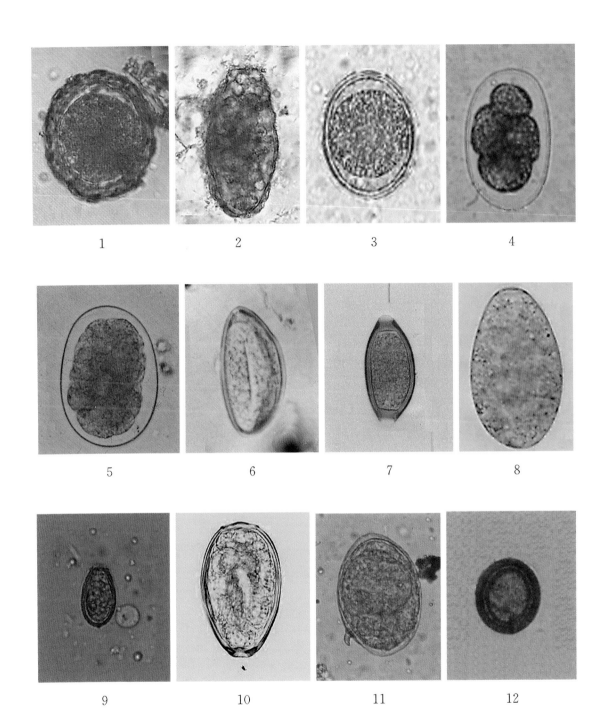

彩页 3 医学蠕虫卵形态

1. 受精蛔虫卵
2. 未受精蛔虫卵
3. 脱蛋白膜蛔虫卵
4. 钩虫卵（四核）
5. 钩虫卵（多核）
6. 蛲虫卵
7. 鞭虫卵
8. 布氏姜片虫卵
9. 华支睾吸虫卵
10. 卫氏并殖吸虫卵
11. 日本血吸虫卵
12. 带绦虫卵

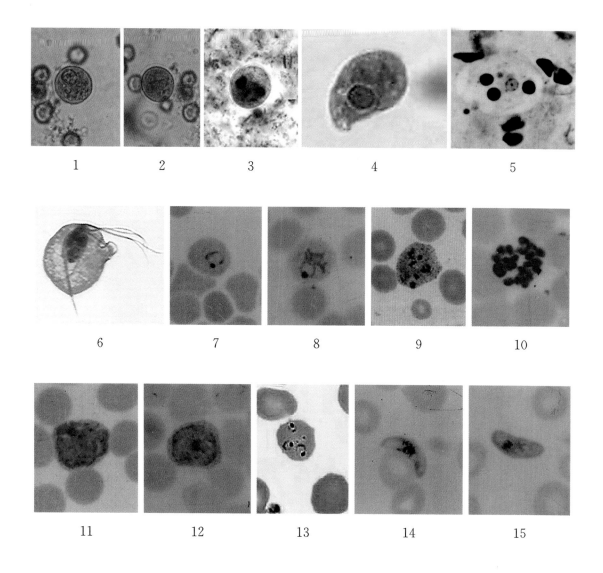

彩页 4　医学原虫形态

1. 溶组织内阿米巴未成熟包囊(碘液染色)
2. 溶组织内阿米巴成熟包囊(碘液染色)
3. 溶组织内阿米巴包囊(铁苏木素染色)
4. 溶组织内阿米巴滋养体(铁苏木素染色)
5. 溶组织内阿米巴滋养体(吞噬红细胞,铁苏木素染色)

6. 阴道滴虫滋养体
7. 间日疟原虫环状体
8. 间日疟原虫滋养体
9. 间日疟原虫未成熟裂殖体
10. 间日疟原虫成熟裂殖体
11. 间日疟原虫雌配子体
12. 间日疟原虫雄配子体
13. 恶性疟原虫环状体
14. 恶性疟原虫雌配子体
15. 恶性疟原虫雄配子体